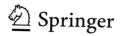
Springer

# 疼痛医学基础

## Fundamentals of Pain Medicine

[美] 程建国　　[美] 理查德·W.罗森奎斯特　　主编
Jianguo Cheng　　Richard W. Rosenquist

范颖晖　俞卫锋　主译

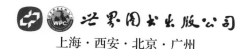
世界图书出版公司

上海·西安·北京·广州

**图书在版编目(CIP)数据**

疼痛医学基础/(美)程建国,(美)理查德·W.罗森奎斯特主编;范颖晖,俞卫锋译. —上海:上海世界图书出版公司,2020.10
　ISBN 978 - 7 - 5192 - 7885 - 4

Ⅰ.①疼…　Ⅱ.①程…②理…③范…④俞…　Ⅲ.①疼痛—诊疗　Ⅳ.①R441.1

中国版本图书馆 CIP 数据核字(2020)第 175814 号

First published in English under the title
Fundamentals of Pain Medicine
edited by Jianguo Cheng and Richard W. Rosenquist
Copyright © Springer International Publishing AG, 2018
This edition has been translated and published under licence from
Springer Nature Switzerland AG.

| | | |
|---|---|---|
| 书　　名 | 疼痛医学基础 | |
| | Tengtong Yixue Jichu | |
| 主　　编 | 〔美〕程建国　〔美〕理查德·W.罗森奎斯特 | |
| 主　　译 | 范颖晖　俞卫锋 | |
| 责任编辑 | 陈寅莹 | |
| 装帧设计 | 南京展望文化发展有限公司 | |
| 出版发行 | 上海世界图书出版公司 | |
| 地　　址 | 上海市广中路 88 号 9 - 10 楼 | |
| 邮　　编 | 200083 | |
| 网　　址 | http://www.wpcsh.com | |
| 经　　销 | 新华书店 | |
| 印　　刷 | 上海颛辉印刷厂有限公司 | |
| 开　　本 | 787mm×1092mm　1/16 | |
| 印　　张 | 23.25 | |
| 字　　数 | 450 千字 | |
| 印　　数 | 1 - 2200 | |
| 版　　次 | 2020 年 10 月第 1 版　2020 年 10 月第 1 次印刷 | |
| 版权登记 | 图字 09 - 2019 - 306 号 | |
| 书　　号 | ISBN 978-7-5192-7885-4/ R·565 | |
| 定　　价 | 190.00 元 | |

# 译者名单

**主 译**

范颖晖　俞卫锋

**译 者**（按姓氏笔画排序）

王　苑　边文玉　朱慧琛　李祖浩　张金源　陈雪青

范颖晖　周　洁　俞卫锋　高　坡　蒋长青　焦英甫

# 译　序

英国心理学家哈夫洛克·埃利斯曾说过"痛苦与死亡是生命的一部分，抛弃它们就是抛弃生命本身"。由此至少可理解为两层含义：一、疼痛与生俱来伴随终生；二、疼痛对生命而言利害参半。疼痛是机体对伤害性刺激的正常反应，急性疼痛是一种警示信号，警示机体积极防御以防进一步受到伤害。而过强过久的伤害性刺激引起急性疼痛应激，以及由其他复杂病因引起的慢性疼痛对机体的不利影响超出我们的想象，可谓痛不欲生。医学始于人类生存的基本需要，而疼痛医学的兴起，源于改善生活质量的诉求，源于生物-社会-心理模式的确立。其根本目的就是要揭晓疼痛的生理和病理机制，带动新型镇痛药物与诊治方法的诞生和应用，拯救那些痛不欲生的生灵。

恩格斯曾说过"复杂的劳动包含着需要耗费或多或少的辛劳、时间和金钱去获得的技巧和知识的运用"。疼痛学作为一门新兴学科就是需要我们耗费辛劳、时间和金钱去获得技巧和知识的复杂学科，它的复杂性至少包括如下两点。

疼痛，作为临床症状，见于每个专科；而各种疾病导致的疼痛，其机制各不相同；治疗方法因人而异，因时而异。首先，要针对个体进行完善的评估，做出正确的诊断，才有望选择行之有效的治疗策略。

疼痛治疗需要多学科交叉、多模式协作。心因性疼痛，或慢性疼痛并发的精神心理问题，需要联合心理治疗；肌肉骨骼疼痛，或神经病理性疼痛，需要不同的镇痛药物；影像引导的疼痛介入治疗，是每位合格的疼痛医生必备的临床技能。

本书主编程建国教授，现任美国疼痛医学会主席，美国克利夫兰医院多学科疼痛医学专科培训中心主任，长年从事神经科学基础研究与临床疼痛诊疗工作，对疼痛医学的内涵有深刻的认识，对年轻医生的培养有全面的规划。本书脉络清晰、结构完整、娓娓道来；贴合临床实际,提纲挈领,深入浅出,是一本既有非常前沿的疼痛学基础和理论进展,更有临床极其实用的疼痛诊断治疗的论述。是一本难得的理论结合临床实践的疼痛学经典著作。

著名翻译家傅雷认为,要忠实读者必须忠实于原著。如何做到忠实原作主要应做到两点:第一,理解要"化为我有",要求将原作(连同思想、感情、气氛、情调等等)化为我有,方能谈到译。第二,表达要"传神达意",即理想的译文仿佛是原作者的中文写作。科技著作虽不同于文学创作,但同样有原作者的思想、感情、气氛、情调等等。同样需要译者反复精读,读出原作者的科学思想和真情实感。虽然我们一再要求我们的翻译团队以"文章千古事,得失寸心知"为座右铭,以极其严肃的态度对译稿反复修改,但由于我们自身知识结构及能力所限,书中难免有不妥不当之处,希望学有余力或即将出国访问的医生,结合英文原版阅读,这样既能真正领会原作者的本意,还有助于提高疼痛医学专业英语水平。书中用词,即美国临床的日常用语,以及疼痛文献的高频词汇。在翻译过程中,力求原汁原味,通俗易懂,如有不足之处,还望读者斧正。感谢程教授的信任委托,感谢参与翻译的每一位医护人员!愿此书中文版的面世,能为国内医学同道助一臂之力!

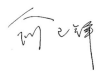

2020 年 7 月 3 日于上海

# 作者介绍

萨拉哈丁·艾迪（Salahadin Abdi）　医生，博士
疼痛医学科，得克萨斯大学 MD 安德森癌症中心
休斯敦，得克萨斯，美国

马格达莱纳·阿尼祖（Magdalena Anitescu）　医生，博士
麻醉与重症医学科，芝加哥大学医学院
芝加哥，伊利诺伊，美国

亚历山大·包蒂斯塔（Alexander Bautista）　医生
麻醉与疼痛医学科，俄克拉荷马，健康科学中心
俄克拉荷马城，俄克拉荷马州，美国

罗德里戈·贝纳维德斯（Rodrigo Benavides）　医生
阿兰·爱德华疼痛中心，麦吉尔麻醉科
马吉尔大学健康中心
蒙特利尔，魁北克，加拿大

罗伯特·波拉什（Robert Bolash）　医生
疼痛科，克利夫兰医学中心
克利夫兰，俄亥俄，美国

丹尼尔·C. 凯尔拉汗（Daniel C. Callahan）　医生
疼痛科，克利夫兰医学中心
克利夫兰，俄亥俄，美国

肯尼思·D. 坎迪多（Kenneth D. Candido）　医生
麻醉科，伊利诺尼州共济会倡导者医疗中心

芝加哥,伊利诺伊,美国

马丁·J.卡尼(Martin J. Carney) 学士
杜兰大学医学院
新奥尔良,路易斯安那,美国

秀峰·陈(Siu Fung Chan) 医生
麻醉科,凯斯大学医学中心
克利夫兰,俄亥俄,美国

詹妮弗·L.陈(Jennifer L. Chang) 医生
麻醉与疼痛科,佛罗里达健康大学
盖恩斯维尔,佛罗里达,美国

卢茜·陈(Lucy Chen) 医生,助理教授
哈佛大学麻省总院疼痛转化研究中心,疼痛医学
麻醉重症与疼痛医学科
波士顿,马萨诸塞,美国

程建国(Jianguo Cheng) 医生,博士
疼痛医学与神经科学,克利夫兰医学中心麻醉研究与乐纳科研所
克利夫兰,俄亥俄,美国

史蒂夫·P.科汉(Steven P. Cohen) 医生
麻醉科、神经科与理疗康复医科
约翰霍普金斯医学院与沃尔特·雷德国家军事医学中心
巴尔的摩,马里兰,美国

爱德华·科温顿(Edward Covington) 医生
神经再生中心,克里夫兰医学中心
克里夫兰,俄亥俄,美国

萨拉·达文(Sara Davin) 心理学博士,公共卫生硕士

神经再生中心,克里夫兰医学中心
克里夫兰,俄亥俄,美国

麦拉·P. 达文思(Mellar P. Davis) 医生
陶西格癌症研究中心,克利夫兰医学中心
克利夫兰,俄亥俄,美国

贾甘·迪瓦兰简(Jagan Devarajan) 医生
麻醉科,克利夫兰医学中心麦迪那医院
维斯特莱克,俄亥俄,美国

贾斯汀·T. 德拉蒙德(Justin T. Drummond) 医生
整合疼痛医学专家,克利夫兰亚克朗总院
亚克朗,俄亥俄,美国

威尔·阿里·萨克尔·埃萨(Wael Ali Sakr Esa) 医生,博士
麻醉与疼痛科,克里夫兰医学中心
克里夫兰,俄亥俄,美国

艾哈伯·法拉格(Ehab Farag) 医生
克利夫兰医学中心乐纳医学院
麻醉科与转归研究,克里夫兰医学中心
克里夫兰,俄亥俄,美国

萨利姆·M. 哈耶克(Salim M. Hayek) 医生,博士
麻醉学,凯斯大学医学院
克里夫兰,俄亥俄,美国

道格拉斯·亨利(Douglas Henry) 医生
儿童生长发育和康复科,克利夫兰医学中心儿童医院
克里夫兰,俄亥俄,美国

麦克尔·斯坦顿·赫科斯(Michael Stanton-Hicks) 医生

克里夫兰医学中心
克里夫兰,俄亥俄,美国

罗伯特・W. 赫利(Robert W. Hurley) 医生,博士
麻醉科,公共卫生科学
维克・福瑞斯特,医学院
温斯顿-塞伦,北卡莱罗纳,美国

迈克尔・B. 杰克波斯(Michael B. Jacobs) 医生,公共卫生硕士
理疗与康复科,沃尔特・雷德国家军事医学中心
贝塞斯达,马里兰,美国

马克・R. 琼斯(Mark R. Jones) 医生
布莱格姆与妇女医院,哈佛医学院外科
波士顿,马萨诸塞,美国

莱奥纳多・卡普拉尔(Leonardo Kapural) 医生,博士
卡洛琳纳斯疼痛研究中心
温斯顿-塞伦,北卡莱罗纳,美国

阿兰・大卫・凯耶(Alan David Kaye) 医生,博士
麻醉科,药剂科,路易斯安那大学医学院,杜兰大学医学院
新奥尔良,路易斯安那,美国

梅芮迪斯・科尼亚(Meredith Konya) 医生
肌骨运动康复医学科,克里夫兰医学中心
克里夫兰,俄亥俄,美国

詹尼弗・S. 克里格(Jennifer S. Kriegler) 医生
神经内科,神经再生医学中心,头面痛,克利夫兰医学中心
克利夫兰,俄亥俄,美国

布莱恩・S. 李(Bryan S. Lee) 医生

神经外科,克利夫兰医学中心

克利夫兰,俄亥俄,美国

安德烈·G.马查多(Andre G. Machado)　医生,博士

神经外科,神经再生中心,克利夫兰医学中心

克利夫兰,俄亥俄,美国

贝丝·H.敏斯特(Beth H. Minzter)　医生,硕士

疼痛科,克利夫兰医学中心

克利夫兰,俄亥俄,美国

布莱恩·R.门罗(Brian R. Monro)　医生

李维斯·卡茨医学院,麻醉与疼痛科

盖斯林格卫生系统

丹维尔,宾夕法尼亚,美国

肖恩·J.纳高(Sean J. Nagel)　医生

神经外科,神经再生中心

克利夫兰医学中心

克利夫兰,俄亥俄,美国

萨米尔·纳劳兹(Samer Narouze)　医生,博士

麻醉科,俄亥俄大学

神经外科,俄亥俄州立大学

克仑博斯,俄亥俄,美国

提莫司·J.尼斯(Timothy J. Ness)　医生,博士

麻醉与围术期医学,阿拉巴马大学,伯明翰医院

伯明翰,阿拉巴马,美国

肯特·H.诺瑞(Kent H. Nouri)　医生

疼痛科,得克萨斯大学,安德森癌症中心

休斯敦,得克萨斯,美国

查拉格·A.帕特尔(Chirag A. Patel)　医生
陶西格癌症研究所
克利夫兰医学中心
克利夫兰,俄亥俄,美国


卡洛斯·A.品诺(Carlos A. Pino)　医生
麻醉科,佛蒙特大学医学院
伯灵顿,弗吉尼亚,美国


柯兰·拉什尼士(Kiran Rajneesh)　医生
疼痛科,克利夫兰医学中心
克利夫兰,俄亥俄,美国


迈克尔·里奇(Michael Ritchey)　医生
麻醉科,克利夫兰医学中心
克利夫兰,俄亥俄,美国


理查德·W.罗森圭斯特(Richard W. Rosenquist)　医生
疼痛科,克利夫兰医学中心
克利夫兰,俄亥俄,美国


迈克尔·P.沙弗(Michael P. Schaefer)　医生
肌骨运动康复科,克利夫兰医学中心
克利夫兰,俄亥俄,美国


李奥纳多·开普勒(Leonardo Kapural)　医生
医学助理教授,克利夫兰乐纳医学院,凯斯西储大学
克利夫兰,俄亥俄,美国


朱迪斯·斯科曼(Judith Scheman)　博士
消化内外科研究所
克利夫兰医学中心
克利夫兰,俄亥俄,美国

杰·P.莎(Jay P. Shah) 医生
康复医学科,临床中心,国立卫生研究院
贝塞斯达,马里兰,美国

劳兰·穆尼尔·索利曼(Loran Mounir Soliman) 医生
麻醉重症与疼痛科,克利夫兰医学中心
克利夫兰,俄亥俄,美国

斯蒂沃尔特·J.泰珀(Stewart J. Tepper) 医生
神经内科,达特茅斯-希契科克医学中心
莱巴嫩,新罕布什尔,美国

尼基·泰科(Nikki Thaker) 学士
康复医学科,临床中心,国立卫生研究院
贝塞斯达,马里兰,美国

切多兹·伍德(Chiedozie Udeh)内外全科医学士
重症医学中心,麻醉研究所
克利夫兰医学中心
克利夫兰,俄亥俄,美国

默西·A.乌多吉(Mercy A. Udoji) 医生
麻醉与围术期医学,阿拉巴马大学
伯明翰,阿拉巴马,美国

伊利亚斯·维兹(Elias Veizi) 医生 博士
麻醉科,凯斯大学医学中心医院
克利夫兰,俄亥俄,美国

布林格尔·维贾(Brinder Vij) 医生
神经与康复医学,辛辛那提大学医学中心
辛辛那提,俄亥俄,美国

奥斯汀·L.韦斯（Austin L. Weiss）　医生
维克·佛瑞斯特医学院，麻醉科
温斯顿-萨利姆，北卡莱罗纳，美国

马丽亚·亚里德（Maria Yared）
麻醉研究所
克利夫兰医学中心
克利夫兰，俄亥俄，美国

颖（艾米）·叶［Ying（Amy）Ye］　医生
神经科，神经再生中心，头面痛，克利夫兰医学中心
克利夫兰，俄亥俄，美国

谢里夫·扎科（Sherif Zaky）　医生，博士
疼痛与麻醉科，法尔兰兹医师组
桑达斯基，俄亥俄，美国

# 前　言

　　疼痛是患者寻求诊疗的第一原因。据美国疾病控制中心调查，在美国有五千万慢性疼痛患者每日承受疼痛的折磨，约有两千万患者具有高影响慢性疼痛。所谓高影响慢性疼痛是指疼痛直接影响每日的工作、学习和睡眠。如何能够最有效的诊断和治疗疼痛是一个大课题。为此美国国会责成美国卫生与人力资源部成立了疼痛最佳管理跨部门工作委员会，负责找出目前疼痛管理的缺陷和不足，并且向国会、政府职能部门和医学界提出改进的建议和措施。与此同时，美国科学、工程和医学科学院成立了对抗阿片流行的行动计划工作组、委员会。作为以上两个组织的成员，我很荣幸能够直接参与美国优化疼痛管理的工作。我们工作中最重要的一项内容和措施是如何对医务人员进行专业培训和教育。

　　我和理查德·W.罗森奎斯特（Richard W. Rosenquist）教授主编的《疼痛医学基础》是以疼痛专科医师和各科医务人员为对象的教科书。自2018年出版后，在短短的一年内已经有32 000多读者下载。这反映了医务人员对疼痛医学的关注和对疼痛医学知识的需求。这种需求在中国也广泛存在。这一点在我与中国医学界广泛交流过程中体会尤为深刻。为此范颖晖博士和她的团队对此书进行了中文翻译并由世界图书出版公司出版。对范博士的工作我表示由衷的敬佩和感激。也希望这本书能对中国的疼痛医学界，特别是对年轻医师的正规教育发挥应有的作用，为解除受疼痛折磨的广大中国患者做出一点贡献。

　　在信息时代和互联网时代的今天，获取各种信息是一件很容易的事情。但是能够在短时间内系统地学习和积累一门复杂的医学专业知识和技能并不是一件容易的事情。疼痛医学涉及专业之广、疼痛病因之多和疼痛患者个体差异因素之复杂，要求疼痛医学工作者不断系统的学习、积累、思考和提高。此教科书内容涵盖美国医学考试中疼痛医学主要内容，是住院医师培训和疼痛专科医师培训的良好教材，也是通过美国医学执照考试和专业认证考试的重要参考书。对于临床工作者，该书具有简洁明了、实用性强等特点。对于疼痛教育工作者，该书具有涵盖范围广，并对青年医师培训有针对性等特点。对于疼痛研究工作者，通过该书可以对疼痛临床实践有较全面的了解，以加强科学研究的针对性，确立以解决患者实际问题为目标的科学研究方向。

值得特别强调的是，除了读书、听讲、参加会议、集中培训外，最根本的是以患者为师，认真听取他们的诉求和病史，结合必要检查，综合分析，去粗取精，去伪存真，以达到精确诊断、正确治疗之目的，并通过认真随访，合理调整，以期最佳疗效。我坚信只要以患者为本，务实求是，将书本知识与具体临床实践有机结合，中国的疼痛工作者就一定能够不断创新，为中国的疼痛事业做出应有的贡献，使中国的疼痛学科走向世界，走向未来。

程建国

美国，克利夫兰

2019 年 9 月 21 日

# 目　录

第一部分

# 疼痛诊断

# 第一章　疼痛概述

程建国

**核心理念**

· 疼痛医学是致力于为各类疼痛患者缓解和/或控制疼痛的一门医学专业。它正在迅速发展并已成为一个真正的多学科专业，以满足患者巨大的需求。由于疼痛问题的复杂性，常需要多模式、多学科进行综合预防、治疗和康复。

· 治疗决策取决于适当的临床评估，并在某种程度上，基于对每位患者具体疼痛机制的理解。采用合适的方法对疼痛病情进行准确有效的临床评估，如病史、体格检查、影像诊断和诊断性治疗，是明确疼痛病因的关键。相关的解剖、细胞与分子病理生理、药理学是理解疼痛状况的基本要素。

· 有效治疗疼痛，包括机制治疗、基于循证的治疗和个体化治疗。尚有很多疼痛还缺乏机制和循证的证据，每位患者的疼痛表征和治疗反应都各不相同。因此，医师需要衡量现有治疗选择的风险-效益比，为各位患者量身定制适宜的治疗方案。

伤或损伤描述相关的、不愉快的感觉和情绪体验。"疼痛感觉是人类生存、生活、学习、适应所必需的。感知伤害刺激的能力，是神经系统的重要功能，因此人类得以应对瞬息万变的环境，去预测、筹划、反应和适应。但是，当疼痛不再作为紧急警示信号，而转为使人慢性衰弱，会变成病理性疼痛。对于疼痛从急性转为慢性，从生理性疼痛转为病理性疼痛，从保护性转为伤害性疼痛的机制，尚知之甚少。但外周和中枢敏化看来是病理性疼痛发展过程中的重要元素。疼痛通路的改变导致疼痛过度敏感、痛觉高敏（疼痛刺激导致过度疼痛）和痛觉超敏（非疼痛刺激导致疼痛）。例如，罹患关节炎、带状疱疹后遗神经痛、骨癌的患者，常遭受剧烈持续的疼痛，不仅导致精神和心理衰弱，还影响痊愈。慢性疼痛甚至可能在急性损伤（如创伤或手术）后仍长期残留。明确生理性（急性）痛觉相关的分子和细胞类型及其相互作用，是理解生理性疼痛转为病理性疼痛机制的关键。

## 疼痛的定义

"疼痛是与现实存在或潜在组织损

## 疼痛的分类

疼痛是临床最常见的症状，身体的

任何部位都会出现疼痛,从头到脚,它能影响所有系统。疼痛可以是急性或慢性的、阵发或持续的、规则或不规则发作的。很有必要对疼痛进行分类,从而理解疼痛病情,建立诊断和描述标准,利于标准化信息的交流。尽管有很多不同分类方法,但疼痛通常分为伤害感受性、神经病理性、特发性、心因性和混合性疼痛。专业分类的应用有利于国内和国际专家统计数据的比较。国际疾病分类第 10 版,版权归属于世界卫生组织(WHO),在全球广泛用于记录发病率和死亡率,美国自 2015 年采用了略微修正版(ICD - 10 - CM)。这一分类系统有助于统计比较发病率与疗效,也为医疗费用支付系统提供了标准。

## 疼痛类型

**急性疼痛**　　急性疼痛是突然发生的,常为锐痛,它起到警示机体患病或受到某种侵害的作用。急性疼痛有时轻微短暂,有时剧烈且持续数周至数月。急性疼痛通常不超过 3～6 个月,当疼痛的潜在病因被治愈后,疼痛即消失。典型的急性疼痛包括外科术后疼痛、创伤性疼痛、分娩疼痛、缺血性疼痛。

**慢性疼痛**　　未缓解的急性疼痛会迁延为慢性疼痛。尽管有时候损伤已经痊愈,慢性疼痛仍会持续超过 6 个月。躯体反应包括肌肉紧张、活动受限、精力下降以及睡眠和饮食改变。情绪反应包括抑郁、愤怒、焦虑和惧怕再次受伤。这些反应常影响个体恢复正常工作和生活的能力。典型的慢性疼痛包括神经病理性疼痛、关节炎性疼痛和纤维肌痛。

**伤害感受性疼痛**　　伤害感受性疼痛源于伤害感受性传入纤维因热、机械或化学刺激而激活。根据伤害感受器在体内的位置,可将伤害感受性疼痛分为内脏痛、深部躯体痛和表层躯体痛。

**神经病理性疼痛**　　神经病理性疼痛由累及躯体感觉系统任何部分的损伤或疾病所引起。外周神经病理性疼痛,由外周神经的损伤或功能障碍所引起。痛性糖尿病性周围神经病变、复杂区域疼痛综合征Ⅱ型(灼痛)、带状疱疹后遗神经痛和根性神经痛即属于这类疼痛,其症状常描述为"烧灼痛、麻刺感、电击样、刺痛或针刺感"。中枢性疼痛由中枢神经系统原发的损伤或功能障碍导致,常表现为对温度和伤害刺激的异常敏感,常见于卒中后疼痛、脊髓损伤后疼痛和多发性硬化疼痛。幻肢痛(肢体已残缺或大脑不再能接收到某部分肢体的传入信号,但仍感受到缺失肢体在疼痛)也可归入此类。

**特发性疼痛**　　特发性疼痛指创伤、病症已经痊愈后或无明确病因的情况下,持续存在的疼痛。有些学者认为此类疼痛是心因性疼痛。

**心因性疼痛**　　心因性疼痛指由精神、情绪或行为因素导致、加强或延长的疼痛。此类疼痛也被称为"精神性疼痛"或"躯体形式疼痛",患者常被认为无病呻吟,因为这类疼痛常被当作是"不真实的"。但专家认为这种疼痛和其他疼痛一样是真实和有害的。

**混合性疼痛** 混合性疼痛机制复杂,疼痛的分类也常较为复杂。许多种类的疼痛会在同一个体中存在,导致混合性疼痛。它包括复杂区域疼痛综合征(CRPS)和纤维肌痛。明确疼痛的主要成分有利于制订治疗方案。

• 复杂区域疼痛综合征曾被称为"反射性交感萎缩"(reflex sympathetic dystrophy,RSD)或灼痛,是一类慢性全身性疾病,表现为重度疼痛、肿胀和皮肤改变。它通常一开始累及单侧上肢或下肢,然后蔓延至全身。它包含多因素紊乱所致的临床表现,如神经源性炎症、伤害感受敏感化、血管运动功能障碍和神经不良重塑,是对组织损伤发生异常反应的结果。CRPS分为两型:① Ⅰ型,RSD,没有神经损伤的证据。大部分CRPS患者属于此类。② Ⅱ型,灼痛,有特定神经损伤的证据和神经病理性疼痛的表现。此类CRPS的疼痛往往比较严重,治疗更为困难。

• 纤维肌痛表现为慢性弥漫性疼痛和痛觉超敏(按压会引起过度反应和痛觉)。疼痛遍布全身:身体左侧和右侧、腰部以上和以下。而且还会有中轴骨骼疼痛(颈椎、前胸、胸椎或腰背)。其确切病因尚不清楚,目前认为包含了心理学、基因、神经生物学和环境因素,并导致了中枢敏化。纤维肌痛综合征不仅有疼痛,还有衰弱乏力、睡眠障碍和关节僵硬。

除了这些常见的疼痛,需要格外关注特殊患者的疼痛。要用针对性的评估和治疗方法,有效控制肿瘤患者、儿童、老年和危重患者,以及药物滥用者的疼痛。

## 疼痛评估与治疗的总体策略

基于充分的临床评估,针对各位患者的疼痛机制分析,来确定治疗方案。充分有效的临床评估需要正确的方法(病史、体格检查、影像诊断和诊断性治疗),这是对疼痛问题做出临床判断的关键。相关的解剖、细胞与分子病理生理学、药理学和心理学是理解疼痛机制与治疗的基础。

有效的疼痛治疗包括机制治疗、循证治疗和个体化治疗。机制治疗如带状疱疹采用抗病毒药物,椎管狭窄采用减压手术来治疗神经病理性跛行和疼痛,糖尿病性神经病变进行血糖控制。循证治疗如脊髓电刺激治疗背部手术失败综合征,小关节神经射频消融治疗颈痛和背痛,以及针对神经病理性疼痛的药物干预。还有很多疼痛尚缺乏机制治疗和循证治疗的依据,而且由于每位患者的疼痛表现和治疗反应都是独特的,因此对现有治疗选择权衡利弊,为每位患者量身定制诊疗方案非常重要。

（俞卫锋　范颖晖　译,范颖晖　边
文玉　校）

## 推荐阅读

[1] Basbaum A I, Bautista D M, Scherrer G, et al. Cellular and molecular mechanisms of pain. Cell, 2009, 139 (2): 267-284.

[2] Benzon H T. Taxonomy: de nition of pain terms and chronic pain syndromes. Chapter 3. In: Benzon H T, et al., editors. Essentials of pain medicine and regional anesthesia. 2nd ed. Philadelphia: Elsevier, 2005.

# 第二章 疼痛的感知与调节通路

柯兰·拉什尼士，罗伯特·波拉什

**核心理念**

· 外周痛觉的产生，凭借专门的具有游离神经末梢的伤害性感受器。

· 痛觉首先由对痛信号定位清晰的有髓鞘 Aδ 纤维传递。

· 无髓鞘 C 纤维向脊髓背角传递定位模糊的痛信号。

· 一级神经元发出的纤维与脊髓第 I 板层（Rexed 分层）内的二级神经元形成突触联系，然后二级神经元发出的纤维越过中线经脊髓丘脑束上行进入脑干。

· 二级神经元发出的纤维与三级神经元在丘脑进行换元，三级神经元纤维投射到大脑皮质。

· 这些二级和三级神经元传递到唤醒、情感体验和行为相关的大脑和脑干中枢。

· 在脊髓背角、脑干和皮质水平通过抑制性中间神经元，以及抑制性和兴奋性下行通路来调节传入的疼痛信号。

· 疼痛的治疗靶点存在于传入神经元、上行通路和下行通路。

急性疼痛可被适应，并维持生命，而慢性疼痛往往存在适应不良，并引发病理改变。

---

## 前言

痛觉是人类健康和生存所必需的要素。痛觉由复杂的信号通路介导产生，始于外周，沿脊髓或脑干（头颅感觉输入）上行，最终在大脑皮质整合。这些上行通路容易因机械性、毒性的或病理异常而受损，可发生于通路中的任何位点。

比单向回路更复杂，疼痛还受到下行通路的调控，从而通过经典的疼痛通路减轻疼痛信号的传入。了解痛觉通路为探讨疼痛病理过程和治疗干预提供了基础。

### 疼痛的外周受体

伤害感受器可通过特定的受体，或者遍布全身的游离神经纤维末梢，感受热、机械或化学性伤害刺激。伤害感受器位于外周假单极神经元的末端，被称为"Aδ 和 C 纤维"。

Aδ 纤维是中等直径纤维，对疼痛信号的定位准确。由于 Aδ 纤维的髓鞘比较薄，其向脊髓传递神经冲动相对比较快,与初始痛觉的产生密切相关。Aδ 纤维主要分为两种亚型:Ⅰ型,或称为高阈值的机械性伤害感受器,能够感知机械性和化学性刺激;Ⅱ型,该型伤害性感受器的热阈值约为 42℃,能够传递伤害性热刺激。

C 纤维是小直径无髓鞘纤维,其介导疼痛的特点是定位模糊。C 纤维传递伤害性信息至脊髓的速度比 Aδ 纤维慢10 倍,并且可介导继发性疼痛。大多数无髓鞘 C 纤维是多态的,能传递由化学和有害刺激引起的疼痛信号。

## 上行通路

Aδ 纤维和 C 纤维通过脊髓背角以及与背角处于同一水平的许多突触进入到中枢神经系统。在与二级神经元建立突触联系(换元)之前,许多纤维在脊髓背外侧束(Lissauer's tract)的通路中上行或下行。在脊髓的板层中,第Ⅰ板层、第Ⅱ板层、第Ⅴ板层在疼痛信号传递中最为重要,其中 C 纤维末梢主要分布在第Ⅰ板层、第Ⅱ板层,而 Aδ 纤维主要分布在第Ⅰ板层、第Ⅴ板层。

第Ⅴ板层接受传导本体感觉的 Aδ、Aβ 纤维和内脏纤维的汇聚。由于传入到第Ⅴ板层神经纤维的多样性,因此第Ⅴ板层神经元被称为"广动力域神经元"(wide dynamic range,WDR)。脊髓背角到大脑的神经传出主要由第Ⅰ板层和第Ⅴ板层的投射神经元构成。这些神经元是多个上行通路的起源,例如脊髓丘脑束和脊髓网状丘脑束等,分别将疼痛信号传入丘脑和脑干(图 2-1);前者与疼痛体验的感觉辨别关系密切,而后者与定位模糊的疼痛更为相关。此外,脊髓投射到脑干背外侧脑桥的臂旁核,可与杏仁核建立快速的连接,杏仁核通常被认为是处理与疼痛体验的厌恶特性相关信息的主要区域。

在脊髓丘脑束中,二级神经元对应躯体特定区域的结构,内侧纤维携带来自手臂的痛觉信息,而外侧纤维携带来自腿部的疼痛信号。在病理状况下,这变得尤为重要,例如脊髓空洞症,中央管病理性扩大,并挤压前联合,这更易波及脊髓丘脑束中跨越中线的二级神经元。由于纤维的躯体分布特点,患者常诉"披肩样分布"的疼痛累及双肩。

脊髓丘脑束经延髓和脑桥上行,到达丘脑腹后核,在此过程中,脊髓丘脑束与众多神经网络存在密切联系。在延髓,脊髓丘脑束的分支连接网状结构,机体感到疼痛时,网状结构调控疼痛的警觉性。在脑桥,脊髓丘脑束投射纤维到下丘脑和杏仁核,分别调节情感和动机。

丘脑中,脊髓丘脑束在腹后外侧核与第三级神经元建立突触联系(换元)。这些第三级神经元的神经纤维又可投射至大脑皮质,并能分辨不同的疼痛感觉,如痛信号起源的性质和部位。同时,丘脑附近的核团接受来自脊髓丘脑束的投射,并介导一些疼痛行为,如觉醒和情绪。

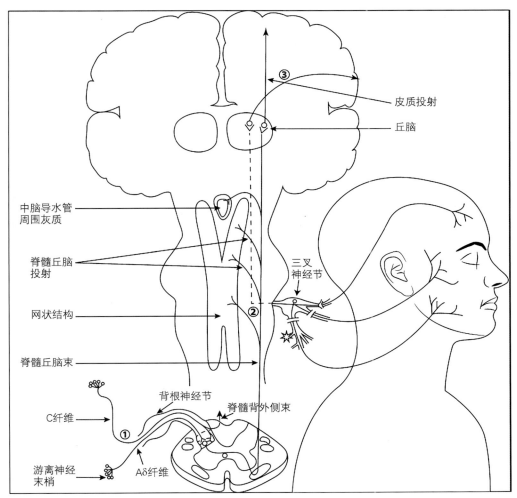

**图 2-1** 游离神经末梢感知伤害性刺激,然后通过 Aδ 和 C 纤维到达脊髓背角[①]。第二级神经元发出的纤维经脊髓丘脑束和脊髓网状丘脑束,上行至丘脑和脑干,并形成突触联系(换元)[②]。第三级神经元可投射至皮质[③]。传递面部痛信号的三叉神经节神经元,在三叉神经脊束核建立突触联系(换元)。第二级神经元伴随脊髓丘脑束内侧上行,在丘脑处建立突触联系(换元)。

面部和鼻窦的疼痛信号传递通路不涉及脊髓。面部的伤害感受神经元,经三叉神经节,最终到达三叉神经脊束核。三叉神经脊束核处的二级神经元,发出纤维经脑干上行,投射至丘脑的腹后内侧核,在此建立突触联系。

## 大脑皮质的疼痛感知

丘脑处的三级神经元向中央后回的初级躯体感觉皮质(特别是 Brodmann 1～3 区)投射信号。初级躯体感觉皮质的投射信号随后传至次级躯体感觉皮质,后者整合疼痛信号与视觉、听觉和味觉信号。

这些丘脑连接的重要性在中枢疼痛综合征中得以体现,如 Dejectedrine-Roussy 综合征。大脑后动脉出现缺血性损伤后,就可能会发生丘脑痛。虽然疼痛起源于丘脑,但是患者能在远离缺血性丘脑损伤的部位感受到疼痛。

## 疼痛的调控

痛觉可以在背根神经节、脊髓背角、脑干网状系统以及大脑皮质等不同部位被调控,这些调控机制可上调或者下调传递至大脑皮质的疼痛信号。传递伤害性感受刺激的 Aδ 纤维和携带本体感觉(如触觉)的 Aβ 纤维,汇聚在脊髓背角的第 V 板层,因此有假说认为,在第 V 板层存在疼痛的闸门调控。

1965 年,梅尔扎克(Melzack)和沃尔(Wall)提出了"疼痛的闸门调控"学说,即非疼痛刺激,如触觉,会减弱痛觉的传入。他们认为,非疼痛刺激"关闭"了伤害性刺激传递的大门。这一理论随着对脊髓背角抑制性中间神经元的认识,而得到进一步完善。机械性刺激通过 Aβ 纤维激活抑制性中间神经元,从而减少经 C 纤维传递的伤害性刺激。尽管门控理论从最初的描述,已经不断完善,这一发现终于随着经皮神经电刺激(transcutaneous electrical nerve stimulation, TENS)的研发,在疼痛治疗上得到了应用。TENS 选择性地刺激 Aβ 感觉纤维,从而在脊髓

背角经中间神经元抑制伤害性刺激的传递。

随着疼痛门控学说的提出,下行疼痛调控通路得到进一步的阐明。中缝核、延髓头端腹侧区、和中脑导水管周围灰质,都有高浓度阿片肽(比如脑啡肽、内啡肽、强啡肽)的分布,它们通过下行调控通路来减少痛信号的传入。下行调控通路经脑干,并在脊髓背角发挥调控作用。下行调控通路最初被认为只能抑制疼痛信号的传递,但实际下行调控通路既可以增强痛信号传递,又可减弱痛信号的传递。尤其中脑导水管周围灰质,能同时利用兴奋和抑制性神经递质,包括去甲肾上腺素、乙酰胆碱、血清素和多巴胺,来促进或抑制伤害性刺激的传入。这些神经递质在疼痛调控通路的多个区域发挥作用,包括远端突触末梢、脊髓背角和中脑等。由此推论:选择性 5-羟色胺再摄取抑制剂治疗慢性疼痛综合征,是通过下行调控通路实现的。

## 总结

痛觉传递通路不是简单的上行通路,而是一个错综复杂的系统,可在外周、脊髓、脑干以及皮质进行疼痛调控。急性疼痛有助于机体存活是基于其与行为、觉醒和生理中枢的联系,而慢性疼痛往往会导致适应不良行为的发生。一系列的病理过程都会影响外周和中枢部位疼痛信号的传递。药物治疗和手术治疗疼痛都是基于这些病理过程发展起来

的,认识痛信号的传递机制是理解疼痛治疗策略的基础。

（焦英甫　高坡　译,范颖晖　边文玉　校）

## 推荐阅读

［1］Akil H, Richardson D E, Hughes J, et al. Enkephalin-like material elevated in ventricular cerebrospinal fluid of pain patients after analgetic focal stimulation. Science, 1978, 201(4354): 463 - 465.

［2］Basbaum A I, Bautista D M, Scherrer G, et al. Cellular and molecular mechanisms of pain. Cell, 2009, 139(2): 267 - 284.

［3］Melzack R, Wall P. Pain mechanisms: a new theory. Science, 1965, 150(3699): 971 - 979.

［4］Roberts W J, Foglesong M E. Spinal recordings suggest that wide-dynamic-range neurons mediate sympathetically maintained pain. Pain, 1988, 34(3): 289 - 304.

［5］Wilkins R H, Brody I A. The thalamic syndrome. Arch Neurol, 1969, 20(5): 559 - 562.

# 第三章　生理性疼痛的机制

秀峰・陈，萨利姆・M.哈耶克，伊利亚斯・维兹

**核心理念**

- 生理性疼痛是一种适应性保护机制。
- 伤害性感受器（初级感觉神经元）专门感知外界环境的危险和伤害，传入启动机体的保护反应。
- 疼痛感知是一系列级联事件，从转导开始随后传导、传递、调控和感知。
- 伤害性疼痛信号的内源性衰减，包括节段性抑制和内源性阿片系统，以及下行抑制系统。

## 前言

伤害感受和疼痛感知，是两个不同的概念。伤害感受，是由伤害性刺激导致感觉神经通路的激活，而疼痛指的是大脑处理传入信号后，个体对这种体验的感知。伤害感受可能导致疼痛，但机体也可在伤害性感受通路没有被激活的情况下，感受到疼痛。有害刺激的感知是一个复杂的过程，起于外周，沿神经轴传递，终止于负责感知、整合和反应的脊髓以上中枢神经系统。这个过程包括伤害感受器激活、神经传导、脊髓传输和调控，以及最终脊髓和脊髓以上中枢神经系统的反应（图3-1）。

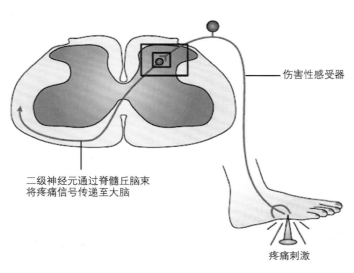

伤害性感受器

二级神经元通过脊髓丘脑束将疼痛信号传递至大脑

疼痛刺激

**图3-1**　外周伤害性刺激传入脊髓（中枢神经系统）的总体示意图。伤害性信息的传递在蓝框中可以看到，更详细的传递信息请参照图3-3〔已获得自然出版集团的许可，引自：Watkins L R，Maier S F. Glia：a novel drug discovery target for clinical pain. Nat Rev Drug Discov. 2003 Dec，2(12)：973-985，fig 1〕。

## 转导

转导是指外周伤害感受器在末梢将潜在有害的机械性、化学性或热刺激转化为动作电位的过程。

### 伤害性感受器

一个世纪前,谢灵顿(Sherrington)首次提出伤害性感受器这一概念。感觉神经元的游离神经末梢上,有多种受体亚型,能因皮肤、肌肉、关节、骨骼、内脏和硬膜受到的机械、温度和化学刺激而兴奋。然而,它们并不被非伤害性刺激激活(如温和的升温,或轻微的触摸)。刺激的强度决定了最初的反应。伤害性感受器具有较高的阈值,通常只对潜在或者确切损伤组织的较强刺激做出反应。

伤害性感受器可分为两种类型:有髓鞘的细纤维(Aδ 纤维)和无髓鞘纤维(C 纤维)。初级感觉神经元的胞体在背根神经节(DRG),有单一的轴突,分裂出一个外周分支,支配外周靶组织;以及一个中枢分支进入中枢神经系统,与脊髓背角的伤害性二级神经元形成突触联系。因此,伤害性感受器的组成元件包括:

* 支配靶组织、传递伤害性刺激的外周神经纤维末梢。
* 将动作电位从外周传导至中枢的轴突。
* 背根神经节内的神经元胞体。

* 在中枢突触信息传递至二级神经元的中枢末梢。

从神经嵴开始,伤害性感受器经历了完全不同的分化途径,最终形成两个独特的亚群:

(a)"肽能":表达 CGRP 和 P 物质,降钙素基因相关肽(CGRP)是一种由 37 个氨基酸组成的肽,近 50% 的 C 纤维和 35% 的 Aδ 纤维的外周和中枢末端中,均发现有 CGRP 的表达分布。P 物质是一种在伤害性感受神经元亚群中发现的由 11 个氨基酸组成的肽。

(b)"非肽能":不表达多肽,而表达信号元件,应答胶质细胞源性神经营养因子(GDNF)。

## 伤害性感受器的激活

伤害性刺激被转化为离子流。伤害性感受器表面,表达着多种受体,对不同的刺激起反应(多模式),尤其聚合阳离子通道。组织损伤释放的介质激活感受器分子,如瞬时受体电位离子通道(transient receptor potential,TRP)。TRP 离子通道家族种类很多,其中 TRPV1 是对热刺激有反应的离子通道,TRPA 和 TRPM 是对创伤和化学刺激敏感的离子通道。辣椒素受体(TRPV1)是 TRP 通道家族中研究最清楚的,它由 4 个亚基组成,在 $H^+$、热、辣椒素的刺激下诱发 $Ca^{2+}$ 和 $Na^+$ 内流。$Ca^{2+}$ 和 $Na^+$ 内流引起膜去极化、降低激活阈值,进而诱发产生动作电位(图 3-2)。

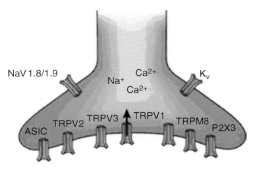

**图 3-2** 这是图 3-1 中蓝色方框区域的图示。伤害性感受器表面表达分布着许多不同种类的受体对各种刺激做出反应，导致 $Ca^{2+}$ 和 $Na^+$ 内流，产生动作电位。TRP 通道可对创伤、热和化学刺激敏感，其他表达在伤害性感受器上的离子通道如 Na1.8/1.9、TRPM8 和 ASIC 的通道分别可对机械、冷/薄荷醇和质子刺激做出反应。此外，炎症细胞释放的 ATP 可激活 P2X3 通道（改编自 Macmillan 出版社，引自：Scholz J，Woolf C J. Can we conquer pain？Nat Neurosci. 2002，5：1062-1067，fig 2）。

组织损伤和细胞损伤与细胞膜溶解释放的有害介质，如花生四烯酸（AA），以及细胞内 $H^+$ 和 $K^+$ 的释放有关。此外，AA 的活性代谢物，如 PGE2、PGG2 和缓激肽，在外周伤害性感受器的激活中发挥重要作用。它们与 G 蛋白受体结合，激活细胞内信号通路，如细胞外调节激酶和腺苷酸环化酶，进而通过磷酸化，激活离子通道（如 TRPV1 磷酸化），或增加细胞膜上离子通道开放的数量。最

终的结果是引起 $Ca^{2+}$ 和 $Na^+$ 内流，细胞膜发生去极化。在躯体感觉神经元中有多种亚型钠通道的表达，包括河豚毒素（TTX）敏感通道（Nav 1.1、1.6 和 1.7）和 TTX 不敏感通道（Nav 1.8 和 1.9）。特别值得注意的是，Nav 1.7 与疼痛感知密切相关，因为一旦该基因功能缺失突变，则患者无法感知有害刺激。C 伤害性感受器表达 Nav 1.7 和 Nav 1.8 钠通道。这些电压门控钠通道是局部麻醉药物的作用靶点。

## 传导

伤害感受器激活产生的动作电位，通过不同类型的伤害感受纤维进行传导：有髓鞘的细传入纤维（Aδ 纤维）和小直径无髓鞘的传入纤维（C 纤维）（表 3-1）。Aδ 纤维介导"第一"波疼痛（急痛、锐痛），而 C 纤维介导大脑感知的"第二"波疼痛（慢痛、弥散痛、钝痛）。这些纤维分别通过控制身体和面部的背根神经节和三叉神经节的细胞体传导疼痛信号，继而向脊髓背角传递，在背角伤害性感受神经纤维与二级神经元形成突触联系（换元）。

表 3-1 初级感觉神经元的分类

| 纤维类型 | 髓 鞘 | 直 径 | 传导速度 (m/s) | 激活刺激 | 阈值 | 位 置 |
|---|---|---|---|---|---|---|
| Aβ | 有髓鞘 | 非常大（20～45 $\mu$m） | 14～30 | 轻触，轻动，轻振动 | 低 | 关节，皮肤 |
| Aδ | 细的髓鞘 | 小（～15 $\mu$m） | 2.2～8 | 短暂，强烈 | 高 | 皮肤，躯体深部，内脏 |
| C | 无髓鞘 | 非常小（～8 $\mu$m） | 0.4～2 | 高强度，长持续时间 | 高 | 皮肤，深层组织，内脏 |

虽然人们期望将伤害性感受通路想成一个单向的过程，但实际上它非常复杂。初级传入纤维被认为是"假单极性"，伤害感受器既可以向外周或中枢端输出信息，也可从外周或中枢端接收信息。内源性调控因子和药物治疗，均可以将这两端作为靶点，改变神经元兴奋阈值来调控疼痛。

伤害性信号主要通过电压门控钠和钾通道介导的动作电位，传递到脊髓背角的突触。电压门控钙通道可促进脊髓背角伤害性感受器末梢释放神经递质，从而传递疼痛信号。各种伤害性感受器和离子通道的激活，导致动作电位从外周伤害性感受末梢，经有髓鞘和无髓鞘神经纤维传播，这一过程称为传导。

多种类型的电压门控钙通道表达分布于伤害性感受器上。所有钙通道都是异聚体蛋白，由成孔亚单位 α1 和调节亚单位 α2δ、α2β 或 α2γ 组成。神经损伤后，C 纤维介导的伤害感受器中 α2δ 亚单位的表达上调，介导了痛觉敏感和痛觉超敏。这也是加巴喷丁和普瑞巴林治疗神经病理性疼痛的靶点。

## 传递

传递是指伤害性冲动从初级伤害感受器传递到脊髓背角的细胞。第一级神经元发出 Aδ 和 C 纤维传入伤害性刺激，在脊髓背外侧束上升或者下降 1～2 个脊髓节段，然后与脊髓背角的二级神经元建立突触联系。当信号到达伤害感受器的中枢末端时，去极化导致 N 型钙通道激活。钙的内流导致背角水平释放主要的兴奋性神经递质（如谷氨酸和 P 物质等）（图 3-3）。

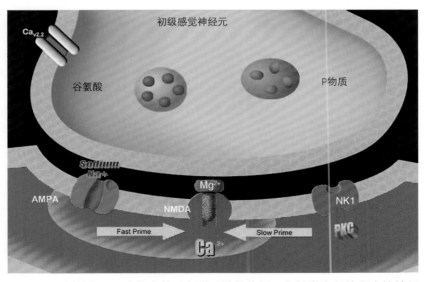

**图 3-3**　这是图 3-1 中较小的正方形区域的特写。突触囊泡释放兴奋性神经递质，如 P 物质和谷氨酸，这一过程依赖钙通道的开放〔已获得 Springer 出版社的许可，引自：Rodger I W. Analgesic targets: today and tomorrow. InflammoPharmacology 2009，17(3)：151-161. 〕。

谷氨酸又可激活突触后膜的离子型谷氨酸受体,如 AMPA 和 KA 受体。P物质可激活突触后膜的 NK1 受体(表3-2)。这些受体的激活介导了脊髓背角二级神经元兴奋性突触后电流(EPSCs)的产生。EPSCs 阈下刺激的总和,引起动作电位的产生,并将疼痛信号向下一级神经元传递。疼痛的转导也受可影响神经传导阈值的神经递质和神经肽的调节,从而增强或降低人们对痛觉的敏感性。

另外,值得注意的是,谷氨酸和 P 物质也会导致神经胶质细胞的活化。小胶质细胞与巨噬细胞的作用相同,均匀分布在脊髓灰质中。小胶质细胞被认为是受伤或感染的前哨。脊髓以外其他部位的小胶质细胞可能与疼痛增强有关。它们在疼痛条件下表达上调,同时产生促炎和神经兴奋物质,包括 IL-1β、TNF-α 和 IL-6 等。胶质细胞活化可增强神经元的兴奋性,同时抑制阿片类药物的镇痛作用,增强阿片耐药性和依赖性。

在脊髓背角,初级伤害性感受器传入神经纤维,在特定的板层形成突触(表3-3)。二级神经元主要是位于第 Ⅱ 板层(胶状质层)和第 Ⅴ 板层(后角固有核)。第 Ⅰ 板层和第 Ⅱ 板层内的神经元通常应答伤害性刺激的传入,而位于第 Ⅲ 板层和第 Ⅳ 板层内的神经元则对非有害性刺激有反应(Aβ 纤维介导)。第 Ⅴ 板层的神经元通过第 Ⅱ 板层的中间神经元接收经 Aδ/Aβ 纤维直接传入或 C 纤维间接传入的非伤害性和伤害性刺激。

**表 3-2　脊髓背角伤害性信号相关受体**

| 受　体 | 类　型 | 配　体 | 作　用 | 功　能 |
| --- | --- | --- | --- | --- |
| GABA | 离子型 | γ-氨基丁酸 | 抑制 | $K^+$ 外流抑制 |
| NK-1 | 代谢型 | P 物质 | 兴奋 | G 蛋白偶联受体 |
| AMPA | 离子型 | 谷氨酸 | 兴奋 | $Na^+$ 内流 |
| Glycine | 离子型 | 甘氨酸 | 抑制 | $Cl^-$ 内流 |
| NMDA | 离子型 | 谷氨酸 | 兴奋 | $Ca^{2+}$ 内流 |
| ENK | 代谢型 | 脑啡肽 | 抑制 | G 蛋白偶联受体 |

**表 3-3　脊髓背角神经元的功能分类**

| 神经元类型 | 传入纤维 | 后角板层 | 功　能 |
| --- | --- | --- | --- |
| 伤害性 | C,Aδ | Ⅰ,Ⅴ | 伤害感受 |
| 低阈值 | Aβ | Ⅲ,Ⅴ | 触觉 |
| 广动力范围 | C,Aδ,Aβ | Ⅰ,Ⅱ,Ⅴ | 伤害感受 |
| 本体感受 | Aα | Ⅵ | 本体感觉 |

由于第 V 板层中的二级神经元对较宽范围强度的刺激均有反应，因而统称为广动力域神经元（WDR）。它也接受内脏纤维的传入。躯体和内脏纤维的汇聚，解释了牵涉痛的现象，即内脏组织损伤引起的疼痛，累及躯体结构（比如心脏病发作时肩部不适）。传导伤害性刺激的二级神经元穿过脊髓中线，通过脊髓丘脑束上升到丘脑，在丘脑与三级神经元形成突触联系。这个通路描述了疼痛信息是如何传递的，以及 45℃ 以下的正常热刺激是如何传递的。丘脑卒中的患者，丘脑可能存在功能障碍，就是疼痛的来源，而不涉及脊髓丘脑通路，这被称为"丘脑痛"。

在面部区域，有害刺激通过三叉神经节和脑神经核Ⅶ、Ⅸ、Ⅹ传递。这些刺激信号沿着通路到达延髓，穿过中线，并上行到对侧丘脑。三叉神经节神经元的自发放电活动可能引起"三叉神经痛"，这通常是由于小脑动脉机械压迫造成的局部三叉神经损伤引起的。

## 感知

丘脑接收来自脊髓和三叉神经核的疼痛信号，也接收正常的感觉刺激（如触摸和按压）。从丘脑核第三级神经元向躯体感觉皮质传导冲动，这是各种疼痛感觉成分的处理过程。伤害性和正常的躯体感觉信息在大脑的同一区域会聚，根据疼痛的定位和强度可形成局部的痛觉。人体截肢后，躯体皮质的代表区（参见潘斐德幻想小人中的描述）可能会发生变化，从而导致"幻肢痛"以及"伸缩现象"等非疼痛感觉。

第三级神经元也可将疼痛信号投射到边缘区域，如前扣带回皮质和脑岛，疼痛的情感和认知成分在这里进行处理。

## 调控

调控的概念是指脊髓背角、脑干和中脑的疼痛抑制机制。关于内源性疼痛抑制的研究，始于第二次世界大战时期，当时 Beecher 指出，尽管遭受了严重的战斗创伤，但受伤士兵通常很少或没有疼痛感觉。关于身体损伤与疼痛之间分离的研究，文献中描述了三种机制：节段性抑制、内源性阿片系统和下行抑制神经系统。

## 节段性抑制

在 1965 年，梅尔扎克和沃尔提出了"疼痛的闸门控制"学说，这一学说描述了疼痛信号经 Aδ 和 C 神经纤维传递到脊髓背角的能力被阻断和减弱。这导致了经皮神经电刺激疗法的研发。粗大有髓鞘 Aβ 纤维（触觉/本体感觉）的活化，激活抑制性神经元，从而抑制痛信号的传递（图 3 - 4）。

## 内源性阿片肽系统

自 20 世纪 60 年代以来，阿片受体的分布逐步被阐明，主要集中分布在中脑导水管周围灰质、脊髓背角第 Ⅱ 板层以及延髓腹侧。研究表明，哺乳动物体

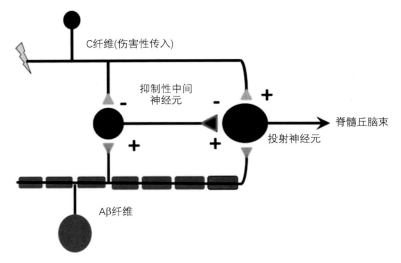

**图 3-4** 疼痛的闸门控制学说(梅尔扎克和沃尔)。来自外周 C 纤维的伤害性信号,抑制了抑制性中间神经元,同时将兴奋性信号传递至脊髓丘脑束。当机械感受器被激活时,C 纤维对抑制性中间神经元的抑制作用减弱,传递到脊髓丘脑束的伤害性信号与来自机械感受器的本体感受信号相互竞争(＋兴奋性突触,－抑制性突触)。

内可产生脑啡肽、内啡肽和强啡肽,三种内源性阿片肽与相应阿片受体结合。与下行抑制神经系统一样,内源性阿片肽系统也是一个疼痛调节系统,它可以部分解释个体对疼痛感知存在主观差异性的原因。

## 下行抑制系统

脑干上游的中脑导水管周围灰质、蓝斑核、中缝大核,以及延髓头端腹内侧区的网状巨细胞核,在下行疼痛抑制通路中发挥重要作用。下行抑制系统抑制了疼痛通路上行传递的伤害性刺激信号(图 3-5)。参与这一通路的神经纤维向下延伸至双侧背外侧索,与脊髓 Ⅰ、Ⅱ 和 Ⅴ 板层神经元形成突触联系。常见的抑制性神经递质有血清素和去甲肾上腺

素。阻断这些神经递质再摄取的药物延长了它们对脊髓中痛信号传递相关神经元的抑制作用,从而减轻疼痛。这就解释

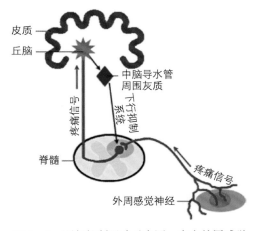

**图 3-5** 下行抑制通路示意图。来自外周感觉神经的疼痛信号,通过脊髓丘脑束上行传递。始于丘脑的下行抑制通路,传递抑制信号至脊髓背角,并形成突触联系(已获得 Elsevier 出版社的许可,引自:Livingston A, Chambers P. Pain management in animals. 2000:9-19, fig 2.2)。

了5-羟色胺/去甲肾上腺素再摄取抑制剂和三环类抗抑郁药具有镇痛作用的原因。

## 总结

伤害性疼痛的信号传导和调控通路是非常复杂的,本章进行了总体概述,简明易懂。好好学习这一系统非常重要,有助于理解减轻伤害性疼痛感知的靶向药物治疗,并理解后续章节将谈到的伤害感受性疼痛,通过外周和中枢敏化,导致功能障碍的病理机制。

(焦英甫 高坡 译,范颖晖 边文玉 校)

## 推荐阅读

[1] Basbaum D J A. Molecular mechanisms of nociception. Nature, 2001, 413: 203 - 210. Macmillan Magazines Ltd.

[2] Basbaum A I, Bautista D M, Scherrer G, et al. Cellular and molecular mechanisms of pain. Cell, 2009, 139 (2): 267 - 284. https: //doi. org/10. 1016/j. cell. 2009. 09. 028. [Published Online First: Epub Date].

[3] Costigan M, Scholz J, Woolf C J. Neuropathic pain: a maladaptive response of the nervous system to damage. Annu Rev Neurosci, 2009, 32: 1 - 32. https: //doi. org/10. 1146/annurev. neuro. 051508. 135531. [Published Online First: Epub Date].

[4] Latremoliere A, Woolf C J. Central sensitization: a generator of pain hypersensitivity by central neural plasticity. J Pain, 2009, 10 (9): 895 - 926. https: //doi. org/10. 1016/j. jpain. 2009. 06. 012. [Published Online First: Epub Date].

[5] Marchand S. The physiology of pain mechanisms: from the periphery to the brain. Rheum Dis Clin N Am, 2008, 34 (2): 285 - 309. https: //doi. org/10. 1016/j. rdc. 2008. 04. 003. [Published Online First: Epub Date].

[6] Watkins L R, Hutchinson M R, Rice K C, et al. The "toll" of opioid-induced glial activation: improving the clinical efficacy of opioids by targeting glia. Trends Pharmacol Sci, 2009, 30 (11): 581 - 591. https: //doi. org/10. 1016/j. tips. 2009. 08. 002. [Published Online First: Epub Date].

# 第四章　病理性疼痛的机制

程建国

**核心理念**

- 当疼痛不再作为一种急性预警系统,而变为慢性且令人虚弱,就成了病理性疼痛。

- 关于从急性疼痛到慢性疼痛、从生理性疼痛到病理性疼痛,以及从保护性疼痛到伤害性疼痛转变的机制在深入研究,但仍知之甚少。

- 外周敏感化,用于描述在外周神经损伤后,可能发生异常再生或功能改变的现象。感觉神经元变得异常敏感,产生自发的病理活动、异常的兴奋性,增强对化学、热和机械刺激的敏感性。

- 中枢敏感化,用于描述中枢神经系统发生神经重塑的现象。脊髓背角在疼痛处理中起着中介的作用。伤害感受器传入冲动的增加,可触发伤害感受通路中神经元兴奋性和突触效能的持续但可逆的增强。

- 目前人们已在细胞和分子水平深刻了解疼痛外周和中枢敏感化的机制。神经重塑过程涉及炎症细胞的激活,如巨噬细胞(和中枢神经系统中的小胶质细胞)、肥大细胞、血小板、内皮细胞、成纤维细胞和其他免疫细胞,进而引起炎症介质的释放,如细胞因子,趋化因子和其他介质。

这些介质与伤害性感受器或者脊髓神经元中的相应受体的相互作用,通过相应的信号通路导致离子通道、受体、转运体和其他效应器的磷酸化或表达改变。这些过程最终会导致疼痛编码通路中,神经元的兴奋性、传导性和传递性的改变,从而发生痛觉的外周和中枢敏感化。

- 除了外周和中枢敏感化之外,其他影响因素可能还包括传入纤维的芽生,脊髓里下行抑制和兴奋通路的变化、皮质区域及其联接的重构。

## 病理性疼痛的定义

当疼痛不再作为一种有效的急性预警系统而变为慢性且令人虚弱,就成了病理性疼痛。很难从时间、临床表现和机制上明确区分生理性疼痛和病理性疼痛。然而,病理性疼痛通常持续 6 个月以上,超过了组织损伤和修复时间,其使机体虚弱的效应大于保护效应,并可能在分子、细胞和神经网络水平涉及更复杂的改变。

## 病理性疼痛的研究现状

尽管进行了大量的研究,但人们对

从急性疼痛到慢性疼痛、从生理性疼痛到病理性疼痛、从保护性疼痛到有害性疼痛的转变机制，仍知之甚少。目前对病理性疼痛机制的认识还远没有到达可以据此设计治疗方法的程度。但是，有几个概念值得注意：外周和中枢敏感化似乎是病理性疼痛的关键过程；疼痛通路的改变会导致过度敏感、痛觉高敏（疼痛刺激诱发的过度疼痛反应）和痛觉超敏（对非疼痛刺激有疼痛反应）。

**外周敏感化**

外周神经损伤后，可能发生异常再生或功能改变（图 4 - 1）。感觉神经元变得异常敏感，产生自发的病理活动，异常的兴奋性，并对化学、热和机械刺激的敏感性增强，这种现象被称为"外周敏感化"。当组织损伤或出现炎症时，外周敏化通常涉及多种类型细胞的活化，如巨噬细胞、肥大细胞、血小板、内皮细胞、成纤维细胞和其他免疫细胞等。这些细胞释放出一系列炎症因子，这些炎症因子又与游离神经末梢上相应的受体结合。这些炎症因子包括细胞因子[白细胞介素- 1β（IL - 1β）、白细胞介素 6（IL - 6）、肿瘤坏死因子- α（TNF - α）、白血病抑制因子（LIF）]、神经生长因子（NGF）、组胺、缓激肽、前列腺素 E2、ATP、腺苷和质子。这些因子作用于感觉神经末梢上的相应受体或通道，如受体酪氨酸激酶（RTK）、双孔钾（K2P）通道、G 蛋白耦联受体（GPCR）、瞬时受体电位（TRP）通道、酸敏感离子通道（ASIC）和嘌呤能受体（如 P2X），进而导致外周感觉神经元的兴奋性升高。此外，伤害性感受器的神经末梢还可释放 P 物质（作用于神

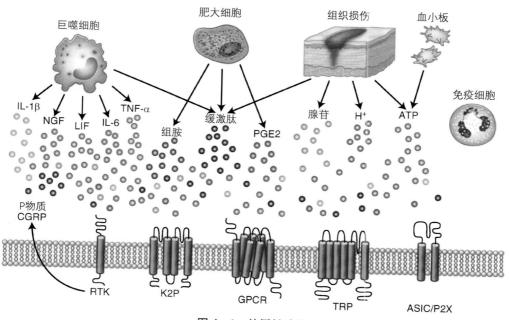

**图 4 - 1　外周敏感化**

经激肽 1 受体）和降钙素基因相关肽（CGRP），二者与神经源性炎症和外周敏感化有关。伤害性感受器常被称为"双向信号机"，因为它们不仅在中枢端向脊髓释放神经递质和神经调质，也可在外周的神经纤维末梢释放活性物质。

## 中枢敏感化

在中枢神经系统中也会发生神经重塑（图 4－2）。脊髓背角在疼痛处理中起着中介的作用。伤害感受器传入冲动的团聚增加可触发伤害感受通路中神经元的兴奋性和突触效能的持续但可逆的增强，这一现象被称为"中枢敏感化"。

中枢敏感化表现为疼痛高敏感，可能作用于纤维肌痛、骨关节炎、肌肉骨骼疾病的广泛性痛觉敏感和神经病理性疼痛，以及内脏痛敏等疾病患者的疼痛表型。目前至少有三种相互关联的机制来解释中枢敏感化。

### 1. 谷氨酸/NMDA 受体介导致敏作用

伤害性冲动传入的增加，导致伤害性感受器中枢末端，向脊髓背角浅表第 I 板层的输出神经元，释放多种神经递质和/或神经调质，包括谷氨酸、P 物质、CGRP 和 ATP。释放增加的谷氨酸通过取代通常情况下保持 NMDA 受体沉默的镁离子，进而激活 NMDA 受体，其中不包括位于突触后神经元的非 NMDA 受体（KA 受体和 AMPA 受体）。NMDA 受体的激活，导致钙离子通过其开放的孔道内流。胞内钙离子反过来通过酶促反应的级联放大作用，来激发胞内一系列的信号传递过程，其中涉及大量钙依赖信号通路，和第二信使，包括丝裂原活化蛋白激酶（MAPK）、蛋白激酶 C（PKC）、蛋白激酶 A（PKA）、磷脂酰肌醇 3－激酶（PI3K）和 Src。这种连锁反应最终导致输出神经元上相关离子通道和受体磷酸化和/或表达增加，进而增加其兴奋性，并易化疼痛信息向大脑传递。

疼痛的紧发条现象是指当一个给定的疼痛刺激以临界速率反复刺激机体时，随着时间的推移，疼痛强度会逐渐增

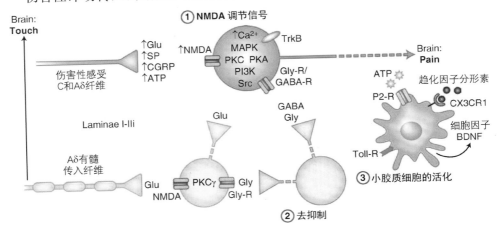

图 4－2　中枢敏感化

加。它是由外周 C 纤维的反复刺激引起的，导致背角浅表第 I 板层输出神经元的电活动逐渐增强。在脊髓，紧发条现象可导致神经元的放电频率从每 3 秒 1 次急剧增加到 50 次/秒。

### 2. 去抑制作用

在正常情况下，脊髓抑制性中间神经元通过持续释放 GABA 和/或甘氨酸（Gly），持续抑制第 I 板层输出神经元的活性。但神经损伤时，抑制性中间神经元死亡后，这种抑制作用会丧失。在激活的小胶质细胞释放的脑源性神经营养因子（BDNF）增加的情况下，抑制性神经元的状态从抑制变为兴奋时，抑制作用也会消失（图 4-3）。多种机制可激活脊髓中的小胶质细胞，活化的小胶质细胞释放 BDNF 和细胞因子。BDNF 作用于第 I 板层输出神经元的 TrkB 受体，导致这些神经元上的钾离子—氯离子共转运体 2（KCC2）被抑制，结果是细胞内氯离子浓度升高并超过细胞外浓度。当 GABAa 受体被抑制性中间神经元释放的 GABA 激活时，会引起氯离子外流，导致第 I 板层输出神经元的去极化和兴奋。

此外，去抑制作用被认为有助于通过激活在第 II 板层内表达 PKCγ 的中间神经元，导致痛觉超敏的发生。第 II 板层这些神经元接收来自非伤害性有髓鞘的 Aβ 初级神经纤维的突触输入，并向第 I 板层输出神经元投射兴奋性突触输出。然而，在正常情况下，第 I 板层的输出神经元由于来自抑制性中间神经元的强烈输入作用而保持沉默，这条通路可以通过去抑制作用被激活，使非伤害性有髓鞘的 Aβ 初级传入纤维参与疼痛传导通路，结果导致常规无害的刺激被感知为疼痛（痛觉超敏）。

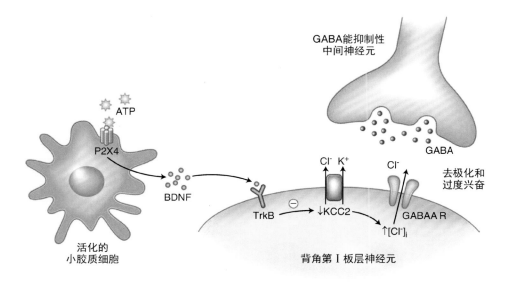

**图 4-3　去抑制作用**

### 3. 小胶质细胞活化及胶质细胞‐神经元相互作用

除了谷氨酸、P 物质和 CGRP 外，外周神经损伤还释放可刺激小胶质细胞的 ATP 和趋化因子分形素。具体来说，激活小胶质细胞上的嘌呤能 P2‐R 受体、CX3CR1 和 Toll 样受体（TLR），导致 BDNF 的释放，通过激活 TrkB 受体和抑制 KCC2（二者都表达在第 Ⅰ 板层输出神经元），增强兴奋性及对有害和无害刺激的疼痛反应。激活的小胶质细胞也可通过类似于伤害感受器敏感化的机制释放大量的细胞因子，如 TNF‐α、IL‐1β、IL‐6 以及其他导致中枢敏感化的因子。

除了外周和中枢敏感化之外，其他影响因素可能还包括传入纤维在脊髓中的生长、下行抑制和兴奋通路的变化、皮质区域及其相互联接的重构，这些都是研究兴趣浓厚的领域。

（焦英甫　高坡　译，范颖晖　边文玉　校）

## 推荐阅读

[ 1 ] Basbaum A I, Bautista D M, Scherrer G, et al. Cellular and molecular mechanisms of pain. Cell, 2009, 139(2): 267‐284.

[ 2 ] Mifflin K A, Kerr B J. The transition from acute to chronic pain: understanding how different biological systems interact. Can J Anaesth, 2014 Feb, 61 (2): 112‐122.

[ 3 ] Woolf C J. Central sensitization: implications for the diagnosis and treatment of pain. Pain, 2011, 152 (3 Suppl): S2‐15.

# 第五章　疼痛评估

罗德里戈·贝纳维德斯

**核心理念**

· 准确的初始疼痛评估,是疼痛管理策略成功的第一步。

· 鉴于疼痛是一种主观体验,那么病理生理改变的程度与患者主诉的疼痛强度之间,可能没有直接的关系。

· 有效、互信的医患关系,利于更高效的信息交流,利于设定合理的治疗预期,利于疼痛治疗的协同实施。

· 老年患者及来自不同文化背景的患者,可能出现沟通障碍,需要医师在互动中做出调整,以满足相应的需求。

· 首次疼痛评估时,很有必要进行全身体格检查,尤其关注患者所指的不适区域,特别是肌肉骨骼系统及神经系统。

· 标准化评估工具并不昂贵,简便易行,可以迅速了解患者多方面的行为状况,包括态度、症状、应对能力、生活质量和治疗预期。还能提示某种干预是否会有益,并估计其预后。

· 选择合适的辅助检查,有助于精准确认诊断,并能评估与患者症状相关病理变化的程度。

## 疼痛评估

虽然我们对疼痛病理生理的认识、对有效镇痛药物和介入治疗技术的研发都在进步,但众多慢性疼痛患者仍在经受机体失能与情绪困扰,严重影响生活质量。因此,为慢性疼痛患者进行准确评估,对于明确诊断、确定最佳治疗方案至关重要。

鉴于慢性疼痛状态的多重属性,首先需要对这些患者进行全面的评估,不仅锁定可能的器质性病因,而且还要关注患者主诉所透露的情绪与社会因素。

有一组变量需要医师在与患者的互动过程中反复评估,作为优化治疗计划的重要参数,这包括:

· 患者对躯体疾病的情感反应程度。

· 这些症状对患者的生活造成负荷增加的程度,是否达到失衡?

· 是否存在心理或社会因素,影响到患者的痛苦或残障程度?

由于疼痛是一种主观体验,躯体病理程度与疼痛强度主诉之间可能并不直接相关。因此,除了寻找客观的病理证据之外,医师还必须评估患者的情绪、期望、应对能力和社会资源,以及患者与他人的互动情况。

为高效获取相关信息,对慢性疼痛患者的评估应包括:

- 详尽的病史。
- 体格检查。
- 使用标准化的评估工具。
- 评价诊断性试验来确认可能存在的病理结构改变。

## 病史

疼痛病史与系统病史可以一起询问，必须包含病史和体格检查的基本组成部分：

- 既往内、外科病史。
- 用药史。
- 家族史。
- 个人史。
- 系统回顾。

准确的疼痛病史不仅有助于正确的诊断，还能防止对实验室或影像检查结果的过度解读，这些辅助检查应该目的明确或指引下一步评估。表 5-1 列举了病史采集最相关的信息。

表 5-1　应从患者病史中获得的相关信息

| 参数 | 描　　述 |
| --- | --- |
| 疼痛特点 | 出现和持续过程：渐进的、自发的、外伤后的或由某些可能的事件触发、短暂闪现的或有节律起伏的 |
| | 定位与分布：局域的/放射痛、按神经支配皮区分布、牵涉痛 |
| | 疼痛性质：锐痛、刺痛、灼痛、麻刺感、搏动感、酸痛、钝痛、抽痛、挤压痛、僵硬感 |
| | 疼痛强度：是否随时间加重或减轻、1 天内是否波动、疼痛评分的高低变化 |

续　表

| 参数 | 描　　述 |
| --- | --- |
| 疼痛特点 | 伴随症状：恶心/呕吐、自主神经症状（温度变化、出汗或皮肤色泽变化）、营养变化（皮肤、毛发、指甲变化）、大小便失禁、体重下降、步态异常、发热、寒战、盗汗、四肢无力 |
| | 加重/减轻因素：前屈体位、坐、站、上楼梯、体力活动、平躺、举起重物、进食、性交、天气变冷、触碰皮肤 |
| 治疗史 | 过去与现在的用药（非处方药物、处方药物、替代疗法），相应疗效 |
| | 既往药物的不良反应（包括精神不良反应） |
| | 既往介入手术治疗（神经阻滞、硬膜外注射） |
| | 物理治疗/居家锻炼（时间、频率、疗效） |
| | 其他替代疗法：针灸、太极、按摩 |
| 既往史 | 并存的急慢性疾病 |
| | 既往外伤史、手术史 |
| | 精神病史 |
| | 饮酒史、吸烟史、吸毒史 |
| | 药物滥用/药物依赖史 |
| | 睡眠障碍 |
| 家族史 | 慢性疼痛家族史 |
| | 风湿病/自身免疫病 |
| 个人史 | 职业、收入来源、残障、目前涉及的法律相关事务（诉讼、残疾索赔） |
| | 婚姻状况 |
| | 社会支持网络、应对能力、家人对患者病情的认知、家暴史 |
| | 居住情况：与谁同住、居家辅助资源 |
| | 日常生活活动能力（ADLs） |
| | 医保情况 |
| 治疗期望 | 患者对疼痛程度、日常活动、生活质量的治疗目标和期望 |

在整个评估过程中,不仅通过标准疼痛问诊获取表述信息,而且要评估患者在描述病情时的行为表现和自主肢体语言。观察患者与他人的互动,以及他人对患者病情的看法,也是很重要的。此外,还能发现其他不当的态度,如对某些治疗选择(药物或介入治疗)的过分坚持或回避,或对疼痛病因的偏信。识别这些不当的想法可以帮助患者避免绝望、沮丧,或拒绝可能有益的治疗选择。

在采集病史的同时,也有机会与患者及其家人建立融洽的关系。鉴于大多数慢性疼痛患者的治疗过程需要频繁的随访,以及治疗策略的再评估,高效、互信的医患关系更有利于沟通。由此,可建立恰当的治疗预期,并达成多学科协作治疗方案。

有些患者可能存在一些特殊情况,造成沟通障碍,这要求医师在交流中做出调整,以满足其特殊需求。表5-2列举了最常见的此类情况和可以改善交流的途径。

## 体格检查

首次体格检查必须包括系统体格检查的基本内容,并对与患者症状相关的特定系统进行更详细的评估。结合患者的病史,准确的体检有助于确定是否还需要进一步的实验室或影像学检查,评估现有的医疗资料是否能够解释患者的症状,以及评估当前疾病导致功能受限的情况。

表5-3是在系统评估慢性疼痛时可能特别重要的一些信息。

**表5-2 常见的沟通障碍及其改善途径**

| 患 者 群 体 | 可能存在的障碍 | 建 议 |
| --- | --- | --- |
| 老年患者 | 感觉功能下降(视觉、听觉)<br>疼痛主诉不足<br>认知能力下降<br>言语沟通障碍 | 考虑其他评估工具,如面部表情疼痛量表<br>使用替代指标去评估症状改善或恶化(ADLs)<br>避免催促 |
| 来自不同文化背景的患者 | 语言障碍<br>对疼痛认知的文化差异<br>替代治疗<br>偏好 | 识别不同文化背景患者疼痛认知的行为反应<br>提供患者母语版本的评估工具和教育资料 |

**表5-3 系统评估慢性疼痛时的信息**

| 参 数 | 描 述 |
| --- | --- |
| 生命体征 | 心动过速、高血压、发热 |
| 一般状况 | 营养状况、体质 |
|  | 疼痛行为 |
|  | 不安、焦虑 |
|  | 嗜睡 |

| 参　数 | 描　述 |
|---|---|
| 疼痛区域的一般状况 | 皮肤完整性、颜色 |
| | 皮肤变化(萎缩、毛发/指甲生长) |
| | 温度改变、水肿、出汗 |
| | 痛觉超敏、痛觉过敏、感觉过敏 |
| | 触压痛、肌肉痉挛 |
| | 随物理因素(运动、热敷或冷敷、深呼吸、体位变化)发生疼痛强度的变化 |
| | 已证实的病损(皮疹、溃疡、开放性伤口、瘢痕) |
| | 解剖畸形(先天性/获得性) |
| 胸部/呼吸系统 | 呼吸困难、胸膜炎性胸痛 |
| | 肋软骨、关节压痛 |
| 腹部 | 膨隆、压痛、肌痉挛、反跳痛 |
| 周围血管 | 毛细血管充盈、外周脉搏 |
| | 下肢缺血营养改变 |
| | 淋巴水肿 |
| 骨骼肌肉 | 体型、姿势、对称性、脊柱侧弯 |
| | 下肢等长 |
| | 运动范围(脊柱/四肢) |
| | 肌张力/肌萎缩 |
| | 肌肉触发点 |
| 颈部 | 脊柱旁肌肉压痛 |
| | 椎间孔挤压试验(spurling test),轴向负荷试验(axial loading test),霍夫曼征(Hoffman's sign) |
| | 疼痛或颈椎活动度受限 |
| 胸椎腰椎 | 脊柱旁肌肉压痛 |
| | 肋脊角压痛 |
| | 小关节压力试验(facet loading test)、脊柱活动度受限 |
| | 直腿抬高试验 |
| 骨盆(肌肉骨骼) | 4字试验(FABER test)、骶骨按压试验(thigh thrust)、梨状肌紧张试验 |
| | 髂后上棘压痛、坐骨结节压痛 |
| | 髋关节活动度 |

续 表

| 参 数 | 描 述 |
|---|---|
| 四肢 | 外周关节活动度 |
| | 关节稳定性/松弛度 |
| | 肌力 |
| | 外周水肿 |
| 神经系统 | 精神状态改变 |
| | 颅神经评估 |
| | 感觉异常(麻木、痛觉超敏、痛性麻痹、痛觉过敏) |
| | 运动障碍(虚弱、反射异常、病理反射) |
| | 四肢协调性 |
| | 步态异常 |
| 精神 | 面部表情、眼神交流、检查的配合度 |
| | 异常的情绪/情感 |
| | 自杀倾向 |

## 标准化疼痛评估工具

运用可贵的标准化疼痛评估工具有利于探导可能的致病因素,并指引治疗手段的选择。标准化疼痛评估工具的优势包括:

- 价格低廉,易于实施。
- 有助于获取患者不愿透露的行为信息。
- 快速评估多方面行为,包括患者的态度、症状、应对能力、生活质量和治疗预期。

这些工具并非要取代问诊,而是作为补充信息,来辅助确定是否应强调某个问题,是否要更加详尽或进一步鉴别诊断。表5-4和表5-5分别列举了最常用的单维和多维疼痛标准化工具的一般特征。

表5-4 常用的单维疼痛标准化工具

| 标准化工具 | 评估方式 | 评估参数 | 注 释 |
|---|---|---|---|
| 数字评分量表(NRS) | 言语或视觉 | 使用数字量表反映疼痛程度(0~10或0~100) | 最常用的评分量表,易于解释,但在小儿或老年患者信度较低 |
| 视觉模拟评分量表(VAS) | 视觉 | 用10 mm或100 mm的直线,标注无痛和最痛,反映疼痛程度 | 易于实施,但认知功能障碍者可能会困惑 |

续　表

| 标准化工具 | 评估方式 | 评估参数 | 注　释 |
| --- | --- | --- | --- |
| 面部疼痛量表(FPS) | 视觉 | 使用一系列面部表情反映疼痛程度 | 适用于儿童和老年人,由于患者倾向于指向量表中心,可能潜在评估偏差 |
| 词汇疼痛评分量表(VRS) | 言语 | 使用词语反映疼痛程度(轻、中、重度) | 不适用于语言障碍或认知障碍的患者 |

**表 5-5　常用的多维疼痛标准化工具**

| 标准化工具 | 问题数目 | 评估参数 | 注　释 |
| --- | --- | --- | --- |
| McGill 疼痛问卷(MPQ) | 20 | 疼痛性质和定位 | 需 5～15 min 完成 |
| DN4 神经病理性疼痛量表 | 4 | 神经病理性疼痛的特点 | 5 min 以内完成 |
| 疼痛功能障碍指数(PDI) | 7 | 疼痛残障及其对家庭和社会生活的影响 | 适用于并存多种疼痛状况的患者 |
| 简明疼痛评估量表(BPI) | 32 | 疼痛强度及其对功能的影响 | 是对患者病情进展随访的好选择 |
| 疼痛灾难化量表(PCS) | 13 | 与疼痛相关的灾难化情绪 | 5 min 内完成,需要至少 6 年级的阅读水平 |
| 应对策略问卷(CSQ) | 10 | 针对慢性疼痛的应对策略 | 包括 5 个认知和行为疼痛应对量表,5 min 完成 |

## 慢性疼痛评估中的辅助检查

辅助检查是对全面病史询问和体格检查的补充。选择合适的检查方法有助于明确诊断,并评估症状相关病理结构的改变。慢性疼痛管理中最常用的辅助检查清单见表 5-6。

**表 5-6　慢性疼痛管理中最常用的诊断试验清单**

| 参数 | 描　述 |
| --- | --- |
| 实验室检查 | 全血细胞计数、电解质、尿素氮/肌酐 |
| | 血维生素 D、叶酸、维生素 $B_{12}$ |

续　表

| 参数 | 描　述 |
| --- | --- |
| 实验室检查 | 肝酶 |
| | 尿检 |
| | 铁蛋白、纤维蛋白原、血红蛋白、C 反应蛋白、血沉 |
| | 自身免疫标记物(类风湿因子、抗核抗体、抗磷脂抗体) |
| 影像学检查 | X 线 |
| | CT、MRI |
| | 骨扫描 |
| | 脊髓造影 |

续　表

| 参数 | 描　　述 |
|---|---|
| 电生理诊断 | 肌电图 |
|  | 神经传导测定 |
| 诊断性操作 | 诊断性神经阻滞 |
|  | 腰椎间盘造影 |
|  | 腰交感神经阻滞 |
|  | 鉴别性硬膜外阻滞 |
|  | 腹横肌平面阻滞 |

（张金源　译，范颖晖　边文玉　校）

## 推荐阅读

[ 1 ] Colvin L A，Rowbotham D. Postgraduate educational issue managing pain：recent advances and new challenges. Oxford：Oxford University Press，2013. British Journal of Anesthesiology.

[ 2 ] Fishman S M，Ballantyne J C，Rathmell J P. Bonica's management of pain. 4th ed. New York：Lippincott Williams & Wilkins，2010.

[ 3 ] Flor H，Turk D C. Chronic pain：an integrated biobehavioral approach. Seattle：IASP Press，2011.

[ 4 ] Miller A，DiCuccio H K，Davis B A. The 3-minute muscoloskeletal & peripheral nerve exam. 1st ed. New York：Demos Medical Publishing，2008.

[ 5 ] Turk D C，Melzack R. Handbook of pain assessment. 3d ed. New York：Guiford Press，2011.

# 第六章　疼痛的诊断

程建国，理查德·W. 罗森圭斯特

**核心理念**

- 疼痛医师最重要的能力之一是明确诊断。有效的治疗依赖于确切的诊断。

- 对疼痛的误诊，常因医师未能充分收集临床信息、缺乏基本知识或技能，或因病例较为复杂、颇具挑战。

- 定位疼痛部位、识别潜在病因是医患就临床评估和诊断进行沟通的主要目的。

- 疼痛可能来源于身体的任何部位，也许位于单一区域、多个区域或弥散全身。

- 导致疼痛的原因可能是创伤、缺血、炎症、退变、神经病变、自身免疫、癌症相关、基因遗传、精神问题，或是伪装的。

- 鉴别诊断是减少误诊的关键步骤，这需要相关知识、技能以及去理解患者问题的真诚意愿。

- 诊断实验和诊断性阻滞常用于辅助建立或排除诊断。在许多情况下，有必要进行治疗测试来确认或排除现有诊断。

## 疼痛状态诊断的意义

准确、及时的诊断疼痛，是经济、有效减轻患者痛苦的先决条件。不准确的诊断，常导致治疗失败和患者不满。延迟诊断可能导致患者遭受不必要的痛苦，甚至因疼痛的外周及中枢敏化加重而导致治疗更加困难。因此，医师准确诊断疼痛的能力，是一项核心竞争力，再怎么强调都不为过。

即使在训练有素、经验丰富的疼痛医师手中，误诊也并不少见，其原因是多方面的。首先，医师可能经常没有花足够的时间和精力，去收集患者及其主诉的关键信息。请记住，"患者的诊断究竟是什么？"，这个问题可以通过详细的体格检查、回顾患者的现病史、手术史、社会史或心理病史来得出答案。其次，患者也常会出于各种原因未能提供重要信息，如沟通能力不佳、文化差异、语言障碍、教育水平所限，或认知/心理状态改变。再者，疼痛状况本身较为复杂，我们对潜在病因的理解存在局限性。由于疼痛的主观性，可能难以找到客观指标来帮助疼痛定位、确认病因。考虑到这些因素，对患者病情和疼痛状态进行系统评估至关重要。确认疼痛部位和潜在病因，是医患就临床评估和诊断进行沟通的首要目的。

## 疼痛的定位诊断

疼痛诊断的第一步,是明确疼痛的部位。由于疼痛必定源于身体的某个特定结构,因此定位疼痛的起源至关重要,可能在身体的任何部位,包括脊髓和脑(中枢痛和心因性疼痛)。疼痛可能在单个区域、多个区域或弥散全身。一般来说,涉及的区域越多,病因就越复杂,治疗也越具挑战。

单个区域:疼痛仅位于身体的某个特定解剖部位,例如典型的关节痛、头痛、三叉神经痛、带状疱疹后神经痛、定位清晰的根性神经痛、神经瘤和残肢痛。

两个区域:疼痛位于身体的两个区域,例如背痛和腿痛、颈痛和头痛、颈痛和手臂痛等。在这样的病例中,两个部位的疼痛可能是相关的或独立的。为制订治疗的优先次序,确认疼痛的主要部位是很重要的。例如,如果患者主要表现为神经根性腿部疼痛,而腰痛程度较轻,则可建议经椎间孔硬膜外注射。相反,如果患者以轴向背痛为首要主诉,伴有腿部(通常在膝盖以上)牵涉痛,则适合关节突关节阻滞。

多个区域:疼痛位于身体超过两个解剖区域,例如主诉手脚疼痛;腰背部、颈部和四肢疼痛;腹部、骨盆和头部疼痛。在这种情况下,疼痛可能存在多重原因,治疗常须根据相关或不相关的潜在原因综合考量。

区域弥漫:弥漫性疼痛意味着"广泛的"的疼痛,或多或少遍布全身或多个部位,如纤维肌痛症、炎性多关节病变(类风湿关节炎、强直性脊柱炎、银屑病性关节炎)、风湿性多肌痛、系统性红斑狼疮、多发性肌炎/皮肌炎、全身性骨关节炎、骨质疏松症、肿瘤相关弥漫性骨痛、甲状腺功能减退症和心因性疼痛[1]。

## 疼痛病因诊断

确认疼痛部位之后,就要寻找导致疼痛的原因,这可能是器质性、功能性或混合性的;可能是伤害性的、神经性的或混合性的;可能是躯体的、内脏的或混合的;神经病理性疼痛,可能是外周或中枢的。患者的疼痛主诉和体格检查,可能为疼痛病因提供线索。以下是一些可能导致患者疼痛主诉的潜在原因,它们可能相互重叠,形成某种特殊的疼痛状态。

器质性创伤:是手术或外伤后疼痛的主要原因。在这种情况下,确定损伤程度,有助于在疼痛的急性和慢性期,进行全面、恰当的疼痛治疗。多模式镇痛(multimodal analgesia,MMA)备受推崇,不仅控制急性疼痛,还能减少向慢性疼痛的转化[7]。

缺血性疼痛:源于氧供与氧耗失衡,常见于心脏、腹部脏器或四肢等组织。识别这些疼痛病因,常指向康复治疗,从而缓解症状,恢复功能。在某些情况下,长期缺血会导致神经损伤和神经病理性疼痛,例如难治性心绞痛,存在神经、心理和线粒体功能障碍,与组织缺血共同导致持续性心痛综合征。第二个例子是缺血性脱髓鞘性周围神经病变，常伴有下肢缺血性血管病变[6]。这种神经病理性疼痛状况，可使用神经调控如脊髓电刺激[3,5,8]。

炎症：会导致很多急慢性疼痛状况，包括炎性多关节病变（类风湿关节炎、强直性脊柱炎、银屑病性关节炎）、神经根炎、肌炎以及复杂性区域疼痛综合征。抗炎药物，包括糖皮质激素，可全身或靶向给药，用于治疗此类疾病。

退行性改变：可能潜藏于许多慢性疼痛状况，包括骨关节炎、退行性椎间盘疾病和小关节病变。治疗策略包括行为矫正、再生疗法、神经消融和置换手术。

躯体感觉神经系统损伤或病变：常导致神经病理性疼痛，例如三叉神经痛、带状疱疹后神经痛、痛性糖尿病性神经病变、神经根病变/神经根炎、神经卡压及神经瘤，以及中枢疼痛综合征。导致神经病理性疼痛的原因很多，包括感染、神经损伤、代谢和内分泌紊乱、机械性压迫、化学性刺激、脑血管事件、维生素缺乏、重金属或化学毒性、辐射、癌症和遗传疾病。

癌症：常导致疼痛，因直接侵犯组织、压迫神经、手术损伤神经、化疗神经毒性和放疗诱发神经病变。积极有效的疼痛控制是缓和医疗的首要目标之一。

自身免疫紊乱：可导致神经病理性疼痛、肌肉骨骼疼痛或内脏痛[4]，例如复杂性区域疼痛综合征、多发性硬化、格林-巴利综合征、类风湿关节炎、风湿性多肌痛、皮肌炎、结节性红斑、溃疡性结肠炎、系统性红斑狼疮、结节病。免疫调节疗法可能是此类疾病最佳策略。症状管理对于维持或改善此类患者的生活质量也很重要。

基因变异：也与疼痛病症有关[9]，例如红斑肢痛症和有先兆性家族性偏头痛。

## 疼痛的鉴别诊断

某个部位的疼痛可能有多种原因。临床医师必须对每种疼痛状况有全面的鉴别诊断清单，并掌握针对每位患者，进行个体化病因鉴别的技能。疼痛的病史和特点，可能提示存在某个或多个原因。体格检查和辅助检查如影像诊断，可为诊断与鉴别提供客观依据。诊断性神经阻滞，在鉴别诊断中也起着关键作用。在许多情况下，由于实验诊断的假阳性并不少见，因此需要通过治疗测试来验证某个诊断的正确性。让我们以慢性腰痛为例，来说明鉴别诊断的复杂性（表6-1）。

慢性腰痛是最常见的疼痛病症之一，其病因也最具多样性[2]。有效的治疗依赖于准确的鉴别诊断。潜在病因包括椎间盘源性疼痛、小关节源性疼痛、骶髂关节痛、肌筋膜疼痛、椎体压缩性骨折、脊椎滑脱、椎管狭窄、腰椎间盘突出伴神经根病变/神经根炎、脊柱手术失败综合征、Bertolotti综合征（腰骶部移行椎）、Baastrup病（吻状脊柱综合征）、

Maigne 综合征(胸腰椎交界处综合征)、Forestier 病(弥漫性特发性骨质增生症，DISH)、强直性脊柱炎、髋关节病、纤维肌痛和内脏的牵涉痛。其他病因包括感染(如硬膜外脓肿、椎间盘炎、骨髓炎)、肿瘤(如多发性骨髓瘤和转移性癌症)。此外也要注意考虑心因性疼痛，以及为获利(诉讼、伤残索赔)而装病的可能性。该表所列出的潜在腰痛病因并非全部，也并未图全，但明晰了准确的鉴别诊断是有效且高效治疗的关键所在。

值得一提的是，多种病因可能共存于一位患者。有必要准确收集患者相关的病史、体格检查、影像学及其他检查、诊断性神经阻滞，甚至治疗测试的信息，来鉴别这些病因。治疗需要个体化，因为很难从随机对照试验(RCT)获取普遍性的发现，即使 RCT 证据的确存在，它也是针对某个假设，是从限定的尽可能同质化的人群得来的。表 6-1 总结了慢性腰痛鉴别诊断的一些因素。总之，形成医学诊断是医师对疼痛采取适宜疗法的必经之路。医师首先须进行疼痛定位，然后调查疼痛的病因。误诊常源于临床信息不充分、医师的疼痛医学知识和技能参差不齐，或某些疼痛病症非常复杂。鉴别诊断是尽可能减少误诊的一个关键，这不仅需要知识和技能，还需要深切体会患者的困境。常运用辅助诊断和诊断性阻滞来确立或排除诊断。在许多情况下，有必要进行治疗测试，来确认或驳斥现有的诊断。

**表 6-1　腰痛的鉴别诊断**

| 病　因 | 举　例 | 注释：关于诊断/治疗 |
|---|---|---|
| 肌筋膜 | 肌肉紧张和拉伤 | 外伤史，常为自限性 |
| | 肌痛和肌炎 | 特定肌肉或肌群的疼痛，常有激痛点。治疗：激痛点注射、肌肉松弛药物、理疗 |
| | 纤维肌痛症 | 符合特定的诊断标准。无氧运动为一线治疗 |
| 关节 | 小关节源性疼痛 | 诊断性小关节内侧支阻滞可确诊。酌情可采取内侧支射频消融 |
| | 骶髂关节疼痛 | 关节腔内注射可用于诊断和治疗。酌情可此采取骶神经后支射频消融 |
| | 髋关节疼痛 | 关节腔内注射可使疼痛缓解数月。股神经和闭孔神经的关节支射频消融疗效更长。必要时可考虑髋关节置换 |
| | 脊椎滑脱(椎体峡部劳损骨折) | 脊柱稳定术 |
| 椎间盘 | 盘源性疼痛(疼痛源于椎间盘) | 可能需要椎间盘造影术，可尝试多种治疗方案包括椎间盘内技术 |

| 病　因 | 举　例 | 注释：关于诊断/治疗 |
|---|---|---|
| 椎间盘 | 椎间盘突出导致神经根病变/神经根炎（神经根的机械压迫或化学刺激） | MRI 具有诊断价值。经椎间孔硬膜外注射可以提供短期的疼痛缓解和功能改善。也可能需要手术减压或脊柱内镜治疗 |
| | 椎间盘炎感染 | MRI 具有诊断价值。有长期抗生素治疗指征 |
| | 脊椎滑脱（上位椎体较下位椎体前移） | MRI 具有诊断价值。如病情不稳定，可能需要手术治疗 |
| 骨 | 骨质疏松症 | 应查骨密度并治疗 |
| | 椎体压缩性骨折 | MRI 对于确认急性骨折很有价值，椎体成形术或椎体后凸成形术预后较好 |
| | 骨髓炎 | 抗生素和外科治疗 |
| | 肿瘤 | CT 或 MRI 可区分原发或转移性肿瘤 |
| 硬膜外 | 硬膜外粘连 | 硬膜外腔造影术、硬膜外松解适用于脊柱手术失败综合征 |
| | 硬膜外脓肿 | MRI 有诊断价值。自发或继发产生。可能需要外科引流和静脉抗生素治疗 |
| | 硬膜外血肿 | MRI 有诊断价值。可能自发或继发于操作后。可能需要手术减压 |
| | 硬膜外脂肪增多症 | MRI 有诊断价值 |
| 多重因素 | 椎管狭窄 | MRI 有诊断价值。硬膜外注射、腰椎微创减压术或手术减压可选 |
| | 脊柱侧弯 | 体格检查常有阳性表现。可能需要手法或手术矫正，如出现神经根症状，可行硬膜外注射 |
| | 脊柱手术失败综合征 | 神经调控疗法较受欢迎。硬膜外注射或硬膜外松解可能有效 |
| 内脏的背部牵涉痛 | 腹主动脉瘤 | CT 有诊断价值。常需要手术治疗 |
| | 肾、输尿管、膀胱疼痛 | 常需要泌尿外科治疗。对于难治性疼痛，需要交感神经（腹腔神经丛或内脏神经）阻滞 |
| | 生殖系统：前列腺炎（男）、子宫内膜异位症（女） | 泌尿外科或妇科专科治疗。可行下腹上神经丛或奇神经节阻滞 |
| | 胃肠道：十二指肠溃疡、慢性胰腺炎、结肠疼痛、直肠疼痛 | 需要胃肠专科评估和干预。可行交感神经阻滞和射频消融治疗（内脏神经/腹腔丛阻滞治疗腹痛、上腹下神经丛阻滞治疗盆腔疼痛、奇神经节阻滞直肠疼痛和生殖器及尿道疼痛） |

续 表

| 病 因 | 举 例 | 注释：关于诊断/治疗 |
|---|---|---|
| 罕见症状 | Bertolotti 综合征（腰骶部移行椎） | 影像诊断具典型表现。直接针对生物力学变化的负面后果（如椎间盘突出或小关节病变）进行治疗 |
| | Baastrup 病（吻状脊柱综合征） | X 线和 MRI 对诊断有重要价值。可酌情在相邻的吻状脊突间做囊肿穿刺抽吸或手术切除 |
| | Maigne 综合征（胸腰椎交界处综合征） | $T_{12}$～$L_2$ 脊神经后内侧支阻滞或射频消融可用于诊断或治疗。神经卡压的患者，可行臀神经阻滞 |
| | Forestier 病（弥漫性特发性骨质增生症，DISH） | 脊柱 X 线是一项最有用的影像诊断方式 |
| | 强直性脊柱炎 | 脊柱 X 线是一项最有用的影像诊断方式 |
| 红标 | 感染：硬膜外脓肿、椎间盘感染、骨髓炎 | MRI 检查至关重要。需要抗生素和/或手术治疗 |
| | 肿瘤：多发性骨髓瘤或转移癌 | 镇痛和/或姑息治疗 |
| | 马尾综合征 | 手术减压 |
| 黄标 | 心因性疼痛（由精神、情绪或行为因素导致、增强或延长） | 一类持续性躯体形式障碍。可行心理治疗、抗抑郁治疗及镇痛 |
| | 虚构的症状 | 排除法诊断，寻找欺瞒的证据 |
| | 为获利装病（诉讼、伤残索赔） | 结果前后矛盾、意图获利的证据。排除法诊断 |

（张金源 译，范颖晖 边文玉 校）

# 参考文献

［1］Bliddal H， Danneskiold-Samsoe B. Chronic widespread pain in the spectrum of rheumatological diseases. Best Pract Res Clin Rheumatol, 2007, 21(3): 391 - 402.

［2］Jenkins H. Classifcation of low back pain. Australasian Chiropr Osteopath J Chiropr Osteopath Coll Australasia, 2002, 10(2): 91 - 97.

［3］Lapenna E, Rapati D, Cardano P, et al. Spinal cord stimulation for patients with refractory angina and previous coronary surgery. Ann Thorac Surg, 2006, 82 (5): 1704 - 1708.

［4］Mifflin K A, Kerr B J. Pain in autoimmune disorders. J Neurosci Res, 2016, 95(6): 1282 - 1294.

［5］Naoum J J, Arbid E J. Spinal cord stimulation for chronic limb ischemia. Methodist Debakey Cardiovasc J, 2013, 9 (2): 99 - 102.

［6］Ugalde V, Rosen B S. Ischemic peripheral neuropathy. Phys Med Rehabil

Clin N Am, 2001, 12(2): 365 - 380.

[ 7 ] Vadivelu N, Mitra S, Schermer E, et al. Preventive analgesia for postoperative pain control: a broader concept. Local Reg Anesthesia, 2014, 7: 17 - 22.

[ 8 ] van Kleef M, Staats P, Mekhail N, et al. 24. Chronic refractory angina pectoris.

Pain Pract Off J World Inst Pain, 2011, 11(5): 476 - 482.

[ 9 ] Zorina-Lichtenwalter K, Meloto C B, Khoury S, et al. Genetic predictors of human chronic pain conditions. Neuroscience, 2016, 338: 36 - 62.

第二部分

# 疼痛治疗

# 第七章 疼痛的心理治疗

*萨拉·达文,朱迪斯·斯科曼,爱德华·科温顿*

## 核心理念

· 疼痛不仅仅发生于外周,还有大脑的体验。疼痛包含感觉和情绪过程。

· 认知和情感因素,是疼痛的重要影响因素:绝望、无助、愤怒、恐惧以及其他痛苦情绪,都会加剧急性和慢性疼痛。

· 慢性非癌痛,个人和社会的巨大负担。虽然有先进的治疗技术、手术和新型药物,但大多数患者仍然感到疼痛。尽管耗费了大量的医疗资源,状况往往仍未改善。

· 慢性疼痛综合征,是指重度持续性疼痛,伴有明显的功能障碍/残障、行为改变以及社会心理合并症。

· 经证实的非药物治疗,包括教育、运动/物理疗法、认知行为疗法、正念/认同疗法,以及生物反馈治疗/放松训练,这些经常联合使用。

· 多学科疼痛康复疗法(IPRPs),对于持续性、致残性疼痛是性价比较好的疗法。这类方案整合了机体调理、教育、药物治疗以及心理干预。

手术)的患者,在急性期和恢复期能通过药物治疗或其他干预措施获得令人满意的镇痛。然而,对许多患者来说,单独使用这些方法可能无效,或不够充分,还需要补充或更换其他方法来优化患者的舒适度和功能。最有效的方法中,有许多本质上是心理治疗。慢性非癌痛(CNCP)尤其如此,药物很难完全控制此类疼痛。

心理-社会差异,已被证实,能预测疼痛相关的预后,如关节置换手术、背部扭伤、关节炎[1-3]。腰椎间盘切除和脊髓电刺激等减痛治疗证实,心理-社会差异是有效性的主要预测因素。此外,在持续性疼痛患者中,心理-社会差异往往比病理生理更能预测疼痛相关功能障碍[4]。由于并非所有患者从医疗或外科干预获得满意的缓解,医疗保健提供者应识别那些更加需要全面治疗的患者,并指引他们找到能够提供相应治疗的机构。好在心理治疗通常比其他疗法性价比高,也越来越受到重视。

## 心理治疗的意义

大多数经历疼痛疾病或创伤(包括

## 疼痛的心理社会调节

疼痛的负面情绪和想法对疼痛感知

有直接的影响，如果不能解决这些情绪和想法，会阻碍疼痛缓解。疼痛包含情绪与感觉体验，而非单一的感知，这提示需要多维度疗法。疼痛是一种复杂的现象，受到神经物理学、心理学、环境和既往经验的影响。必须考虑这些因素，从而充分理解并缓和疑难病例的疼痛和功能障碍[5-6]。

疼痛受到恐惧、信念/认知和情绪等内部因素，以及外部因素的巨大影响而改变，包括压力来源、健康/患病角色行为的激励/抑制因素。关注和分心已被证实能相应放大和减弱疼痛。大量研究发现，注意力分散时，与疼痛感至相关的脑区活动减少，如躯体感觉皮质和背角（DH）。类似的，慢性疼痛时，脱离社会职业、娱乐活动，会减少与外界刺激竞争的机会。预期疼痛，并防范其激活延髓腹侧的细胞，会在 DH 水平上放大传入的疼痛信号。动物模型提示这样一个简单的事实：在疼痛刺激开始之前，预期疼痛并认为很严重，足以触发这些"on 细胞"，实质上激活"放大器"[10]。

情绪对疼痛体验具有实质的影响，有可靠证据表明：情绪对疼痛产生了促发、缓和与永久的影响[11]。抑郁、恐惧/焦虑和愤怒等消极情绪会加剧疼痛、妨碍应对，并降低机型和慢性疼痛的整体治疗反应[12-15]。此外，情绪装填可能会维持许多问题行为，如退化、过度依赖药物，形成残疾的生活方式。

愤怒，与急性和慢性疼痛的恶化都有关。许多研究人员发现，愤怒管理（表达和抑制）与慢性疼痛的严重程度之间存在联系[16-18]。伯恩斯（Burns）等研究发现，一直愤怒的慢性腰痛患者，与没有一直愤怒的患者相比，都表现出更多的疼痛行为，有更多的疼痛主诉。疼痛灾难化这一术语，指一种对预期/实际疼痛负面的认知-情感反应。已证实这会显著增强疼痛。这在慢性疼痛患者中很常见，预后不佳、疼痛敏感性增高和功能受损有关[21]。因此，卫生保健提供者应避免使用夸张的病理描述促发疼痛灾难化，例如"你有一个 90 岁老人的脊柱"或"你的神经被挤压"。鉴于影像学表现与患者疼痛和相关残疾之间的相关性较低，这点更是如此。可以确定，疼痛必然严重影响个体的生活，并与更严重的疼痛、痛苦、残疾相关[22]。

## 既往和目前压力因素的作用

既往的情感创伤早就被认为与后期躯体化和慢性疼痛有关。诸如幼儿被忽视、遗弃、虐待或走失等因素，在纤维肌痛或躯体化疼痛障碍患者中更为常见[23]。此外，有证据表明，有童年受虐史的人可能会有更多的疼痛[24]。其他儿童时期创伤，如走失，在疼痛和社会适应方面的缺陷有关[25]。近期的动物模型进一步支持了这些研究，当幼鼠幼崽暴露在压力下，疼痛阈值会降低[26]。

## 疼痛的心理治疗

慢性非癌症疼痛（CNCP）的干预措

施主要针对加剧或减轻疼痛和功能损害的心理-社会因素,包括教育、认知行为疗法、放松/冥想训练技术和行为矫正,以及治疗焦虑和抑郁等伴发的心理症状[27]。

## 教育

通过安慰可以减少疼痛灾难化。例如,一个这样的语句"你得记住有一些退行性的变化,但每个人的脊柱在40岁以后都会有些改变,而那些影像看起来更差的人,仍然能经常骑自行车、滑雪、园艺,享受生活,感到有价值",它既可以确认患者的疼痛主诉,又消除它们的灾难化信念和衰弱预期。其他与疼痛有关的信念,如"避免活动有助于防止进一步的伤害和疼痛",导致运动下降和"避险"循环,尤其奖赏体验持续减弱,因而变得孤独、抑郁和恐惧。这种"慢性疼痛循环"显然无法通过医疗方法解决。

对病因和预期的误解,影响疼痛体验。不确定性、恐惧、无助和绝望往往源于对疼痛不确切的信条。近30年的文献都支持教育在慢性疾病管理中的作用。最大化自我效能和纠正疼痛误解的干预措施,对疼痛和残疾有显著影响。关于这点,最早且最强的证据之一,基于关节炎患者的研究证实,在参加了团体教育项目之后,患者对于疾病、抑郁的知觉控制有所改善,促进了健康行为(放松、锻炼),减少了医疗保健支出。

## 家属教育

由于慢性疼痛不是孤立的,对家庭系统进行教育至关重要。它经常以有害的方式明显影响人际关系。错误的想法和错误的信念会加剧无助和困惑。家庭成员经常扮演照顾他人的角色,无意中导致患者身体更加虚弱。敌对从属关系(一种对提供护理的人非常愤怒的现象)会严重影响沟通和亲密关系。家庭教育不仅可以帮助他们维持必要的情感支持,而且可以引导他们采取能够促进改善功能和生活质量的策略,而不是削弱。

家人尤其对如何回应他们所爱的人感到左右为难。他们发现纵容无益,忽视无情且无效,批评更是有害。他们不知道如何反应。幸运的是,现在有足够的数据来指导他们的行为[29-31]。

- 支持、认可和正面回应是必不可少的。

- 奖励"疼痛行为"促使其增加,因此,把积极的陈述和关注点放在健康的行为,而不是"病态角色"行为;例如,关于情绪或当前生活事件的言论,应该比关于疼痛、药物和治疗的言论获得更多的回应。

- 过度保护会导致病弱。对正常行为的尝试应该得到鼓励,而不是警告。关于休息和不活动的建议是有害的。

- 批评"疼痛行为"可能会使病情恶化,并导致抑郁。

- 对于那些已经成为照顾者的人来

说,转换为同伴、朋友、爱人或者玩伴角色可能会有所帮助。

### 患者与家属的教育要点

- 与急性疼痛不同,慢性疼痛通常是神经敏化的反应,而非组织病理或劳损。
- 伤并不一定害。
- 从长远来看,锻炼对疼痛和情绪有益(即使仅小量运动)。
- 根据患者的能力调整活动和工作量(而非忍耐),是管理疼痛的一个重要部分。
- 疼痛情绪和信念是疼痛体验的一部分。
- 试图保护疼痛患者,往往会加重依赖、失能和消极情绪:如愤怒和怨恨。

为了使家属接受并执行这一建议,他们必须首先认识到这些反应是安全和富有同情心的,这需要理解患者疼痛的医学基础。

## 认知行为疗法(cognitive behavioral therapy,CBT)

疼痛的认知行为疗法是基于对疼痛的不良认知和情绪状态。对自己、他人和世界的想法、信仰和理解,直接影响情绪状态和行为。在疼痛的认知行为疗法中,目标是修改与疼痛相关的适应不良的想法或信念,以及患者应对疼痛的能力。训练改变认知,适应行为与情绪反应可减轻

疼痛和失能。15 年的系统回顾和荟萃分析表明,多种疼痛状况的疼痛、情绪和功能都有了实质性的改善,且在治疗后持续达 5 年[7]。对于椎间盘退变和所谓的"背痛综合征",有两项随机对照试验证明认知行为疗法对疼痛的改善与腰椎融合术一样有效[32]。

认知行为疗法中使用的技术各不相同,但通常包括教导个体识别和监测导致不良应对和残疾的无益思维模式。例如,患者可能会被要求挑战这一信念"因为我的痛苦,我的余生将遭受痛苦",并形成健康的应对思维"我的疼痛控制不了我。"这种教育可以减轻"如果不手术我就再也无法恢复正常功能"这样的观念。这种类型的重构,赋能患者去控制自己的生活,减少无助感、绝望感和对未来的恐惧感。

同样在系统慢性疼痛心理疗法的综述中,也发现认识行为疗法对疼痛相关情绪和功能,对疼痛有一个一致的结论,即认知行为疗法最适合治疗与疼痛相关的情绪和功能最为有益,而对疼痛的成都影响相对较小[33]。

## 正念冥想和认同疗法

正念和认同疗法通常强调适应,减少对疼痛体验的抵抗。正念,一种起源于佛教哲学的概念,教导个体对自己的思想、感情和身体不判断、不奇怪。反讽过程假设模型意图压抑不想要的想法,可能反而会增加这些想法,并放大相应的情绪反应[34]。而且抑制负面情绪,会增加自我报告的疼痛和疼痛行为[35]。沿着这种思

路,正念和认同疗法教导患者:那些控制或回避不堪经历的尝试,可能实际上会增加痛苦。基于正念/认同疗法,教疼痛患者与他们的身体、思想和情绪反应"交朋友"。在过去的十年中,基于正念和认同疗法的各种演变不断发展,包括正念减压疗法(mindfulness-based stress reduction,MBSR)、正念认知疗法(mindfulness-based cognitive therapy,MBCT),以及接受和托付疗法(acceptance and commitment therapy,ACT)。它们对应各种躯体和压力相关的状况。这些疗法强调正式和非正式的冥想练习和心理"灵活性",并纳入认知行为疗法的一些核心组成部分。

由于疗效微小,研究方法有限(无对照组,缺乏对非特异性疗效的控制),正念的疗效证据尚处初期。最近一项对冥想项目进行的系统回顾和荟萃分析,仅包括随机对照试验并考虑安慰剂效应,发现正念对情绪和疼痛的作用证据级别为中等,但没有证据表明其益处超越其他心理和医疗方法[36]。一项针对慢性疼痛正念疗法的综述报告,10 项研究中,疼痛和抑郁有非特异性小幅改善;在疼痛接受度、生活质量和压力方面,证实有显著和持续的改善[37]。

在一项认同疗法的荟萃分析中,纳入了 22 项研究,包括冥想和 ACT,发现疼痛、抑郁、焦虑、身体健康和生活质量得到显著改善[38]。因此,这些相对较新的治疗方法看来是一个可行的选择,为患者提供了新的思路,以理解和应对疼痛体验,与其他疗法同样有益。这种治疗可以潜

在帮助患者放下对无痛或无压生活的执念,并理解疼痛和一段情绪痛苦是人类体验的组成部分,这并不一定理解为痛苦的生活。

## 愈合旧伤

心理动力疗法,一种心理治疗方法,可能有助于帮助广泛童年创伤的情感愈合。一般,心理动力治疗强调人际关系和依恋模式,以幼儿期经验为重点。有证据表明,心理动力学疗法可以改善患者的精神症状和躯体症状,并减少不同病症患者医疗支出[39]。但它对慢性疼痛,尚经验支撑有限[40]。

## 放松/生物反馈训练

长期失控的压力会放大疼痛及相关的情绪困扰。无论是否辅以生物反馈训练的放松,旨在改变应激反应和相关生理指标。放松训练的益处早已确立。一项近期研究发现,一组受试者在听了引起放松反应的 CD 后,皮质醇、促肾上腺皮质激素、去甲肾上腺素、心理生理不幸感有所下降[41]。

放松技巧各有不同,包括深呼吸、渐进肌肉放松、引导想象和视觉放松。放松技术可以直接作用于疼痛应激引起的肌肉紧张和兴奋性增加,并减少疼痛体验的边际效应。放松训练提供了一种快速、简单、无药物的方法,来减缓慢性疼痛经常伴发的压力激素级联反应。

生物反馈训练使用电子反馈来显示各种生理压力指标(肌张力、手掌出汗反

应、心率、手温度)的变化,联合放松技术促进应激反应的自我调节[42]。

生物反馈训练对各种疼痛状况进行了研究,其疗效证据各异,但它一直在被采用,也许是因为它能独特地以相当简单、无创的方式,将压力反应客观化。这可能对于那些怀疑躯体-心理相关性的患者特别有用。

临床上,这里讨论的许多技术是联合使用的,例如,在使用认知疗法时,常结合生物反馈训练、渐进性肌肉放松和引导想象相结合。根据患者表现的需求选择综合治疗,可能优于单用一种治疗方案。

## 健身

这一关于疼痛心理治疗的章节,强调健身问题,理由如下:心理问题影响功能能力,健身影响精神状态。许多慢性疼痛患者对运动产生恐惧,即所谓的运动恐惧症。疼痛发生后,由于休息而变为"去适应"状态。当他们尝试活动,发生更多损伤,这导致错误认识"活动是危险的,应该避免"。这导致不活动。打破这一循环对康复至关重要。一些研究已经关注运动恐惧症[43-45]。具有这种特征的患者会报告更多的疼痛和残疾,并且会有更多的自我保护行为[46]。一项分级锻炼疗程逐步减少这种恐惧,并促进功能增强、减少自认脆弱[47]。锻炼是疼痛心理治疗的重要组成部分。它是"获得性依赖"的有效对抗方法,直接减轻焦虑、抑郁等症状[48-50]。

### 要点

- "适应"加剧自认无助和身体脆弱。重新适应使二者都能逆转。
- 有氧运动能减轻焦虑、抑郁和疼痛(即使短时间运动)[1]。
- 适应重建接轨日常活动,这带来快乐,增加自尊。
- 随着人们认识到运动是安全的,对症状的关注度下降,也会减轻疼痛。

## 行为矫正/强化疗法

行为奖励是行为的重复。这句俗语在慢性疼痛的治疗中具有重要意义,有意无意地强调"疾病行为"普遍存在,常伴有对"健康行为"的厌恶,例如,修剪草坪有失去残障收入的风险。不良疼痛行为,通常包括过度依赖他人的行为、残障失能和其他典型的"患者角色"。强化疗法旨在最大限度地增强健康/无痛行为,并尽量减少强化"痛苦行为",如过度的躯体对话、斜倚和孤立。行为矫正可能发生在各种情况下,包括物理治疗、家庭治疗、群体心理治疗、患者-医疗提供者互动和 IPRPs。大量研究证实,操作性条件作用是变化的一个重要元素,益于功能/活动、疼痛强度和镇痛药使用[52]。

## 合并精神疾病的治疗

合并精神疾病在慢性疼痛患者中很常见,可能先于疼痛或因疼痛而出现。

慢性疼痛人群的抑郁率在 30% 到 60% 之间，超过 1/3 的人符合焦虑症的标准[53]。重度抑郁可表现为疼痛，在这种情况下，情感障碍的治疗经常能缓解疼痛。但更常见的是，抑郁是疼痛的直接或间接后果。鲁迪（Rudy）等人研究显示，疼痛和抑郁之间的联系，可能由"认为生活受扰"（丧失活动愉悦感）和失去自制力所介导[54]。此外，Strigo 等人研究重度抑郁与实验性疼痛的联系，发现与正常人相比，重度抑郁患者预期疼痛时，与杏仁核、前岛叶和前扣带回皮质的活动增加相关[55]。这提示抑郁患者在经历疼痛刺激之前，就已经感受了情感反应。这种反应也与更强的无助感有关。他们假设重度抑郁患者预期疼痛时，在特定神经网络中，功能反应发生了变化，这可能会导致疼痛体验和情绪反应的调节能力受损。

创伤后应激障碍（PTSD）与慢性疼痛高度共病，在患有创伤后应激障碍的退伍军人中，高达 66% 的人同时患有慢性疼痛[56]。重要的是，焦虑和抑郁障碍是慢性疼痛的预后因素[57]。精神疾病阻碍疼痛治疗的效果，而反之，疼痛也阻碍精神障碍的治疗[58,59]。

精神疾病与慢性疼痛和残疾之间的明显相互作用，要求同时治疗这些疾病，以获得最佳效益。许多精神症状是由后天的恐惧和无助、提供幸福和自尊的生命活动的损失，以及其他损失（如社会、经济和性损失）造成的，这一事实可能解释了药物治疗通常不足以解决问题，而且心理治疗干预是必不可少的。

药物使用不良，包括最初用于娱乐的药物和用于治疗的药物，在慢性疼痛患者中很常见，必须结合其他疼痛相关的治疗，进行联合治疗。本卷的另一章专门讨论这个问题。

## 跨学科慢性疼痛康复疗程（interdisciplinary chronic pain rehabilitation programs，ICPRP）

当慢性非癌性疼痛（CNCP）患者使用传统治疗无效，并伴有严重功能损害或心理困扰时，IPRPs 是一个良好的选择，这已获得充分证实[60]。由于治疗的属性，对照研究很有限[61]。ICPRP 侧重于功能恢复和改善生活质量，通常与身体康复、心理康复和药物治疗相结合。尽管癌症不能完全消除，他们鼓励患者接受和管理疼痛，最大限度地发挥他们享受生活的能力，并致力于此。他们试图尽量减少病患角色行为合无意义的医疗支出。这些疗程的强度，从几个小时到每周几天，再到连续几周，乃至住院。日间治疗或所谓部分住院疗程也很常见。IPRPs 受到充分确信的研究支持，证实疼痛、情绪和功能的改善持续长达 10 年[62]。

## 总结

**疼痛的心理治疗包括：**
- 挑战疼痛相关的错误信念，并形成新的预期。

• 重新介入日常活动,包括社交、娱乐和工作,并理解此过程有助于控制疼痛。

• 解除对他人的被动依赖。

• 认识伤与害之间存在区别。

• 相信并体验锻炼对疼痛和情绪的好处。

• 学习放松,从而阻止压力包括疼痛本身引起的疼痛加剧。

• 认识到情绪对疼痛有直接的影响。

• 通过认知行为疗法等技术,能削弱疼痛的中枢放大效应。

• 从过去的创伤中恢复过来,学习如何以健康的方式满足身体和情感的需求。

• 在慢性疼痛管理中,赢得掌控感。

(陈雪青　译,范颖晖　边文玉　校)

## 参考文献

[ 1 ] Celestin J,Edwards R R,Jamison R N. Pretreatment psychosocial variables as predictors of outcomes following lumbar surgery and spinal cord stimulation:a systematic review and literature synthesis. Pain Med,2009,10(4):639 - 653.

[ 2 ] Katz J,Seltzer Z. Transition from acute to chronic postsurgical pain:risk factors and protective factors. Expert Rev Neurother,2009,9:723 - 744.

[ 3 ] Masselin-Dubois A,Attal N,Fletcher D,et al. Are psychological predictors of chronic postsurgical pain dependent on the surgical model? A comparison of total knee arthroplasty and breast surgery for cancer. J Pain,2013,14(8):854 - 864.

[ 4 ] Carragee E J,Alamin T F,Miller J L,et al. Discographic,MRI and psychosocial determi nants of low back pain disability and remission:a pro spective study in subjects with benign persistent back pain. Spine J,2005,5(1):24 - 35.

[ 5 ] Seebach C L,Kirkhart M,Lating J M,et al. Examining the role of positive and negative affect in recovery from spine surgery. Pain,2012,153(3):518 - 525.

[ 6 ] Campbell P,Bishop A,Dunn K M,et al. Conceptual overlap of psychological con structs in low back pain. Pain,2013,154(9):1783 - 1791.

[ 7 ] Bushnell M C,Duncan G H,Hofbauer R K,et al. Pain perception:is there a role for primary somatosensory cortex? Proc Natl Acad Sci USA,1999,96(14):7705 - 7709.

[ 8 ] Sprenger C,Eippert F,Finsterbusch J,et al. Attention modulates spinal cordresponses to pain. Curr Biol,2012,22(11):1019 - 1022.

[ 9 ] Petrovic P,Petersson K M,Ghatan P H,et al. Pain related cerebral activation is altered by a distracting cognitive task. Pain,2000,85:19 - 30.

[10] Duncan G H,Bushnell M C,Bates R,et al. Task related responses of monkey medullary dorsal horn neurons. J Neurophysiol,1987,57(1):289 - 310.

[11] Gatchel R J,Peng Y B,Peters M L,et al. The biopsychosocial approach to chronic pain:scientifc advances and future directions. Psychol Bull,2007,133(4):581 - 624.

[12] Fernandez E,Turk D C. The scope and

significance of anger in the experience of chronic pain. Pain, 1995, 61(2): 165 – 175.

[13] Berna C, Leknes S, Holmes E A, et al. Induction of depressed mood disrupts emotion regulation neurocircuitry and enhances pain unpleasantness. Biol Psychiatry, 2010, 67(11): 1083 – 1090.

[14] Stewart S H, Asmundson G J. Anxiety sensitivity and its impact on pain experiences and conditions: a state of the art. Cogn Behav Ther, 2006, 35 (4): 185 – 188.

[15] Thompson T, Keogh E, French C C, et al. Anxiety sensitivity and pain: generalisability across noxious stimuli. Pain, 2008, 134(1 – 2): 187 – 196.

[16] Kerns R D, Rosenberg R, Jacob M C. Anger expression and chronic pain. J Behav Med, 1994, 17: 57 – 67.

[17] Burns J W, Johnson B J, Mahoney N, et al. Anger management style, hostility and spouse responses: gender differences in predictors of adjustment among chronic pain patients. Pain, 1996, 64: 445 – 453.

[18] Bruehl S, Burns J W, Chung O Y, et al. Anger and pain severity in chronic low back pain patients and pain free controls: the role of endogenous opioid blockade. Pain, 2002, 99: 923 – 933.

[19] Burns J W, Quartana P, Gilliam W, et al. Effects of anger suppression on pain severity and pain behaviors among chronic pain patients: evaluation of and ironic process model. Health Psychol, 2008, 27 (5): 645 – 652.

[20] Quartana P J, Campbell C M, Edwards R R. Pain catastrophizing: a critical review. Expert Rev Neurother, 2009, 9 (5): 745 – 758.

[21] Weissman-Fogel I, Sprecher E, Pud D. Effects of catastrophizing on pain perception and pain modulation. Exp

Brain Res, 2008, 186(1): 79 – 85.

[22] Roth R S, Punch M R, Bachman J E. Patient beliefs about pain diagnosis in chronic pelvic pain: relation to pain experience, mood and disability. J Reprod Med, 2011, 56 (3 – 4): 123 – 129.

[23] Imbierowicz K, Egle U T. Childhood adversities in patients with fbromyalgia and somatoform pain disorder. Eur J Pain, 2003, 7(2): 113 – 119.

[24] Sachs-Ericsson N, Kendall-Tackett K, Hernandez A. Childhood abuse, chronic pain, and depression in the National Comorbidity Survey. Child Abuse Negl, 2007, 31(5): 531 – 547.

[25] Mallouh S K, Abbey S E, Dillies L A. The role of loss in treatment outcomes of persistent somatization. Gen Hosp Psychiatry, 1995, 17: 187 – 191.

[26] Coutinho S V, Plotsky P M, Sablad M, et al. Neonatal maternal separation alters stress-induced responses to viscerosomatic nociceptive stimuli in rats. Am J Physiol Gastrointest Liver Physiol, 2002, 282 (2): G307 – 316.

[27] Kerns R D, Sellinger J, Goodin B R. Psychological treatment of chronic pain. Annu Rev Clin Psychol, 2011, 7: 411 – 434.

[28] Marks R, Allegrante J P, Lorig K. A review and synthesis of research evidence for self-effcacy-enhancing interventions for reducing chronic disability: implications for health education practice (part I). Health Promot Pract, 2005, 6: 148 – 156.

[29] Lm M C. Social context and acceptance of chronic pain: the role of solicitous and punishing responses. Pain, 2005, 113: 155 – 159.

[30] Raichle K A, Romano J M, Jensen M P. Partner responses to patient pain and well

behaviors and their relationship to patient pain behavior, functioning, and depression. Pain, 2011, 152(1): 82 - 88.

[31] Alschuler K N, Hoodin F, Murphy S L, et al. Factors contributing to physical activity in a chronic low back pain clinical sample: a comprehensive analysis using continuous ambulatory monitoring. Pain, 2011, 152(11): 2521 - 2527.

[32] Brox J I, Reikerås O, Nygaard Ø, et al. Lumbar instrumented fusion compared with cognitive intervention and exercises in patients with chronic back pain after previous surgery for disc herniation: a prospective randomized controlled study. Pain, 2006, 122(1 - 2): 145 - 155.

[33] Eccleston C, Morley S J, Williams A C. Psychological approaches to chronic pain management: evidence and challenges. Br J Anaesth, 2013, 111(1): 59 - 63.

[34] Wegner D M. Ironic processes of mental control. Psychol Rev, 1994, 101(1): 34 - 52.

[35] Burns J W, Quartana P, Gilliam W, et al. Effects of anger suppression on pain severity and pain behaviors among chronic pain patients: evaluation of an ironic process model. Health Psychol, 2008, 27(5): 645 - 652.

[36] Goyal M, Singh S, Sibinga E M, et al. Meditation programs for psychological stress and well-being: a systematic review and meta-analysis. JAMA Intern Med, 2014, 174(3): 357 - 368.

[37] Chiesa A, Serretti A. Mindfulness-based interventions for chronic pain: a systematic review of the evidence. J Altern Complement Med, 2011, 17(1): 83 - 93.

[38] Veehof M M, Oskam M J, Schreurs K M, et al. Acceptance-based interventions for the treatment of chronic pain: a systematic review and meta analysis. Pain, 2011, 152: 533 - 542.

[39] Shedler J. The effcacy of psychodynamic psychotherapy. Am Psychol, 2010, 65(2): 98 - 109.

[40] Turk D C, Swanson K S, Tunks E R. Psychological approaches in the treatment of chronic pain patients when pills, scalpels, and needles are not enough. Can J Psychiatr, 2008, 53(4): 213 - 223.

[41] Chang B H, Dusek J A, Benson H. Psychobiological changes from relaxation response elicitation: longterm practitioners vs. novices. Psychosomatics, 2011, 52(6): 550 - 559.

[42] Glick R M, Greco C M. Biofeedback and primary care. Prim Care, 2010, 37(1): 91 - 103.

[43] Vlaeyen J W S, Linton S J. Fear avoidance and its consequences in treatment for chronic musculoskeletal pain: a state of the art. Pain, 2000, 85: 317 - 332.

[44] Wertli M M, Rasmussen-Barr E, Weiser S, et al. The role of fear avoidance beliefs as a prognostic factor for outcome in patients with nonspecifc low back pain: a systematic review. Spine J, 2013, pii: S1529 - 9430(13)01576 - 3.

[45] Sullivan M J L, Thorn B, Haythornwaite J A, et al. Theoretical perspectives in the relationship between catastrophizing and pain. Clin J Pain, 2001, 17: 52 - 64.

[46] Trost Z, France C R, Thomas J S. Exposure to movement in chronic pain: evidence of successful generalization across a reaching task. Pain, 2008, 317: 26 - 33.

[47] De Jong J R, JWS V, Onghena P, et al. Fear of movement/(re)injury in chronic low back pain education or exposure in vivo as mediator to fear reduction? Clin J Pain, 2005, 21: 9 - 17.

[48] Dimeo F, Bauer M, Varahram I, et al. Benefts from aerobic exercise in patients

with major depression: a pilot study. Br J Sports Med, 2001, 35(2): 114 – 117.

[49] Herring M P, Puetz T W, O'Connor P J, et al. Effect of exercise training on depressive symptoms among patients with a chronic illness: a systemati review and meta-analysis of randomized controlled trials. Arch Intern Med, 2012, 172(2): 101 – 111.

[50] Herring M P, Jacob M L, Suveg C, et al. Feasibility of exercise training for the short-term treatment of generalized anxiety disorder: a randomized controlled trial. Psychother Psychosom, 2012, 81 (1): 21 – 28.

[51] Gatzounis R, Schrooten M G, Crombez G, et al. Operant learning theory in pain and chronic pain rehabilitation. Curr Pain Headache Rep, 2012, 16(2): 117 – 126.

[52] Sanders S H. Operant therapy with pain patients: evidence for its effectiveness. In: Lebovits A H, editor. Seminars in pain medicine, vol. 1. Philadelphia: W. B. Saunders, 2003: 90 – 98.

[53] Bair M J, Wu J, Damush T M, et al. Association of depression and anxiety alone and in combination with chronic musculoskeletal pain in primary care patients. Psychosom Med, 2008, 70(8): 890 – 897.

[54] Rudy T E, Kerns R D, Turk D C. Chronic pain and depression: toward a cognitive-behavioral mediation model. Pain, 1988, 35(2): 129 – 140.

[55] Strigo I A, Simmons A N, Matthews S C, et al. Association of major depressive disorder with altered functional brain response during anticipation and processing of heat pain. Arch Gen Psychiatry, 2008, 65(11): 1275 – 1284.

[56] Shipherd J C, Keyes M, Jovanovic T, et al. Veterans seeking treatment for posttraumatic stress disorder: what about comorbid chronic pain? J Rehabil Res Dev, 2007, 44(2): 153 – 166.

[57] Edwards R R, Klick B, Buenaver L, et al. Symptoms of distress as prospective predictors of pain-related sciatica treatment outcomes. Pain, 2007, 130(1 – 2): 47 – 55.

[58] Williams L S, Jones W J, Shen J, et al. Outcomes of newly referred neurology outpatients with depression and pain. Neurology, 2004, 63(4): 674 – 677.

[59] Kroenke K, Shen J, Oxman T E, et al. Impact of pain on the outcomes of depression treatment: results from the RESPECT trial. Pain, 2008, 134(1 – 2): 209 – 215.

[60] Schatman M E. Interdisciplinary chronic pain management: international perspectives. Pain Clinical Updates, 2012, 20(7): 1 – 5. Accessed 2/1/14 at http: //www. iasp-pain. org/AM/AMTemplate. cfm? Section = Pain_Clinical_Updates1&CO – TENTID = 16590& SECTION = Pain_ Clinical_Updates1& TEMPLATE =/CM/ ContentDisplay. cfm.

[61] Gatchel R J, McGeary D D, Peterson A, et al. Preliminary fndings of a randomized controlled trial of an interdisciplinary military pain program. Mil Med, 2009, 174(3): 270 – 277.

[62] Patrick L E, Altamaier E M, Found E M. Long-term outcomes in multidisciplinary treatment of chronic low back pain: results of a 13-year follow-up. Spine, 2004, 8: 850 – 855.

# 第八章　疼痛的药物治疗

罗伯特·波拉什

## 缩写

CNS　central nervous system 中枢神经系统

COX　cyclooxygenase 环氧合酶

EKG　electrocardiogram 心电图

GABA　gamma-aminobutyric acid γ-氨基丁酸

NMDA　N-methyl-D-aspartate N-甲基-D-天冬氨酸

NSAID　nonsteroidal anti-inflammatory drug 非甾体抗炎药

SIADH　syndrome of inappropriate antidi-uretic hormone 抗利尿激素分泌异常综合征

SNRI　serotonin-norepinephrine reuptake lnhibitor 5 羟色胺-去甲肾上腺素再摄取抑制剂

TCA　tricyclic antidepressant 三环类抗抑郁药

WBC　white blood cell 白细胞

## 核心理念

• 非甾体抗炎药(NSAIDS)是治疗伤害感受性疼痛的一线用药,通过抑制环氧合酶、阻断炎性介质释放而发挥作用,常见不良反应包括胃肠道刺激、凝血功能障碍和肾功能不全。

• 抗惊厥药可用于治疗神经病理性疼痛,减少病理性的神经放电。加巴喷丁和普瑞巴林阻断钙通道,而卡马西平和利多卡因阻断钠通道,疼痛信号经离子通道传递到脑。镇静是抗惊厥药物最常见的不良反应。

• 选择性抗抑郁药即使用于不合并情绪紊乱的患者,也可减轻疼痛。三环类抗抑郁药、5-羟色胺/去甲肾上腺素再摄取抑制剂,广泛用于神经病理性和慢性肌肉骨骼疼痛。三环类药物常见的抗胆碱能、抗组胺不良反应,在新型 5-羟色胺/去甲肾上腺素再摄取抑制剂明显减轻。

• 进阶的药物治疗方法如静脉泵注氯胺酮、鞘内输注齐考诺肽,可用于难治性慢性疼痛。

• 局部外用药物,如辣椒素、局麻药,作用于给药局部,这样可明显减少全身不良反应。这与透皮贴剂不同,如芬太尼贴剂,从给药局部吸收入血,作用于全身。

• 阿片类药物能有效治疗急性疼痛,也是癌痛、伤害性、神经病理性疼痛的一类代表性治疗选择。阿片类药物主要作为脑和脊髓的 μ 阿片受体激动剂发挥作用。不良反应包括便秘、镇静和呼吸抑制。

## 简介

针对疼痛状况选择药物需要明晰患者主诉的性质,并掌握所处方药物的药理及其禁忌。尽管疼痛评估仍凭借主观判断,医师在制订治疗方案前,应通过病史、体格检查、辅助检查,分析病理机制。事实上,做出正确的诊断,比选择治疗方法更重要。因为即便掌握全面的药物知识,但如果药物选择不当,就不会产生相应的疗效。因此,当您浏览后面疾病相关的章节时,可回顾本章内容。

本章旨在介绍现有的药物种类,概述其临床使用的适应证、禁忌证和不良反应、简述具体药物的作用机制、不良反应、药物间相互作用和患者的特殊因素。

根据药物的作用机制,认识慢性疼痛治疗药物,较为清晰易懂。非甾体抗炎药和阿片类药物,常作为急性和慢性疼痛的辅助治疗药物,也是多模式镇痛的基础方案。特意将阿片类药物放在本章最后才讲,是希望读者首先考虑使用其他药物。尽管阿片类药物曾被认作疼痛治疗的"金标准",但越来越多的研究未能证明阿片类药物是否改善患者的功能,这促使慢性疼痛的治疗药物更加多样化。

## 非甾体抗炎药

非甾体抗炎药(NSAIDs)包括双氯芬酸、萘普生、酮咯酸和美洛昔康等,是伤害感受性疼痛的一线用药,常见病因如关节炎、痛风、骨转移或急性组织损伤。NSAIDs 药物作用于外周,抑制环氧合酶(Cyclooxygenase,COX)。COX负责花生四烯酸向血栓素和前列腺素的转化,介导炎症反应。NSAIDs 还能预防中枢痛觉敏化,通过抑制前列腺素释放、并防止组织损伤所致炎性介质产生。NSAIDs 与蛋白亲和率较高,通过肝脏氧化代谢清除,因此需警惕低蛋白血症或肝功能不全。

随着 COX-2 特异性药物的出现,COX 异构体已成为近年研究的热点(表8-1)。COX-2 主要由炎症诱导产生,而 COX-1 是细胞正常的结构酶。COX除了合成炎性介质,COX-1 还在血小板聚集,肾脏自身调节和胃黏膜维护方面发挥作用。除了塞来昔布,市售的NSAIDs 药物大多为非选择性抑制COX。当初 COX-2 特异性药物如塞来昔布,是假设用来靶向消炎镇痛,而无COX-1 相关的血小板、肾脏和胃肠道不良反应。但其面世后的激动逐渐消失,随着上市后研究揭示:使用 COX-2特异性药物,增加心血管事件的风险。塞来昔布的前身罗非昔布,因为增加心肌梗死的发生率而遭退市。

**表 8-1 环氧合酶异构体**

| 环氧合酶异构体 | 作 用 | 抑 制 剂 |
| --- | --- | --- |
| COX-1 | 胃保护<br>血小板聚集<br>肾脏自主调节 | 非选择性<br>NSAIDs |

续　表

| 环氧合酶异构体 | 作　用 | 抑制剂 |
|---|---|---|
| COX-2 | 炎性状态诱导产生 | 非选择性NSAIDs塞来昔布 |
| COX-3 | CNS前列腺素合成 | 对乙酰氨基酚 |

非甾体抗炎药在用药后数小时内起效,通常口服给药,酮咯酸和布洛芬也有静脉制剂。NSAIDs局部外用药如双氯芬酸,有凝胶或喷剂,能有效治疗急性肌肉骨骼疼痛和慢性疼痛如膝骨关节炎,由于全身吸收轻微,局部用药的不良反应较少。双氯芬酸凝胶需要每日使用4次才能达到效果,就有了双氯芬酸透皮缓释贴剂,使用更加方便。

NSAIDs药物的不良反应包括胃肠道刺激,血小板聚集障碍,潜在影响肾功能不全患者的肾小球滤过率。可合并使用质子泵抑制剂或选用COX-2特异性抑制剂来减轻NSAIDs胃病。NSAIDs相关的肾功能不全,限于依赖肾前性的前列腺素介导的血管舒张,以维持血管灌注的患者,如肾前性氮质血症或充血性心力衰竭。因为NSAIDs抑制了COX的产生,前列腺素依赖的肾小球血管舒张功能就相应减弱,因此影响肾脏血流。

对乙酰氨基酚是值得特别考虑的药物,因其不具有NSAIDs的外周抗炎作用,而在中枢发挥镇痛,虽然广泛应用,但其镇痛机制尚未完全清楚,可能与抑制脑内COX-3有关,前列腺素的合成也同样被阻断,介导中枢镇痛。对乙酰氨基酚有口服、直肠和静脉制剂,并且从用药到起效的时间很短。

对乙酰氨基酚的解热作用源于下丘脑,使外周血管扩张,随出汗而退热。对乙酰氨基酚没有非特异性NSAIDs药物的胃黏膜和血小板不良反应,但需要警惕其肝毒性。在美国,对乙酰氨基酚是导致急性肝功能衰竭的头号原因。对乙酰氨基酚经肝脏代谢,产生的毒素能被谷胱甘肽灭活;如果谷胱甘肽的储存耗竭,这些副产品蓄积会造成肝脏损伤。

## 抗惊厥药

抗惊厥药可作为神经病理性疼痛的一线用药,如糖尿病性周围神经病变、多发性硬化和脊髓损伤。抗惊厥药对纤维肌痛也有效,还能预防头痛。

加巴喷丁和普瑞巴林作用于电压门控式钙离子通道的 $\alpha_2-\delta$ 亚单位,阻碍神经递质异常释放、升高去极化的阈值。抗惊厥药要达到治疗效果,需逐渐剂量滴定,这限制了此类药物在急性疼痛的应用。即便普瑞巴林的亲脂结构使其快速进入CNS,患者也常需用药至少1周才感到疼痛减轻。加巴喷丁和普瑞巴林都经肾脏随尿液排泄,对于肾功能不全的患者需要酌情调整剂量。常见的不良反应包括头晕和镇静,这些可以通过缓慢增加剂量来减轻症状。

卡马西平是适用于三叉神经痛的抗惊厥药,作用于电压门控式钠离子通道,阻止其快速开放。口服给药,经肝脏代谢,诱导细胞色素 P450,这会造成药物间相互作用,包括增加华法林、苯妥英钠和口服避孕药的清除率。不良反应包括骨髓抑制,其影响程度从轻度减少 WBC 计数,到完全骨髓抑制。据报道卡马西平有发生抗利尿激素分泌异常综合征(SIADH)、史-约综合征和先天畸形的可能。奥卡西平的作用机制与卡马西平相同,但避免了潜在的骨髓抑制风险,其不良反应包括发生低钠血症、致畸和嗜好咸味食物。

托吡酯是常用于预防偏头痛和丛集性头痛的抗惊厥药。它有阻断电压门控式钠离子通道的作用,也有增强 GABA 和拮抗 NMDA 受体的作用。托吡酯阻断碳酸酐酶,并与代谢性酸中毒、肾结石和青光眼相关。常观察到其能减轻食欲,这一不良反应受到体重超标患者的欢迎。

利多卡因可以局部或胃肠外给药,治疗慢性疼痛包括外周神经病变或带状疱疹后神经痛导致的神经病理性疼痛。利多卡因阻断电压门控式钠离子通道,从而产生局域镇痛,全身吸收很少。静脉利多卡因低浓度用药,可以钝化神经病理性疼痛的神经自主放电,而不影响心脏传导。利多卡因的毒性从嗜睡、癫痫发作到心脏衰竭渐次发生。利多卡因贴剂总体耐受性较好,但疗效不一。

## 抗抑郁药

虽然长期遭受慢性疼痛的患者可能并发抑郁紊乱,但三环类抗抑郁药、5-羟色胺/去甲肾上腺素再摄取抑制剂,具有与抗抑郁机制不同的镇痛属性。因此,即使没

有合并情绪障碍,也可选用此类药物镇痛。

三环类抗抑郁药包括阿米替林、去甲替林和地西帕林,是治疗神经病理性疼痛的有效辅助药物,其剂量低于治疗抑郁症所需。三环类抗抑郁药的主要机制是抑制 5-羟色胺和去甲肾上腺素的再摄取,也是 NMDA 受体拮抗剂,还能增强内源性阿片的作用。

三环类抗抑郁药的有效镇痛剂量存在个体差异,须达到有效剂量,疼痛才能减轻。有一种策略是刚开始每晚 10 mg 阿米替林或去甲替林,每周向上滴定剂量,直到疼痛缓解。三环类抗抑郁药会产生令人不适的不良反应,这限制了它的有效性。抗胆碱能作用是阿米替林最常见的不良反应,而地西帕林的抗胆碱能作用最小。地塞平的抗组胺作用最强。三环类抗抑郁药的多种不良反应,还包括直立性低血压、心脏传导异常、胃肠道及镇静等不良反应,因此 5-羟色胺/去甲肾上腺素再摄取抑制剂在慢性疼痛中的应用逐渐增多(表8-2)。

5-羟色胺/去甲肾上腺素再摄取抑制剂(SNRI)与三环类抗抑郁药的疗效相似,但没有抗胆碱能和抗组胺不良反应。文拉法辛、度洛西汀和米拉普仑作用于突触水平,增加了神经末梢的递质,抑制 5-羟色胺和去甲肾上腺素的再摄取。文拉法辛和度洛西汀对 5-羟色胺的选择性较高,而米拉普仑对去甲肾上腺素的选择性较高。度洛西汀适用于外周神经病变和慢性肌肉骨骼疼痛,而米拉普仑对纤维肌痛有效。

表 8 - 2　抗抑郁药治疗慢性疼痛的不良反应

| 抗抑郁药 | 抗胆碱能 | 神经精神 | 心血管 | 胃肠道 |
|---|---|---|---|---|
| 三环类抗抑郁药<br>（TCA） | 口干<br>尿潴留<br>视物模糊 | 镇静<br>眩晕<br>烦躁<br>精神错乱 | QT 延长<br>直立性低血压<br>传导异常 | 恶心<br>呕吐<br>便秘 |
| 5-羟色胺/去甲肾上<br>腺素再摄取抑制剂 | | 失眠<br>头痛 | 高血压<br>传导异常 | 恶心<br>呕吐<br>便秘 |

## 氯胺酮

氯胺酮是一种合成制剂，用于慢性难治性疼痛，包括复杂区域疼痛综合征。通过作用于 N - 甲基 - D - 天冬氨酸（NMDA）受体，低剂量的氯胺酮用于镇痛，而高剂量的可以用于全麻诱导和维持。研究显示，入选患者中，术中使用氯胺酮可以减少术后阿片类药物的用量。

氯胺酮可通过静脉、肌肉、口服或者局部给药，并且无阿片类常见的呼吸抑制作用。相反，氯胺酮作用于呼吸系统可以作为支气管扩张剂和呼吸兴奋剂。氯胺酮是拟交感神经药，会因为阻断去甲肾上腺素再摄取，从而引起心动过速和高血压，须慎用于心脏病患者。

对于门诊慢性疼痛患者使用氯胺酮仍存在争议，在难治性疼痛的研究证据不变，还逐渐用于治疗成瘾、抑郁症。氯胺酮的非医疗应用，如娱乐性精神兴奋剂，使美国和国际管控机构加强了对它的监管。

## 齐考诺肽

齐考诺肽是从锥螺提取的肽类，用于治疗难治性慢性疼痛。齐考诺肽直接注入脑脊液，阻断 N - 型电压门控式钙离子通道，从而阻止疼痛信号的传递。由于需要持续鞘内输注给药，它特别适用于那些其他镇痛模式治疗失败的患者。一些齐考诺肽治疗的患者会出现肌酸激酶的增高。由于治疗窗窄，有可能出现严重的 CNS 不良反应，包括精神错乱、幻觉和谵妄，应谨慎选择适宜患者。尽管存在这些挑战，齐考诺肽治疗不产生药物耐受、无呼吸抑制。

## 肉毒毒素

肉毒毒素在慢性疼痛的治疗应用正在递增。肉毒毒素 A 已获批用于预防慢性偏头痛，并已证实对神经病理性疼痛如带状疱疹后神经痛、糖尿病周围神经痛以及慢性盆腔痛有效。肌内注射或皮下注射肉毒毒素，作用于神经肌肉接头，以减少乙酰胆碱的突触前释放。它有轻微的不良反应包括头痛和流感样综合征，而严重不良反应常因肉毒毒素扩散到了远处肌肉群。

## 局部外用药

除了上述氯胺酮、局麻药和 NSAIDs 的局部外用制剂，辣椒素有着独特的局部给药途径。外用药必须直接在疼痛部位给药，与其他给药方式相比，全身吸收量很小，由于血药浓度低，避免了全身给药的诸多不良反应。

辣椒素有乳膏、洗剂和贴剂，用于治疗肌肉骨骼和神经病理性疼痛，如带状疱疹后神经痛。它提取自辣椒，与 TRPV1 受体结合，已发现该受体存在于外周热敏感神经。辣椒素结合于 TRPV1 受体，使突触前 P 物质耗竭，而 P 物质是疼痛信号从外周传递至中枢的重要化学物质。辣椒素最需要注意的不良反应是局部形成红斑以及随着 P 物质的耗竭，疼痛感瞬时增加。

局部外用药与透皮制剂必须区分开来，后者需要达到有效治疗血药浓度水平才能镇痛。透皮药物从给药局部入血，作用于全身，与口服或静脉给药类似。芬太尼贴剂是合成阿片类药物的透皮制剂，用于治疗慢性疼痛。

## 阿片类药物

阿片类药物是脑和脊髓的 $\mu$ 受体激动剂，有短效和长效缓释剂型，可通过口服、皮下、静脉、透皮、直肠、经颊黏膜、鼻内、鞘内以及硬膜外给药。

短效阿片类药物常复合其他镇痛药，如对乙酰氨基酚或 NSAIDs，与单独使用阿片药物相比，可达到同样的镇痛作用而所用的阿片类药物剂量较少。当考虑使用这些复方制剂时，处方者应警惕各成分达到毒性剂量的风险，尤其每日频繁用药时更要当心。大剂量对乙酰氨基酚会引起肝脏损伤，而大剂量 NSAIDs 会引起胃和肾的不良反应。

吗啡常作为与其他阿片类药物相比的典型阿片。口服吗啡逐渐起效，持续作用约 4 小时。吗啡静脉给药，起效迅速，生物利用度较高。吗啡主要直接激动 CNS 的 $\mu$ 阿片受体，导致镇痛、镇静和呼吸抑制。吗啡在肾脏代谢后随尿液排泄。吗啡的代谢产物之一——吗啡 3-葡萄糖苷，会引起 CNS 兴奋的不良反应，包括癫痫和肌痉挛。止咳镇痛药可待因在肝脏内转化为吗啡，肾功能不全患者需慎用。

由于氢吗啡酮的镇静、恶心和呕吐等不良反应相对较少，其应用逐渐增加而取代吗啡。氢吗啡酮的胃肠道不良反应发生率较低，口服起效迅速。氢吗啡酮的脂溶性高于吗啡，并且生物利用度增加，毫克/毫克剂量较小。氢吗啡酮通过肝脏葡萄糖醛酸化，形成氢吗啡酮 3-葡萄糖苷，其含量相对低于吗啡 3-葡萄糖苷。氢吗啡酮 3-葡萄糖苷的浓度水平维持无临床意义，因此急性或慢性肾疾病患者可以选用氢吗啡酮。广泛使用的口服短效药氢可酮，代谢为氢吗啡酮而发挥镇痛作用。

羟考酮是一种合成的口服阿片类药

物,不良反应较缓和。与吗啡相比,其镇静和瘙痒作用小。羟考酮有短效和长效缓释制剂,与对乙酰氨基酚和阿司匹林形成复方制剂。羟考酮经细胞色素 P450 系统在肝脏代谢,形成羟吗啡酮(一种 $\mu$ 阿片受体激动剂)。合成的羟吗啡酮也有口服或静脉剂型,绕过细胞色素 P450 系统,适用于细胞色素 P450 酶遗传性缺陷或药物抑制的患者。

芬太尼是一种亲脂性阿片药物,广泛用于围术期镇痛,更主要用于疼痛控制。透皮、经颊和黏膜给药,不需要完整的消化道,可以用于吞咽困难、晚期胃肠道病变的患者。芬太尼透皮贴剂贴于皮肤,连续 72 小时释放镇痛药物。虽然避开了消化道,芬太尼透皮贴剂仍在肝脏通过细胞色素 P450 系统代谢。出汗以及皮温的波动,会影响芬太尼透皮的吸收速率,因此贴剂附近不能热疗。需要耐心调整芬太尼透皮贴剂的用量,因为其需要 3 天才能达到稳定状态。相对而言,口颊黏膜给药起效快,但作用时间短,能有效治疗急性或爆发性疼痛。

曲马多在阿片类药物中比较独特,因其作为 $\mu$ 阿片受体激动剂,也是 5 - 羟色胺和去甲肾上腺素再摄取抑制剂。由于其混合作用,曲马多可以用来治疗神经病理性疼痛和纤维肌痛,这些病症尤其对纯 $\mu$ 阿片受体激动剂反应不佳。曲马多在肝脏代谢,与癫痫发作、5 - 羟色胺综合征有关,尤其在合并使用抗抑郁药者。

美沙酮尽管与海洛因戒毒治疗相关而备受诟病,但口服美沙酮成本低,起效快,可用于治疗慢性疼痛。美沙酮是阿片受体激动剂和 5 - 羟色胺/去甲肾上腺素再摄取抑制剂,但其生物利用度多变、半衰期较长,使其难以达到稳态。此外,美沙酮会延长 QTc 间期,造成尖端扭转型心律失常,因此使用美沙酮前需监测 EKG 的基础值。基于上述的复杂性,加上美沙酮有一定药物过量死亡的发生率,经验不足的医师会避免处方美沙酮。

所有阿片类药物共有这些不良反应。胃肠道不良反应如恶心、呕吐是因为阿片激活延髓化学受体,便秘是由于阿片增强了迷走神经输出。减轻这些不良反应可以通过阿片药物轮换,或使用止吐剂、大便软化剂或促动力剂来治疗。控制镇静或谵妄,常通过减少阿片类药物剂量、阿片轮换,或改用非阿片药物。呼吸抑制仍是阿片药物罕见但灾难性的不良反应。许多呼吸抑制患者,是因为联用了阿片类药物与苯二氮䓬类药物。纳洛酮能拮抗阿片类药物的作用,是阿片诱发呼吸抑制的抢救药物。

## 总结

选择急性、慢性疼痛的治疗药物,不仅要了解镇痛药物,还应理解患者的主诉以及合并症。医师需鉴别患者疼痛的性质,针对其病理机制开具处方。如果选择抗伤害感受性疼痛的药物,如 NSAIDs,去治疗神经病理性疼痛,那么无论药物制剂、给药途径、剂量如何,最终药物治疗还是会失败。这里再次强调,在深入使用药物治疗前,要了解病理生理学。

尽管本书下文会讨论新技术和介入治疗进展,但药物治疗仍是一项治疗选择,为患者所广泛接受,常作为疼痛治疗的入口。虽然药物治疗不是万能的,它依然是设计多模式镇痛方案的重要辅助手段。

（王苑　译,范颖晖　边文玉　校）

## 推荐阅读

[ 1 ] Dworkin R H, O'Connor A B, Backonja M, et al. Pharmacologic management of neuropathic pain: evidence-basedrecommendations. Pain, 2007, 132 (3): 237 - 251.

[ 2 ] Finnerup N B, Sindrup S H, Jensen T S. The evidence for pharmacological treatment of neuropathic pain. Pain, 2010, 150(3): 573 - 581.

[ 3 ] McNicol E D, Midbari A, Eisenberg E. Opioids for neuropathic pain. Cochrane Database Syst Rev, 2013, 29: 8.

[ 4 ] Roelofs P D, Deyo R A, Koes B W, et al. Non-steroidal anti-inflammatory drugs for low back pain. Spine ( Phila Pa 1976), 2008, 33(16): 1766 - 1774.

[ 5 ] Saarto T, Wiffen P J. Antidepressants for neuro-pathic pain: a Cochrane review. J Neurol Neurosurg Psychiatry, 2010, 81 (12): 1372 - 1373.

[ 6 ] Silberstein S D, Lipton R B, Dodick D W, et al. Topiramate chronic migraine study group. Efficacy and safety of topiramate for the treatment of chronic migraine: a randomized, double-blind, placebo-controlled trial. Headache, 2007, 47(2): 170 - 180.

[ 7 ] Staats P S, Yearwood T, Charapata S G, et al. Intrathecal ziconotide in the treatment of refractory pain in patients with cancer or AIDS: a randomized controlled trial. JAMA, 2004, 291(1): 63 - 70.

# 第九章　介入治疗

程建国

**核心理念**

· 介入疼痛医学,运用微创技术阻断、消融或调节疼痛通路,以达到诊断和治疗的目的。

· 基于正确诊断和益处/风险分析合理选择患者,对确保安全、有效和成本-效益至关重要。疼痛医师必须熟悉相关解剖、药理、局麻药和其他药物的毒理学,以及术中的主要设备。

· 为安全地进行介入手术,需要适当运用镇静、密切监测、有效的影像引导、熟练的操作技能。疼痛科医师必须意识到潜在的并发症,并能识别和处理各类手术相关的并发症。

· 用局麻药(加或不加激素)阻滞特定颅神经及其分支、脊神经及其分支或内脏神经,是疼痛医学中一类重要的且被广泛接受的技术。较长期地缓解疼痛也可通过针对外周神经的射频消融、冷冻神经毁损或化学毁损来实现。

· 肌内注射,通常与物理疗法、经皮电刺激和按摩放松疗法联合,用于治疗肌筋膜疼痛。

· 关节和/或滑囊内注射,可用于节炎、滑囊炎和肌腱炎引起的关节疼痛,关于其疗效的证据级别各不相同。

· 有一些盘内技术,已设计用于治疗椎间盘突出引起的盘源性或根性疼痛,其证据级别水平不一。这些手术的长期疗效仍需要严格设计的临床研究来确定。

· 经皮椎体成形术和经皮球囊扩张椎体成形术,是经皮穿刺向椎体内注入骨水泥,来治疗骨质疏松或肿瘤转移导致的压缩性骨折,通常在保守治疗失败后的急性期进行。

## 介入疼痛治疗的定义

介入疼痛治疗或介入疼痛医学,是指以诊断和治疗为目的,运用微创技术进行阻断、毁损或调节疼痛通路与疼痛感知。起源于区域麻醉和神经阻滞,介入疼痛医学已发展为一个独特的亚专业,获得美国国家统一账单委员会(NUBC)制订专科收费,允许纳入联邦医疗保险(如 Medicare 和 Medicaid)。介入疼痛治疗是疼痛管理体系中不可或缺的重要组成部分。本章我们将重点介绍用于各种疼痛的常用介入疗法,包括神经阻滞、神经消融、肌内注射、关节腔注射、椎间盘内治疗、经皮椎体成形术和经皮球囊扩张椎体成形术。虽然本章的重点不是熟悉超声、X线透视或CT引导下成像的原理和技术，以及患者术中和术后的镇静、监护和安全，但是意识到它们的重要性非常关键。手术干预，如脊髓电刺激、周围神经电刺激、脑部电刺激和鞘内给药技术，将在后面的章节中讨论。

## 神经阻滞

用局麻药（加或不加激素）阻滞神经，是疼痛管理中为达到诊断和治疗目的而广泛使用的一项技术。可阻滞颅神经、脊神经及其分支，以及交感神经。例如三叉神经（或神经节）阻滞，可用于顽固性三叉神经痛、带状疱疹后遗神经痛，用于其他颜面部疼痛，也可阻滞三叉神经的分支，以减轻其相应支配区域的局部疼痛。例如，阻滞眶上神经，可缓解该神经在眶上孔出口或其周围卡压所导致的前额区域疼痛。阻滞蝶腭神经节，可有效降低丛集性头痛的频率和强度。

脊神经阻滞可通过很多入路实施，治疗许多疼痛问题。硬膜外阻滞可经椎板间、椎间孔或骶管入路，来阻断多个神经根和神经节，为急性、亚急性和慢性疼痛提供诊断和/或治疗。这类阻滞主要用于治疗手术和创伤性急性疼痛。对于慢性疼痛，这些阻滞最常用于由椎间盘突出、椎管狭窄和其他情况导致的四肢或躯干的根性疼痛。选择性神经根阻滞，用于阻断单个或两个神经根，来进行诊断和治疗。这阻断可用于明确疼痛累及的责任脊神经，以及辅助定位病变部位，如导致疼痛的责任椎间盘。当一个脊神经根受到刺激时，患者可能会出现疼痛、麻木、刺痛，以及有时会出现单侧上肢或下肢的乏力。选择性诊断性阻滞，可用于确认发现受压神经是病因所在。可进行远端神经阻滞，如椎旁阻滞、肋间神经阻滞、腹横肌平面阻滞（TAP）；也可对特定神经进行阻滞，如股外侧皮神经、生殖股神经、阴部神经和尾神经。阻滞支配关节的末梢神经，可用于诊断和治疗，例如支配小关节的背侧支的内侧分支，支配骶髂关节的骶神经背根的外侧支，以及支配膝关节的膝神经关节支。

阻滞交感神经可用于诊断和治疗。例如，阻滞星状神经节或腰交感链，用于复杂区域疼痛综合征；阻滞腹腔神经丛或内脏神经，缓解腹部内脏痛；阻滞下腹神经丛，治疗盆腔内脏痛；奇神经节阻滞，治疗交感神经介导的直肠疼痛，或骶尾部疼痛。阻断传入感觉及传出纤维，可能有助于这些疾病的疼痛缓解。

### 神经阻滞的机制

疼痛缓解的持续时间，从阻滞后的数小时、数天、数周到数月不等，其机制尚不清楚。局麻药作用持续数分钟至数小时。主要阻断神经细胞的钠通道。加入激素，可使感觉和运动阻滞时间延长数小时。显然，这些结果都无法解释几天、几周和几个月的疼痛缓解，必然存在其他作用机制,其中一个潜在的机制可能是与激素、局麻药的抗炎作用有关。许多研究证实和认识到局麻药的抗炎作用。局麻药对外周和中枢神经系统中神经元兴奋性的潜在长期影响也有待研究。

## 适应证

神经阻滞广泛用于诊断和治疗,它是疼痛医师和麻醉医师的必备技能。这些应用的本质是由于外周和中枢神经系统传导、传递和调节疼痛信号,阻断外周或中枢神经系统中的这些过程将导致疼痛缓解,或阻止疼痛信号到达皮层水平。出于诊断目的,可以阻断特定神经以判断疼痛是否由该解剖结构/区域(如小关节或骶髂关节)产生。出于治疗目的,通常用于医疗操作、外科手术和创伤导致的急性疼痛,对于急性和慢性疼痛,给予神经阻滞以使疼痛缓解数天、数周或数月。对于亚急性和慢性疼痛,给予神经阻滞。神经阻滞常用于缓解各类疼痛,它们可以是躯体或内脏的、伤害感受性或神经病理性的急性或慢性疼痛。治疗性阻滞常使用更多的药物和更大的药物容量。

## 禁忌证

有些常见于神经阻滞禁忌证,如:
· 局部和全身感染。
· 凝血功能障碍和抗凝治疗中。
· 血流动力学不稳定。
· 缺乏患者知情同意。

有些禁忌证取决于特定的神经阻滞,例如,慢性疼痛的选择性神经阻滞孕妇禁用。一般来说,存在青光眼、气胸或重度慢性阻塞性肺疾病(COPD)的患者,禁止行星状神经节阻滞。有些情况是相对禁忌证。应针对个体在仔细评估潜在的益处、风险和其他疗法之后,进行决策。医师需要具备可靠的临床判断能力。

## 并发症

大多数神经阻滞含有并发症风险。最常见的是手术部位疼痛,这一般是短暂和自限的。其他并发症包括感染、出血、神经损伤、麻痹、失明,甚至死亡。介入疼痛医师必须具备心肺复苏和高级心血管生命支持的基本技能,并能够识别和处理危及生命的并发症。这些技能包括气道管理、镇静/镇痛、透视成像和辐射安全、局麻药的药理和局麻药中毒的处理,以及其他注射药物(包括造影剂和激素)的安全性。

总之,神经阻滞在疼痛治疗中起着不可或缺的作用。为患者选择合适的治疗方案,对成功地阻滞和预后至关重要。大部分神经阻滞要求操作者具有足够的解剖知识,以及术前术中的影响解读能力。成功的阻滞要求医师具备安全和有效地使用穿刺针、注射剂和其他相关设备的经验和技能。最重要的是,医师应该用心牢记每个操作的适应证、禁忌证和潜在并发症,并做好处理并发症的准备。

## 神经消融（神经毁损）

神经阻滞通常缓解疼痛地时间有限。当需要长期的疼痛缓解时，可以进行神经消融，以提供更长时间的疼痛缓解。通常当相对保守的疗法不能有效控制重度和使人虚弱的疼痛时采用毁损疗法。临床上可通过化学毁损、射频消融或冷冻消融来实现。这些干预导致神经纤维退变，干扰疼痛信号的传递。这些操作中，保留基膜（神经纤维周围的薄保护层）以便当受损的纤维再生时，它在基膜管腔内走行，并正确地靶向神经支配连接，可能功能得以恢复。与神经消融相比，手术切除神经（神经切除术）会切断这些基膜管。如果没有完整的基膜来引导纤维再生，随着时间的推移可能会产生痛性神经瘤，或导致传入性疼痛。神经切除术的另一个缺点，是手术通常需要切口并且对靶神经周围的组织造成很大创伤。这是神经毁损通常比外科手术更受欢迎的原因。

### 化学毁损

将化学物质（如酒精、苯酚或甘油）应用于神经、神经丛或神经节，可导致神经纤维变性。交感神经的酒精或苯酚毁损，能有效治疗癌性疼痛。交感神经可在 3～5 个月或更长时间后再生，可进行重复注射。甘油主要用于治疗难治性三叉神经痛。

50％～100％的酒精，通过萃取神经胆固醇、磷脂和脑苷脂，以及使脂蛋白和神经肽沉淀，来破坏神经纤维。注入周围神经，导致 Wallerian 变性，同时损伤神经细胞和施万细胞。酒精注射可能会产生严重的疼痛。因此，建议初次注射酒精前 5 分钟，注射局麻药（0.25％的布比卡因 5～10 ml），或用局麻药（0.25％布比卡因）将 100％酒精稀释到 50％。相反，注射 10％的苯酚无疼痛，两种药剂看来疗效类似。

苯酚（碳酸）是一种有效的蛋白水解剂。5％～10％的苯酚，具有蛋白质水解性，溶解接触组织。当直接紧邻神经注射时，苯酚会产生化学性神经毁损。这种效应在神经纤维尺寸上是非选择性的，主要作用于神经外层。在注射神经毁损剂量的苯酚后，5～10 分钟内出现局部麻醉作用。神经毁损的长效作用通常起于 24 小时之后。镇痛时间通常为几个月，可能与神经毁损的长度有关。

临床应用化学毁损主要局限于癌性疼痛，因为一般不推荐用于非癌痛。对于神经丛，使用化学损毁有一定优势，因其较为弥散。而若射频消融针或冷冻，则操作较小。化学毁损的靶点包括以下结构，各有其对应的适应证：

• 腹腔神经丛，最常用于治疗胃肠道至横结肠疼痛，以及胰腺、胃、胆囊和胆总管的癌性疼痛；也用于慢性胰腺炎、活动性间歇性卟啉病、肾上腺肿块。

• 内脏神经，用于腹膜后疼痛，以及类似于腹腔丛阻滞的适应证，但由于其并发症发生率较高，仅在腹腔神经丛阻滞镇痛不足时使用。

- 下腹神经丛，用于累及降结肠、乙状结肠和直肠，以及膀胱、尿道前列腺部、前列腺、精囊、睾丸、子宫、卵巢、阴道底的癌性疼痛。

- 奇神经节，用于累及会阴、肛门、直肠远端、外阴和阴道远端 1/3、尿道远端的癌性疼痛。

- 星状神经节，通常用于头颈部肿瘤的癌性疼痛，或交感神经介导的手臂疼痛（少见）。

甘油是一种丙三醇，从大气中吸收水分，是一种温和的神经毁损剂。它已用于半月神经节后根毁损，以减轻三叉神经痛，常能保留面部感觉。其确切的作用机制仍不明确。其表面活性剂属性，可能改变了轴突细胞膜，抑制动作电位的传播，而不破坏神经纤维。或者它可能产生实验模型所示的局灶性脱髓鞘、轴突肿胀，以及神经元减少。用 100% 的甘油进行半月神经节阻滞。

其他应用包括颈椎旁交感神经毁损、肋间神经和胸椎旁交感神经毁损，腰椎旁交感神经毁损，以及颅神经、脊神经的外周神经分支神经毁损。

## 并发症

化学毁损可能有以下许多潜在并发症：

- 注入硬膜外、硬膜下和蛛网膜下腔或脊髓，引起脊髓损伤、瘫痪或死亡。

- 血管内注射导致高位脊麻（根动脉）、惊厥（椎动脉），或死亡。

- 低血压和心搏骤停。

- 神经毁损剂扩散，导致腹膜后血肿/主动脉夹层。

- 肾损伤/输尿管损伤/血尿。

- 由于神经毁损剂扩散，导致腰丛和生殖股神经的神经痛/麻醉。

- 血肿。

- 气胸。

- 疼痛加剧。

- 性功能障碍（下腹神经丛双侧阻滞）。

## 射频消融（RFA）

可以使用高频交流电在 350～500 kHz 范围内产生的热量，消融心脏、肿瘤或神经组织。与化学毁损相比，RFA 的一个重要优点是它能特意地可控地针对靶组织，而不会明显损伤邻近结构。因此，在过去的 15 年中，它广泛应用于许多医学专业领域。在疼痛治疗中，主要在影像引导下（如 X 线、CT 扫描，或者超声），在门诊轻度镇静下，开展 RFA 治疗。临床应用广泛且不断扩展。至今已开展了各种类型的 RF 治疗。

传统的热凝射频消融，是通过电极裸端与分散接地之间产生的电压梯度来实现的，接地贴片放置在袁力电极裸端的患者身体上。生电极裸端周围形成损毁灶，其大小取决于射频针尖端产生的温度、电极的大小，以及传导热损耗、血液循环导致的热"洗脱"率。它被广泛用于治疗小关节和骶髂关节病源性疼痛。它还被用于治疗腹部内脏痛（内脏神经 RFA）、三叉神经痛（三叉神经 RFA），以及其他神经病理性疼痛。

双极 RFA 无须使用分散接地,放置两个邻近的电极,裸端之间构成电路,在这样两个活性电极之间和周围形成毁损灶。双极产生较大毁损灶,其取决于电极的尺寸、电极之间的距离、尖端的温度,以及消融的持续时间。可以优化这些参数,以形成一个形态、大小满意和可控的毁损灶。双极射频消融能效更高、经济效益比更优。它还能尽量降低干扰其他植入设备(如心脏起搏器和除颤器)的风险。双极射频消融最常用于骶髂关节疼痛。

水冷 RFA 与传统热凝 RFA 相类似,只是使用了特殊的冷却装置,以防止电极周围组织过热或烧焦。其机制在于,射频传输过程中,利用水冷循环输出功率得以增加,从而形成覆盖特定靶组织所需要的较大的毁损灶。它特别适用于解剖变异较大的神经。然而,较大的毁损灶需要较长的手术时间、较高的设备和一次性耗材成本。这种疗法的相对优势仍有待证明。水冷 RFA 已用于治疗由骶髂关节(骶侧支)、胸椎小关节(内侧支)、膝关节(膝神经)和椎间盘产生的疼痛(双极射频椎间盘修复术)。

## 脉冲射频消融(PRF)

与连续射频消融相比,PRF 发放爆发的电脉冲(500 kHz),脉冲持续时间为 20 ms。电极尖端温度控制在 42℃。有两种机制可以解释临床上观察到的 PRF 效应。首先,PRF 的轻度消融效应可能与痛感相关的细神经纤维损伤有关。其次,PRF 可能激活传入神经元,对背角神经元产生跨突触效应,并短期和长期诱导这些神经元的基因表达。这些改变会调节中枢神经系统中疼痛信号的传导和传递。PRF 的临床应用包括颈神经根痛(背根神经节 PRF)、肩痛(肩胛上神经 PRF)、枕神经痛(枕大神经 PRF)和面部,以及丛集性头痛(蝶腭神经节 PRF)。

## 冷冻神经毁损

冷冻神经毁损,也称为冷冻镇痛或冷冻神经消融,使用低温导致可控的靶神经受损。它插入一个小探针来定位和冷冻神经。这一微创操作使受损的神经能够再生,也保留神经功能,能够显著减轻多种疾病的疼痛。

## 冷冻神经毁损的原理

冷冻探针尖端的低温(−70℃)是由气体(氧化亚氮和二氧化碳)通过微孔出口快速膨胀或液氮相变产生的。在神经上运用冷冻探针干扰神经功能,导致轴突和髓鞘退化。然而基膜及神经外膜和神经束膜保持完整,因此留下一个"管道",引导神经再生,精确恢复为原有结构。关于冷冻毁损作用的理论,包括缺血性坏死、大冰晶物理破坏、蛋白质损伤、细胞体积变化、自身免疫抗体的产生,以及快速脱水引起的膜破裂。由于炎症反应轻微,轴突的再生不大形成神经瘤。由于轴突再生的速率基本恒定

（1～3 mm/天），基线感觉运动功能的恢复，取决于冷冻毁损和终末器官之间的距离。除了低温之外，成功的镇痛还受冷冻探针的使用时长、组织回暖的速率、冷冻探针所达到的尺寸所影响。因此冷冻神经毁损最适用于细小且定位良好的神经。

### 适应证

冷冻毁损可用于多种持续的顽固性疼痛。应该在冷冻毁损前明确诊断。局麻药诊断性阻滞靶神经，疼痛缓解需至少达50%。结果模棱两可时，应进行重复阻滞。

### 常见的冷冻毁损靶点

- 肋间神经（胸壁和腹壁疼痛）。
- 髂腹下神经和髂腹股沟神经（腹股沟疼痛）。
- 生殖股神经（阴囊和大腿内侧疼痛）。
- 股外侧皮神经（大腿外侧、感觉异常性股痛）。
- 阴部神经（阴道、阴囊、阴茎、肛周和直肠疼痛）。
- 骶神经根（$S_4$ 和 $S_5$）（会阴部和骶尾部疼痛）。

尽管由于操作性原因缺乏随机对照试验，但几十年来的诸多临床研究支持冷冻神经毁损的疗效。谨慎操作可避免气胸、出血、感染、意外的神经损伤，以及相邻结构损伤等并发症，其安全性可以保障。该方法对仔细筛选过的有适应证的患者，经济效益比较优。

### 冷冻神经毁损技术

冷冻系统由冷冻探针（如前所述），带内置刺激器的冷冻机和气瓶组成。液氮可将探针冷却至－70℃。冷冻神经毁损机有"冻结"和"解冻"指示灯，一个监测、控制高压气体流量的流量计，以及一个监测气缸内容物的压力计。

患者体位要有利于定位靶神经。建议使用最小剂量或不用镇静剂，以便患者能够对神经刺激做出反应，并提供可靠的反馈。超声引导（或X线透视）通常有助于准确识别神经和放置探头。手术部位确保无菌，对靶神经表面的皮肤失用局部麻醉剂。作一小切口（约5 mm）以便插入探针，然后插入10G 7.6 cm的血管导管（3.4×76 mm）并将其导向靶神经。拔出套管导芯，置入冷冻探针，以间歇性测试刺激，缓慢小心地进一步推进冷冻探针。低强度电刺激（0.1～0.4 V）有助于确认探针在靶神经附近的精确位置。超声引导在这一过程中意义很大。通常进行两次冻融循环，以增加破坏作用。

### 不良反应和并发症

和所有有创操作一样，也会发生术后疼痛、出血、感染和邻近结构损伤等不良反应和并发症。胸膜周围的手术要特别关注气胸或血胸。其他并发症包括由于探针离皮肤表面太近导致的冻伤或皮肤损伤、导管套管或在探针尖端的冰球解冻前移除探针引起的神经损伤、神经炎或持续性麻痛、头皮（枕神经）、乳头（第三、四肋间神经）和阴蒂（阴部神经）的不适麻木感。

总之，冷冻镇痛是各种难治性疼痛可以考虑的有效技术，特别适用于较小和浅表的神经。冷冻镇痛似乎是一种相对便宜的技术，可以在没有长期组织学神经损伤的情况下，提供中期疼痛缓解。需要扎实的解剖学知识和大量的训练才能安全有效地进行该操作。

# 肌内注射

肌筋膜疼痛综合征，常伴有可触及的高度敏感的结节，称为肌筋膜触发点。它是慢性肌肉骨骼系统疾病患者骨骼肌中的一个过度易激点。触发点通常位于骨骼肌紧张带或肌筋膜内。按压触发点，能引起特征性的牵涉痛，它和平时的疼痛一致且可重复出现，但不一定沿神经皮区分布出现。除了疼痛和过度敏感，肌筋膜疼痛综合征也可能出现运动和自主神经症状，如皮肤温度变化、出汗、竖毛和红斑。触发点形成的机制尚不明确。创伤或对肌肉的重复性微创伤，可能会导致肌肉的慢性应激、紧张和疲劳，从而导致对按压过敏（损伤池理论）。肌筋膜疼痛的诊断通常基于疼痛史、一致的体格检查，以及仔细地排除其他类型的肌肉骨骼疾病。

肌内（触发点）注射是肌筋膜疼痛的疗法之一，其他如物理治疗、经皮电刺激、超声波、按摩和缺血性压迫治疗。触发点注射仍然是有证据支持的疗法。各种注射物和技术的研究大量存在，包括局麻药、糖皮质激素、肉毒毒素、无菌注射用水、无菌生理盐水、干针。注射后疼痛的缓解持续时间，通常比所注射药物的作用时间长，原因尚不清楚。

## 触发点注射的方法

患者通常取仰卧位以防晕厥，协助患者放松，并减少肌肉紧张。触诊找到触发点后，消毒皮肤。建议使用长度适合肌肉深度的 25G 针。针进入触发点后，应回抽以避免血管内注射。如果选择注射药物，应先少量注射。可将针退回皮下并重新靶向触发点，重复该过程，并尽可能多地注射触发点。鼓励患者拉伸治疗的肌肉群，也是触发点治疗的一个重要部分。

肌内注射常用局麻药，已经证明可以改善疼痛程度、活动范围和压力痛阈。小容量注射效果更佳。注射量通常不超过 1 ml，如 1% 的利多卡因。局部类固醇注射有潜在的益处，可能减轻局部炎症反应。然而触发点通常没有炎症，而且使用类固醇可能会导致局部肌肉毒性、皮下组织损伤和皮肤色素缺失。局部注射肉毒毒素 A，可通过阻断神经肌肉接头处乙酰胆碱的释放，来放松过度活跃的肌肉。然而该制剂价格昂贵，限制了它的使用。医师应认真定位触发点，因为肉毒毒素无法区分触发点和正常的运动终板。干针类似于针灸，多次针刺触发点。它用于下腰背肌筋膜疼痛综合征，对于标准疗法显示出有效的补充。

### 触发点注射的并发症

当遵守正确的无菌操作时不容易发生感染。禁止在感染的皮肤上进行注射。当注射接近肺部时，应注意避免气胸。正确的注射技术，以及退针后在注射部位保持一定的压力，可以将血肿最小化。个别患者可能会出现晕厥或血管迷走神经反应，医师需要注意这一点，并进行监测和适当的处理。

## 关节腔和骨囊内注射

据估计，美国有 4 600 万（22%）成年人患有关节疾病。例如，膝骨关节炎（OA）的影像学证据表明，70 岁以下的受试者为 27%，80 岁或以上的受试者为 44%。将近 1/2 的成年人在 85 岁时会出现症状性膝骨关节炎。类风湿关节炎（RA）和幼年型类风湿关节炎〔JRA，也称为青少年特发性关节炎（JIR）、青少年慢性多关节炎和 Still 病〕也是常见并影响美国数百万儿童和成人的疾病。此外，运动创伤和其他损伤引起的关节病进一步增加了患者数量。几乎全身的所有关节都会受累。

关节腔或关节周围注射局麻药、糖皮质激素、黏性补充剂（透明质酸）或其他药物（如肉毒毒素 A、托烷司琼），是从物理治疗和药物治疗，到关节置换的连续治疗中不可或缺的一部分。这些注射通常由不同的专科医师进行，用于治疗关节炎、滑囊炎或肌腱炎引起的疼痛。

### 关节注射的方法

关节内注射是非感染性关节炎的常用疗法，例如类风湿关节炎和累及髋关节、膝关节、肩关节、小关节和骶髂关节的骨关节炎。系统回顾证实膝关节注射的证据级别较高。该结果可能也适用于其他主要关节如髋关节和肩关节，尽管尚未对这些关节进行同样严格的研究。关节内注射，通常能显著缓解疼痛、改善功能并减少每次注射后数周、数月至一年的用药需求。注射技术相对简单。超声或 X 线引导有助于确认针在髋关节、肩关节和其他关节的位置。无菌操作对于降低感染风险至关重要。患者的体位，通常由具体的关节来定，几乎不需要进行镇静。

滑囊内注射，可用于非感染性滑囊炎。滑囊炎是由一个或多个滑囊引起的炎症，滑囊是一个小囊，囊内有一层分泌润滑液的滑膜。滑囊位于肌肉和肌腱经过骨骼的地方。健康的滑囊表面光滑，使得正常的运动无摩擦感和疼痛。然而当出现滑囊炎时，关节在休息或运动时会产生疼痛。肌腱和肌肉在炎性滑囊上的运动进一步加重炎性反应，使病变持续存在。常见局部发热、红斑、关节痛和肌肉僵硬。触压滑囊常引起局部压痛。滑囊炎的常见部位包括：肩峰下、鹰嘴、大转子、坐骨、髂腰肌、髌前、髌下、鹅足、跟腱和跟骨后囊。滑囊炎最常见的病因是反复的运动、过度的应力，以及其他病因如创伤、自身免疫疾病和感染。虽然治疗靶点是炎性滑囊，但是操作与关节内注射相似。最常采用局麻药复合糖皮质激素注射，有时需要超声或 X 线引导。除了注射以外，滑囊炎还可以通过休息、冰敷、局部抬高、物理治疗、抗炎和其他药物以及滑囊切除术和抽吸术来治疗。

肌腱炎和肌腱变性的注射：肌腱炎是肌腱急性较大损伤后的炎症。它常见于四肢，包括肩袖肌腱炎、跟腱炎和髌骨肌腱炎（跳高运动员膝）。肌腱变性（慢性肌腱炎）发生在急性愈合期（6～8 周）结束后，留下尚未愈合的区域。腱肌变性是由肌腱内部和周围结缔组织的微撕裂所导。治疗肌腱炎有助于降低发生肌腱变性的风险。已证实受伤肌腱周围注射类固醇，在短期内比 NSAID 更有效，但长期疗效尚未得到证实。由于存在肌腱断裂的风险，通常不推荐在肌腱变性注射类固醇激素。富血小板血浆（PRP）注射、增生疗法（将非药物和无活性刺激溶液，注射到肌腱或韧带区域）经常用于加强衰弱的结缔组织，并减轻肌肉骨骼疼痛，对肌腱变性有良好的短期和长期临床预后。然而，严格设计的预后研究需要建立循证实践。

### 关节注射的并发症

关节注射最常见并发症是感染，包括椎间盘炎、化脓性关节炎、硬膜外脓肿、坏死性筋膜炎、骨髓炎、气性坏疽和白色念珠菌性关节炎。其他并发症包括

脊髓和外周神经损伤、气胸、空气栓塞、注射部位疼痛或肿胀、骨骼肌毒性以及肌腱和筋膜断裂。严格遵守无菌技术，可以预防许多感染性并发症。通过熟悉相关解剖结构来优化操作技术，可以尽量减少其他并发症。

## 椎间盘介入

许多椎间盘介入术用来治疗椎间盘突出引起的椎间盘源性疼痛、或神经根病变/神经根炎。然而仍有待通过设计完善的研究来确定其有效性、安全性和成本效益。一些手术如椎间盘内电热成形术（IDET），由于研究的结果缺乏或不一致已被淘汰。下面我们简要描述一些诊断和治疗盘源性疼痛，和/或椎间盘突出相关性脊神经根炎的治疗选择。

### 椎间盘造影

椎间盘造影也叫椎间盘摄影，用于评估椎间盘病变。对于磁共振成像（MRI）上有异常椎间盘形态的持续、重度下腰痛或颈部疼痛的患者可考虑行椎间盘造影。它通常用于疑似椎间盘（单个或多个）是疼痛源、其他诊断性检查无法确认、考虑外科手术的情况。在 X 线成像引导的严格无菌条件下，将穿刺针从背部插入可疑区域附近的椎间盘中心，然后注入造影剂以加压椎间盘，并显示造影剂在 X 线成像下的扩散形态。记录疼痛反应，注射引起的疼痛在位置和性质上与患者通常的疼痛相似或相同，

被认为是一致的疼痛。否则疼痛不一致。

测试的解释基于压力水平和使患者出现一致性疼痛的椎间盘内开启压力。

· 在高于开启压力 103 kPa（15 psi）以内出现的一致性疼痛，为阳性反应，且为化学性盘源性疼痛。

· 在高于开启压力 103～345 kPa（15～50 psi）出现的一致性疼痛，为阳性反应，且为机械性盘源性疼痛。

· 在 351～620 kPa（51～90 psi）出现的一致性疼痛，为不确定反应。

· 在高于开启压力 620 kPa（90 psi）以上出现的疼痛，为阴性反应。

这些解释只能相对来看。基于这些诊断标准的椎间盘造影的特异度和敏感度，仍然存在争议。对有症状的椎间盘，附近至少一个正常椎间盘（对照组）进行造影也很重要，其中高于开放压力＞620 kPa（90 psi）的压力，产生阴性反应，或不一致的疼痛。对不同的椎间盘，进行随机重复刺激测试，患者对椎间盘受压节段不知情，最大限度地提高了测试的客观性。

椎间盘的形态和造影剂扩散模式，也很有价值。在 X 线透视下，正常椎间盘在前后位和侧位图上，都保持标准的高度。注入造影剂填充髓核，呈单叶或双叶形。退化的椎间盘可出现椎间盘高度降低、纤维环内复杂、或多处不规则裂隙，伴或不伴通过环形撕裂进入硬膜外腔（瘘管）的造影剂泄漏。椎间盘造影术后的 CT 图像，可以进一步详细了解造影剂在髓核和环状纤维化中的扩散情况。根据造影剂扩散的模式，可以确定纤维环从轻度破裂，到全层破裂形成瘘管的程度。

最近，有镇痛椎间盘造影，除了激发性椎间盘造影，再注射局麻药以测试疼痛缓解情况。它是评估盘源性疼痛的一种额外方法。然而，椎间盘造影的特异度和敏感度仍有待确定。它的可能并发症包括神经损伤和椎间盘炎。必须保证无菌和术前使用抗生素。

## 椎间盘内注射

椎间盘内可进行许多试剂的注射。这些试剂包括亚甲蓝、或胶状酒精，破坏椎间盘内的伤害性感受器、蛋白酶或臭氧，破坏蛋白多糖（髓核的主要基质）（化学毁损）和减少髓核体积，以及类固醇，减少椎间盘释放炎性介质。已经以病例系列、前瞻性队列研究或随机临床试验的形式报道了临床预后。这些注射的有效性、安全性和成本效益仍有待确定。尽管椎间盘内注射臭氧等一些操作，已在许多欧洲和亚洲国家得到广泛应用，但在美国其证据仍然有限。它的方法和注意事项，与椎间盘造影相似。

## 双极射频椎间盘修复术

双极射频椎间盘修复术是一种新技术，通过在纤维环后部，置入两个距离约 1.5 cm 的探针，施加射频能量，来加热和松解纤维环后部。它旨在消融侵入纤维环的伤害感受器纤维，并凝固环的裂隙。它通过水冷射频电极嵌入式冷却系统,调节探针的温度,并增加消融的尺寸。可用于慢性椎间盘源性疼痛的患者,其椎间盘造影阳性,伴一致性疼痛,造影显示环状裂隙,或包含型椎间盘突出。一项随机对照试验表明,它能获得中期的疼痛缓解。显然,在考虑该手术作为标准治疗之前,需要进行更多的预后研究。

## 经皮椎间盘减压术

经皮椎间盘减压术是一种物理去除部分椎间盘内容物,并减少髓核体积、受累神经压力的技术。用套管导入探针(钛螺旋钻),并与一次性旋转电机相连,后者机械地将髓核吸出。给突出的椎间盘减压约需要 3 分钟,能取出 0.75～2 ml 椎间盘内容物,然后将探针和套管一起拔出。

支持该技术的证据,仅限于一系列的病例。对于根性疼痛患者,当保守治疗 6 个月以上无效、磁共振显示包含型椎间盘突出≤6 mm、椎间盘造影阳性,且有一致性的中轴和/或下肢疼痛,以及选择性脊神经根阻滞,疼痛缓解率＞80％时,可考虑行经皮椎间盘减压术。

## 经皮穿刺髓核成形术

经皮穿刺髓核成形术也叫经皮椎间盘切除术。它是另一种治疗椎间盘突出相关腰腿痛的方法。在 X 线引导下,采用消融技术,从椎间盘中心取出髓核组织,以减轻受累神经的压力。将一个 PERC-D 棒导入椎间盘,并输送射频能量,以产生聚焦等离子场,将髓核分解为

小分子和气体,导引器再将它们清除到体外。在消融模式下,有一系列 6 通道,可去除约 1 ml 的髓核组织。在凝固模式下,通道关闭。它可以减轻疼痛并恢复运动功能。最近一项系统综述表明,髓核成形术能显著减轻症状性椎间盘突出症患者的疼痛,并增强其功能。根据目前随机对照试验中的数据证实,髓核成形术是包含型颈、胸和腰椎间盘突出症的有效、安全和微创疗法。

## 经皮椎间孔镜技术

经皮椎间孔镜技术是一种利用杆式内窥镜,来暴露突出的椎间盘,并协助切除突出的髓核和/或纤维环,给受累神经减压,并缓解根性或椎间盘源性疼痛的技术。它可以直接观察椎间盘、硬膜外间隙和椎间孔的神经结构、移除病理组织、使用咬骨钳减压受累神经、使用双极射频探头,密封或消融纤维环的缺损部分,并用冲洗港,冲洗手术区域和清理碎片。所有这些操作都是在包含这些特定功能的套管中实时可视化下进行的。

简而言之,在 X 线透视下,将穿刺针从后外侧,经椎间孔插入靶椎间盘,穿刺过程中不会导致下肢疼痛。借助穿刺针将导丝插入椎间盘。用扩张管替换穿刺针,以便插入带斜边的套管,后者能扩大手术野的可视区域。在椎间盘中建立一个空腔,以便观察和切除病变组织。用靛蓝胭脂染料,对退化的椎间盘碎片,进行染色,可进一步分离病变和正常组织。术毕拔出器械。内窥镜的一个重要优

点,是它可以直接放置在硬膜、椎间盘外,去除椎间盘挤出的碎片,该碎片可以是完全游离的,或仅通过一个狭窄的蒂与椎间盘相连。可以通过套管,使用钬激光,来分割增厚的胶原组织,和消融皮质骨,从而利于器械更好地进入椎间盘和/或硬膜外间隙。

这种孔镜技术也能可视化椎间孔和椎间盘内的病变,(传统方法不能),有助于减小外科手术导致的背部肌肉损伤。由于对骨骼和肌肉组织的损伤轻微,该手术对患者的外科创伤,比其他大手术少、术后康复时间短,也能更早的恢复正常活动。腰椎孔镜术中和术后的严重并发症,发生率较低。然而,这些潜在的益处,仍有待通过严格设计的预后对比研究来证明。进行该手术仍需建立在安全、有效和成本效益的循证基础上。

## 经皮椎体成形术/经皮球囊扩张椎体成形术

经皮椎体成形术和经皮球囊扩张椎体成形术,是通过经皮注射骨水泥,减轻背部疼痛,和改善活动度,来治疗椎体压缩性骨折的类似手术。它们通常用于由骨质疏松症或肿瘤骨转移引起的压缩性骨折。在椎体压缩性骨折的急性期(骨折的前 6 周而且 MRI 显示水肿)进行手术,通常可有效减轻背部疼痛和改善活动性。然而,当亚急性或慢性椎体骨折患者,被纳入安慰剂对照组时,和随机临床实验组时,实验组并不比对照组更有

效。因此,正确选择患者十分重要。一系列保守治疗后无效的患者,可考虑该疗法,2/3 的患者有效。

经皮椎体成形术通常由脊柱外科医师、介入放射科医师或疼痛科医师进行。通过 X 线透视引导,经椎弓根入路(单侧或双侧)将穿刺针插入骨折椎体中。在连续的 X 线透视下,通过一个同轴的水泥套管,将骨水泥(2～6 ml)注入椎体。水泥快速硬化,并在椎体内形成支撑结构,保证了椎体的稳定和牢固。拔针时不能将骨水泥遗漏到椎体外。皮肤上的小穿刺点,术后可用敷贴固定。出院前应评估患者是否存在潜在并发症,尤其是与椎体外骨水泥渗漏有关的并发症,如肺栓塞和脊髓损伤。

经皮球囊扩张椎体成形术,是经皮椎体成形术的改良版。它包括在椎体内使用一个小气球,注入骨水泥之前,在松质骨内形成一个空隙。它可以部分恢复骨折椎体后凸的高度和角度。一旦空隙形成,骨水泥将以类似椎体成形术的方式,直接输送到新形成的空隙中。经皮椎体成形术和经皮球囊扩张椎体成形术的疗效仍有争议。一项研究表明二者均可有效改善疼痛、功能障碍和生活质量。然而长期随访发现,经皮球囊扩张椎体成形术的疗效更好。此外,它被认为在恢复椎体高度和水泥外渗等安全问题上优于经皮椎体成形术。但是经皮球囊扩张椎体成形术的成本明显更高。

（边文玉　译,范颖晖　边文玉　校）

## 推荐阅读

[ 1 ] Atallah J N. Management of cancer pain. In: Vadivelu N, Urman R D, Hines R L, et al. Essentials of pain management. New York: Springer, 2011.

[ 2 ] Caracas H C, Maciel J V, Martins P M, et al. The use of lidocaine as an antiinflammatory substance: a systematic review. J Dent, 2009,37(2): 93 – 97.

[ 3 ] Cassuto J, Sinclair R, Bonderovic M. Antiinflammatory properties of local anesthetics and their present and potential clinical implications. Acta Anaesthesiol Scand, 2006, 50: 265 – 282.

[ 4 ] Cheng J, Abdi S. Complications of joint, tendon and muscle injections (invited review). Tech Reg Anesth Pain Manag, 2007, 11: 141 – 147.

[ 5 ] Cheng O T, Souzdalnitski D, Vrooman B, et al. Evidence based knee injections for the management of arthritis. Pain Med, 2012, 13: 740 – 753.

[ 6 ] Chua N H, Vissers K C, Sluijter M E. Pulsed radiofrequency treatment in interventional pain management: mechanisms and potential indications-a review. Acta Neurochir, 2011, 153: 763 – 771.

[ 7 ] de Leon-Casasola O A. Critical evaluation of chemical neurolysis of the sympathetic axis for cancer pain. Cancer Control, 2000, 7: 142 – 148.

[ 8 ] Gleich G J. Treatment of asthma with nebulized lidocaine: a randomized, placebo-controlled study. J Allergy Clin Immunol, 2004, 113: 853 – 859.

[ 9 ] Hollmann M W, Durieux M E. Local anesthetics and the inflammatory response: a new therapeutic indication? Anesthesiology, 2000, 93(3): 858 – 875.

[10] Hunt L W, Frigas E, Butterfeld J H, et al. Dexamethasone added to lidocaine prolongs axillary brachial plexus blockade. Anesth Analg, 2006, 102: 263 – 267.

[11] Manchikanti L, Glaser S E, Wolfer L, et al. Systematic review of lumbar discography as a diagnostic test for chronic low back pain. Pain Physician, 2009, 12(3): 541 – 559.

[12] Trescot A M. Cryoanalgesia in interventional pain management. Pain Physician, 2003, 6: 345 – 360.

[13] Yeung A T, Yeung C A. Minimally invasive techniques for the management of lumbar disc herniation. Orthop Clin North Am, 2007, 38(3): 363 – 372.

# 第十章　慢性疼痛的手术治疗

肖恩·J. 纳高, 布莱恩·S. 李, 安德烈·G. 马查多

## 核心理念

- 尽管有越来越多的文献对于手术治疗顽固性慢性疼痛的长期疗效提出肯定, 但其应用仍尚不广泛。
- 通过程控泵向鞘内持续输注阿片类药物, 对预期寿命大于 1 年、使用大剂量阿片类药物的患者来说, 是控制癌痛和非癌痛的主要手段。
- 如果癌痛患者的预期寿命有限, 且使用麻醉性镇痛药效果欠佳, 就需要酌情采用颅脑或脊柱相关的神经毁损手术。
- 脊髓电刺激是一种安全、可逆、经济的疗法, 能显著减轻脊椎术后疼痛综合征、复杂区域疼痛综合征, 以及其他痛性神经病理状况的疼痛程度。
- 神经调控, 包括深部脑刺激、运动皮层刺激和周围神经刺激, 已有研究发现能够控制疼痛, 当其他手术指征不明或已失败时, 可以考虑神经调控疗法。
- 三叉神经痛是一种独特的疼痛综合征, 微血管减压术、神经消融术(包括球囊压迫、酚甘油化学毁损、射频热凝、立体定向放射介入)是有效的治疗方法。

## 脑和脊髓的神经消融术

在神经刺激器材和阿片类药物广泛面世之前, 常采用不可逆的脑与脊髓的毁损性手术, 来治疗顽固性慢性疼痛。尽管这些手术最初是为了治疗癌痛和非癌痛, 对于某些预期生存时间不长的癌痛患者来说, 仍不失为一种有效的选择。延期并发症和失效有可能发生, 但终末期患者也许还没有等到出现这些不良反应, 就已经离世了。

## 经皮脊髓前侧柱切断术/脊髓丘脑束切断术/脊髓前外侧柱切断术

### 背景

自从 1912 年 Spiller 首次讲述了脊髓前侧柱切断术, 至今文献报道的此类手术患者已超过 3 600 例。

前外侧脊髓中的纤维, 携带伤害感受信号、温度反馈以及对侧躯体上传至丘脑核团的粗触觉(包括腹后外侧核、腹后内侧核和丘脑髓板内核)。毁损脊髓中的脊髓丘脑束, 使疼痛信号在抵达大脑进行整合之前被阻断。

### 适应证

患者癌痛如果位于 $C_5$ 皮区以下的半侧躯体, 会受益于脊髓前侧柱切断术, 尤其是那些单侧胸壁痛、肺部恶性肿瘤、神

经丛压迫、下肢恶性肿瘤的疼痛。而一旦患者预期寿命小于 3 个月、肺功能差、单纯神经病理性疼痛，则不适合该手术。

### 技术

手术全程患者保持清醒，以便提供反馈。在 CT 引导下，用针将造影剂注射到 $C_1 \sim C_2$ 水平疼痛对侧的鞘内间隙。随着脑脊液的流动，置入刺激电极至脊髓丘脑侧束。电生理学验证后，进行 2~3 个毁损程序，直到患者报告疼痛区域的感觉减弱。

### 结果

尽管没有对照研究，评估发现患者在术后初期疼痛缓解大于 90%，在术后 6 个月时约 80% 患者疼痛缓解达到满意。在双侧疼痛的患者中，如果施行双侧的脊髓前侧柱切断术，需要分期进行，以降低中枢性低通气综合征（Ondine's curse）的风险。其他并发症包括霍纳综合征，暂时或永久的同侧无力（损伤了皮质脊髓束）以及尿潴留。

## 脊髓连合切开术

### 背景

1926 年 Greenfield 最先提出脊髓连合切开术，来消除中线内脏疼痛，一年后由 Armour 首次实施[1]。通过离断上行的内脏痛纤维，和从脊髓背角向对侧上行的脊髓丘脑束纤维，来阻断内脏的双侧疼痛信号。

### 适应证

患者因颈部、胰腺、消化道肿瘤导致中线或双侧腹部、盆腔疼痛，以及骶部或双下肢疼痛，会受益于脊髓连合切开术。

### 技术

可采用 CT 引导经皮穿刺手术，或开放性脊髓连合切开术。在开放手术中，取中线切口，通常行 $T_{10} \sim L_1$ 的椎板切除，打开硬膜囊，暴露中隔，经背正中沟行射频或机械毁损。

### 结果

据报道成功率达 60%~70%，但疼痛复发常见。并发症包括感觉迟钝、肠道和膀胱功能障碍，本体感觉降低。

## 背根进入区（dorsal root entry zone，DREZ）毁损

### 背景

1974 年，Sindou 首次描述背根进入区毁损术，随后由 Nashold 在 1976 年进行了修订[3]。它是通过毁损背根在外侧缘、即将进入后外侧脊髓和背外侧束（Lissauer's tract）的兴奋区域，从而阻断疼痛信号。

### 适应证

因为 DREZ 手术能够控制区域局限的疼痛，尤其是神经病理性疼痛，至今仍用于控制臂丛神经损伤和撕脱所致的非恶性、去传入性疼痛，以及臂丛恶性肿瘤、放射性神经丛病和肺上沟瘤。

### 技术

首先，行疼痛相应区域的椎板切除或半椎板切除，在中线打开硬膜，在 DREZ 区置入电极，靶向背根各分支、脊髓胶状质和背外侧束，每隔 1~2 mm 行多点毁损。

### 结果

近66%的臂丛撕脱患者在术后1年随访时反馈：疼痛缓解达较好至很好。报道的并发症有同侧下肢无力、感觉改变、膀胱失禁(图10-1)。

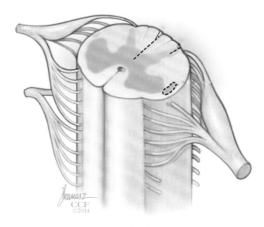

**图10-1** 图示为顽固性癌痛治疗时脊髓毁损的大致位置(经克利夫兰医学艺术与摄影临床中心许可转载)。

## 扣带回切开术

### 背景

前扣带回为边缘结构，位于胼胝体的上部，它是 Papez 环路的一部分，参与行为和情感通路，包括慢性疼痛的情感反应，是由 Foltz 和 White 最先报道的[2]。

### 适应证

扣带回切开术通常限于肿瘤转移、合并多区域顽固性疼痛、已不适合其他外科手术的患者。

### 技术

前扣带回通过核磁共振引导立体定向，通过旁正中钻孔，置入射频热凝电极，行双侧毁损。

### 结果

大约50%的患者在6个月时会感到疼痛缓解。并发症包括癫痫、行为改变、认知下降。扣带回切开术不常用于控制疼痛。

## 其他消融损毁

颅面部癌痛颇具挑战，据报道毁损同侧三叉神经脊束核和尾核，在术后6个月有80%的患者能得到疼痛缓解，但支持其使用的数据非常有限。类似的，毁损脊髓丘脑束上行入颅达丘脑处(丘脑切除术)、中脑或脑桥(中脑切开术/脑桥束切开术)，也可能减少疼痛，但已很少再用。

## 脑和脊髓的神经调控术

神经调控已取代了神经消融，成为难治性神经痛和非恶性疼痛的首选治疗方法，因为一旦治疗无效或因某种原因需要撤销，不会存在残留的神经后果。治疗选择包括：通过植入泵体，经鞘内导管(ITAP)持续输注药物，和/或穿刺置入神经刺激电极紧邻脊髓(脊髓电刺激)和皮层(运动皮层刺激)，或插入皮层下区域(深部脑刺激)。

## 脊髓电刺激(spinal cord stimulation, SCS)

### 背景

1965年 Melzack 和 Wall 发表疼痛的"闸门控制理论"后，Shealy 在1967年描述了电刺激脊髓背柱，来减轻支气管肿瘤所致的胸痛，他认为电刺激背柱使粗大的 Aβ 纤维去极化，这激活了抑制性中间神经元，使"闸门关闭"，从而阻断了疼痛诱发的伤害感受信号，自 Aδ 和 C 纤维的传入。

### 适应证

持续 SCS 减轻慢性神经病理性疼痛和缺血性疼痛。在美国，脊柱手术后持续疼痛或背部手术失败综合征（FBSS）是 SCS 最常见的指征。一项单盲随机对照试验证实，SCS 也能改善复杂区域疼痛综合征（complex regional pain syndrome，CRPS）。还有报道 SCS 用于其他周围神经病变，但研究尚不够充分。近年来，顽固性心绞痛、周围血管疾病所致缺血性疼痛，已采用 SCS 获得有效治疗。其他试验还在进行。

### 技术

采用经皮穿刺（柱状电极）或椎板切开入路（外科电极）将刺激电极植入胸段硬膜外间隙，在臀部或腹部植入患者自控式脉冲发生器（implanted pulse generato，IPG）随后连接电极与 IPG。建议先常规进行神经心理测试，再讨论是否植入。绝大多数患者在永久植入之前，先进行测试。

### 结果

两项随机对照试验已证实：对于 FBSS 患者，与传统疗法或再次手术相比，SCS 疗效更佳。一项随机对照试验表明：对于 CRPS 的疼痛，SCS 配合理疗，要优于单纯理疗。SCS 的并发症包括：SCS 置入区疼痛、脊髓或周围神经损伤、硬件故障、移位和感染。一项关于

18 个研究的荟萃分析报道：SCS 并发症的平均发生率为 34%（图 10-2）。

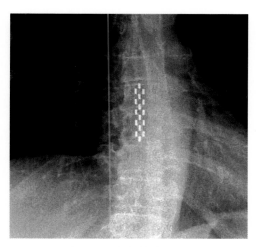

**图 10-2** 胸片显示多触点片状电极覆盖在胸髓中段。尾端可见导线。

## 鞘内镇痛泵（intrathecal analgesic pumps，ITAP）

### 背景

ITAP 将吗啡等镇痛药输送到脑脊液（cerebrospinal fluid，CSF）。由于药物直达脑脊液，剂量显著降低，不良反应也较全身给药时显著减少。泵内存储镇痛药，以后可以经皮穿刺补充药物。泵体控制镇痛药的输注速度。FDA 批准的鞘内给药仅有吗啡、巴氯芬、齐考诺肽。植入早期的费用较高，但随长期使用，其成本降低。

### 适应证

鞘内治疗能为癌痛和非癌痛患者有效镇痛。对于那些疼痛控制不佳或无法忍受全身药物不良反应的患者来说，ITAP 是一个好的选择。

### 技术

ITAP 导管将药物向内输入蛛网膜下腔，向外经皮下隧道，连接植入腹部的程控泵体。

### 结果

一项随机对照研究纳入 202 位癌痛患者，认为 ITAP 联合综合治疗组，对疼痛的控制，要优于单纯综合治疗组。此外，ITAP 能降低药物毒性风险、降低抑郁水平。硬件相关的常见并发症，是导管破裂或堵塞，但容易修复。手术的其他风险包括：脑脊液瘘、假性脑膜膨出、感染、囊袋水肿、血肿、神经损伤。指导患者警惕中毒和戒断征兆。如果患者既往依从性不佳，则不适合 ITAP 疗法，因其可能无法配合频繁的随访、加药和药物滴定（图 10 - 3）。

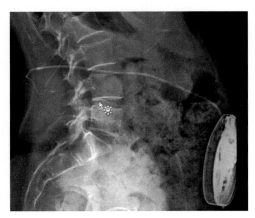

**图 10 - 3**　腰椎侧位 X 线片，显示带有鞘内导管的程控泵。导管的尖端位于下胸段。

## 深部脑刺激（deep brain stimulation，DBS）

### 背景

已确认 DBS 可有效治疗运动障碍，但其实早在这一里程碑式的发现之前，DBS 已用于慢性疼痛的治疗。最早报道电刺激调节疼痛是在 1954 年（Heath）和 1956 年（Pool），至 20 世纪 70 年代，其靶点更加精确。20 世纪 90 年代的两项多中心研究，认为其效果不确定，为这种疗法泼了一盆冷水，其应用开始下降。

### 适应证

对于药物和手术治疗都不见效的难治性疼痛患者，可考虑 DBS 作为超常规的一种尝试。常见的适应证包括卒中后疼痛、幻肢痛/残肢痛、脊髓或臂丛损伤后疼痛。

### 技术

立体定向导航下，颅骨钻孔，植入刺激电极。目前最常见的靶区是脑室周围灰质/导水管周围灰质、丘脑腹后外侧和内侧。当电极就位，固定并连接至植入式脉冲发生器，将电脉冲以设定的频率、脉宽和强度传送到大脑。

### 结果

顽固性疼痛患者对 DBS 的反应存在差异。最近一项大型前瞻性研究显示，66% 的患者在 DBS 之后有所改善。DBS 的潜在并发症包括卒中、颅内出血、神经功能缺损、硬件故障/感染、导线脱位/折断、意外的运动或感觉失调。

## 运动皮层刺激（motor cortex stimulation，MCS）

### 背景

Tsubokawa 观察到猫的脊髓丘脑束如果去传入，会导致丘脑过度激活，而刺激运动皮质可以消除这一现象，于是推断：慢性运动皮层刺激，有可能抑制患者的中枢疼痛信号，并于1991年最先发表了关于MCS的研究。

### 适应证

三叉神经病变、卒中后疼痛综合征（延髓外侧和丘脑梗死）、痛觉缺失、脊髓损伤、周围神经损伤如肢体残端痛和带状疱疹后神经痛，MCS治疗可能有效。

### 技术

立体定向导航下，在疼痛部位的对侧行微创开颅术，将电极板置入运动皮质硬膜外腔隙，覆盖能抑制神经痛的区域，通常可在术前根据功能磁共振确定靶区。可在术中通过运动诱发反应来确认位置。电极通常在体外测试几天，再返回手术室进行体内植入，并连接脉冲发生器。

### 结果

尽管MCS用于中枢和外周疼痛综合征都有研究，但结果不一致，这限制了它在顽固性疼痛的应用。研究结果至少在某种程度上与患者选择的差异较大、和样本量较小有关。有一个亮点是那些神经病理性面痛的患者，治疗反应较好，或许与面部在运动皮层投射区域占比较大有关。MCS已报道的术后并发症包括硬件故障、卒中、脓肿、癫痫和颅内出血。

# 三叉神经痛（trigeminal neuralgia，TN）

### 背景

三叉神经痛患者主诉单侧、阵发、面部刺痛，沿一个或多个三叉神经的感觉皮区分布（详见第二十七章）。典型临床表现为扳机点诱发痛、存在无痛间歇。疼痛最常见与小脑上动脉压迫神经根进入区有关，其次为小脑前下动脉或岩上静脉造成的神经根压迫。

### 适应证

药物治疗无效、或药物不能耐受的三叉神经痛患者，建议手术治疗。磁共振证实存在血管压迫的年轻患者，较少或没有慢性病史，可行微血管减压术（microvascular decompression，MVD）。而MRI未明确血管神经异常的患者，也可行后颅窝探查术。同样，患者若倾向于避免有创手术，可以选择三叉神经痛的其他外科干预方式（图10-4）。

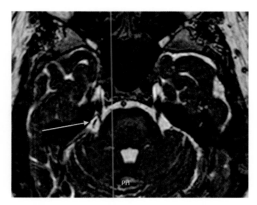

图10-4　MRI结构相稳态序列（CISS）显示，在神经根进入去远端，存在三叉神经的神经血管压迫。

## 微血管减压术

### 技术

微血管减压术是TN创伤相对最大的治疗选择，但它能提供长期持续的疼痛缓解。存在神经血管压迫、一般状况较好的年轻患者,通常会将 MVD 作为首选方案。全身麻醉下,枕下乙状窦后入路切开颅骨,进入后颅窝。打开硬脑膜,分离松解压迫三叉神经的血管,在其中置入一块 Telfa 或其他不可吸收的材料。术后不久,患者疼痛会显著改善,但也有的表现为延迟改善。重复 MVD 手术就没这么有效,且面部肌肉乏力的风险增加。

### 结果

与其他方式相比,MVD 能获得长期的疼痛缓解、疼痛复发率较低,且并发症风险较低。有研究在随访 10 年后,发现 65%～70% 的患者仍处于缓解状态。据报道,感觉缺失率为 5%～10%,脑脊液漏发生率 7%,有发生听力下降、面部肌肉乏力的可能。报道的死亡率为 0.37%。

## 三叉神经痛的消融术选择

与 MVD 不破坏结构的目标不同,三叉神经根切断术旨在选择性地损伤疼痛神经纤维,使部分感觉缺失。手术方式包括如下几种:球囊压迫术(balloon compression,BC)、甘油注射术(glycerol rhizotomy,GR)、射频(radiofrequency,RF)神经根切断术,对于具体患者而言,每个手术各有优缺点,外科医师的经验往往导向了最终的决定。

### 球囊压迫术

#### 技术

球囊压迫通常在全身麻醉下进行。运用 X 线引导,在同侧口角外侧 2.5 厘米处进针,达卵圆孔,拔出针芯,置入球囊导管。将球囊充气至出现特征性的梨形,维持 60～90 秒。BC 可能引起短暂的低血压和心动过缓,这有时需要短期经皮心脏起搏。

#### 结果

术后 6 个月时,约 90% 的患者报告疼痛减轻;3 年时,下降至约 70%,复发率约为 25%。常见咬肌无力(达 66%),但可能是亚临床的。麻木发生率约为 2%。BC 选择性损伤中、大有髓疼痛纤维,故可保留角膜反射。

### 甘油注射术

#### 技术

甘油注射术的定位和进针点与 BC 相同。在 X 线引导下穿刺置管达卵圆孔,患者转为坐位,先后注入造影剂和甘油。患者保持直立 2 小时,以防止甘油流入后颅窝。

#### 结果

大多数研究认为甘油注射后的疼痛缓解没有其他手术持久,6 个月时约 90% 的患者有效,3 年时降至 50%。但感觉缺失少于其他手术。感觉障碍和角膜麻木的发生率低于 9%,咬肌无力的发生率约为 3%。

### 射频热凝术

#### 技术

在麻醉监护下,X 线引导,射频针穿刺入卵圆孔,唤醒患者,感觉测试和运动测试,用热凝电极损伤神经,其靶点选择性优于 BC。

### 结果

射频治疗后疼痛缓解率接近 90%，近 60% 的患者在 60 个月时仍然没有疼痛。据估计复发率约 25%，低于甘油注射术。射频并发症的发生率较高，尤其是咀嚼无力、感觉障碍和角膜麻木。角膜麻木的风险增加，可能是由于无髓鞘细纤维损伤。血管损伤的风险也较高。对于不能接受全身麻醉或选择性神经根毁损的患者，射频是一个很好的选择。

## 立体定向放射外科

### 技术

使用伽马刀、直线加速器或射波刀系统的立体定向放射手术，是无创治疗顽固性 TN 的技术。用 70～90 Gy 剂量的聚焦辐射，毁损三叉神经的神经根进入区。

### 结果

缓解疼痛会延迟数周，不像其他手术那么立竿见影。大部分研究认为 50%～75% 的患者在长期随访中达到充分疼痛控制，复发率为 5%～42%。随辐射剂量增加，麻木或感觉异常也有所增加。伽马刀重复治疗是复发或难治性疼痛患者的一种选择。总之，并发症发生率较低、康复较快，使其对于那些手术风险较高或更倾向于避免有创手术的患者，是极佳的选择。

## 舌咽神经痛

舌咽神经痛是一种罕见的颅面疼痛综合征，有时与 TN 相混淆，其特征是喉咙和耳朵剧烈疼痛。有的存在血管神经压迫，第 9 颅神经 MVD 可以显著缓解疼痛。为顽固性疼痛患者切断舌咽神经和迷走神经（X）的一些神经根细支，能消除疼痛。

（蒋长青　译，范颖晖　边文玉　校）

## 参考文献

［1］Armour D. Surgery of the spinal cord and its membranes. Lancet，1927，1：691-697.

［2］Foltz E L，White L E Jr. Pain "relief" by frontal cingulumotomy. J Neurosurg，1962，19(2)：89-100.

［3］Thomas D G T，Kitchen N D. Longterm followup of dorsal root entry zone lesions in brachial plexus avulsion. J Neurol Neurosurg Psychiatry，1994，57：737-738.

## 推荐阅读

［1］Boccard S G J，Pereira E A C，Aziz T Z，et al. Long-term outcomes of deep brain stimulation for neuropathic pain. Neurosurgery，2013，72：221-231.

［2］Broggi G，Broggi M，Ferroli P，et al. Surgical technique for trigeminal microvascular decompression. Acta Neurochir，2012，154：1089-1095.

［3］Cheng J S，Lim D A，Chang E F，et al. A review of percutaneous treatments for trigeminal neuralgia. Oper Neurosurg，2013，10(1)：25-33.

［4］Kanapolat Y，Ugur H C，Ayten M，et

al. Computed tomography-guided percutaneous cordotomy for intractable pain in malignancy. Neurosurgery, 2009, 64(3): 187 – 194.

[ 5 ] Kemler M A, Barendse G A M, van Kleef M, et al. Spinal cord stimulation in patients with chronic reflex sympathetic dystrophy. N Engl J Med, 2000, 343 (9): 618 – 624.

[ 6 ] Kumar K, Hunter G, Demeria D D. Treatment of chronic pain by using intrathecal drug therapy compared with conventional pain therapies: a cost-effectiveness analysis. J Neurosurg, 2002, 97(4): 803 – 810.

[ 7 ] Kumar K, Taylor R S, Jacques L, et al. Spinal cord stimulation versus conventional medical management for neuropathic pain: a multicentre randomized controlled trial in patients with failed back surgery syndrome. Pain, 2007, 132(1 – 2): 179 – 188.

[ 8 ] North R B, Kidd D H, Farrokhi F, et al. Spinal cord stimulation versus repeated lumbosacral spine surgery for chronic pain: a randomized, controlled trial. Neurosurgery, 2005, 56(1): 98 – 1067.

[ 9 ] Raslan A M, Cetas J S, McCartney S, et al. Destructive procedures for control of cancer pain: the case for cordotomy. J Neurosurg, 2011, 114: 155 – 170.

[10] Sindou M P, Blondet E, Emery E, et al. Microsurgical lesioning in the dorsal root entry zone for pain due to brachial plexus avulsions: a prospective series in 55 patients. J Neurosurg, 2005, 112 ( 6 ): 1018 – 1028.

[11] Smith T J, Staats P S, Deer T, et al. Implantable drug delivery systems study group randomized clinical trial of an implantable drug delivery system compared with comprehensive medical management for refractory cancer pain: impact on pain, drug-related toxicity, and survival. J Clin Oncol, 2002, 20 ( 19 ): 4040 – 4049.

[12] Tsubokawa T, Katayama Y, Yamamoto T, et al. Chronic motor cortex stimulation for the treatment of central pain. Adv Stereotact Funct Neurosurg, 1991, 52: 137 – 139.

[13] Viswanathan A, Burton A W, Rekito A, et al. Commisural myelotomy in the treatment of intractable visceral pain. Stereotact Funct Neurosurg, 2010, 88: 374 – 382.

[14] Yen C, Shlesinger D, Sheehan J P. Gamma knife radiosurgery for trigeminal neuralgia. Expert Rev Med Devices, 2011, 8(6): 709 – 721.

[15] Yen C P, Kung S S, Su Y F, et al. Stereotactic bilateral anterior cingulotomy for intractable pain. J Clin Neurosci, 2005, 12(8): 886 – 890.

# 第十一章 针灸与补充整合医疗在疼痛管理中的应用

卢茜·陈

**核心理念**

- 补充疗法,指非传统的健康实践或产品,与传统医学结合应用;而替代疗法,指作为独立疗法的非传统健康实践或产品,用于取代传统医疗。整合医学,用于描述结合了传统疗法与补充疗法的学科。

- 在美国,约38％的成人、12％的儿童使用补充替代疗法(CAM)。2007 年,有 320 万门诊人次是为了针灸治疗。此外,最常用的 CAM 疗法,包括天然物质、深呼吸、冥想、整脊或整骨疗法、按摩。腰背痛是最常采用 CAM 治疗的病症。随着对 CAM 疗法的需求不断增长,美国大多数医学院已增设整合医学课程。

- 针灸也许是在这些疗法中研究最多的,包括临床前和临床研究,在五大类 CAM 疗法中也是最常用的。CAM 包括完整医学体系,心身医学,生物疗法、手法与体疗,能量疗法。

- 针灸因其安全、有效、性价比好而赢得支持,其神经体液机制也开始明了。

- 美国随着人口老龄化和医疗费用不断增长,越来越着重于疾病预防和替代疗法。许多 CAM 疗法可用作初级治疗,或作为传统治疗的有效补充,来达到维持健康、减少支出和提高患者满意度的目标。

## 前言

与传统医学相比,补充和替代医学(CAM)是一些不属于西方医学体系的医疗实践和医疗产品。虽然辅助和补充医学历史悠久,但是 20 世纪 70 年代以前,它并没有在西方国家得到显著的发展。几十年来,CAM 基础科学和临床研究的进展,大大提高了西方国家对 CAM 疗法的认识。

补充疗法是指与传统医疗联合治疗的非传统医疗实践或医疗产品。

替代医疗是指替代传统医疗的非传统医疗实践或医疗产品的独立治疗方法。

整合医学是指传统疗法和补充疗法相结合的学科。整合医学是医疗活动的一部分,许多医学院开设了相关教学。整合医学对临床疼痛治疗可能有独特的作用,因为多因素导致的疼痛需要多模式疗法进行有效的治疗。

### CAM 的现状

在过去几十年中,1998 年一项全国

性调查报告显示,替代疗法门诊的就诊人数,是家庭医生门诊的两倍。2007年,大约38%的美国成人和12%的儿童使用了CAM疗法[1]。在这些患者中,有320万人接受针灸治疗(2007 NCCAM)。1997年,替代医疗的支出总额,估计为270亿美元,该数字与全体美国医师医疗服务支出相当,未来10年进一步增加到339亿美元。根据患者的要求,替代医疗的第三方补偿也有所增加。最常用的CAM疗法包括天然物质、深呼吸、冥想、脊椎按摩、或整骨疗法和按摩。CAM疗法最常应用的疾病为腰痛。由于对CAM疗法需求的大幅增加,美国大多数医学院都增加了整合医学的课程。

## CAM 的主要分类

CAM包括许多内容,国家补充与替代医学中心将其分为五大类。

- 整合疗法:顺势疗法、自然疗法、中医和印度医学。
- 身心疗法:冥想、放松、祈祷、心理治疗、瑜伽、普拉提、太极、艺术疗法、音乐疗法和舞蹈疗法。
- 生物疗法:膳食、草药、和科学未经证实的疗法如鲨鱼软骨素。
- 推拿和基于身体的疗法:脊柱推拿(脊椎按摩疗法和整骨疗法)和按摩。
- 能量疗法:气功、灵气、抚摸疗法和电磁疗法。

针灸可能是临床前和临床研究最多

的,也是最常见的CAM之一。1996年,随着针灸需求的不断增长,FDA将针灸针归为与医用针头、一次性注射针筒和外科手术刀一样的医疗设备。1997年,美国国立卫生研究院组织的一次关于针灸发展共识的会议上,针灸被内科医师、牙医、非医师针灸师和其他从业者,公认为一种可以广泛使用的治疗方法。患者寻求针灸治疗的一个主要原因是,针灸并发症的发生率,与药物和常用的医疗手段相比明显降低。由于CAM包含的疗法很多,本章没有对每一种疗法进行描述,而是将重点放在针灸上,以阐述如何利用该领域的最新信息,将针灸治疗与临床疼痛治疗相结合。

## 针灸理论

针灸是一种在中国已经使用了3 000多年的中医疗法。中医的古老理论认为,人体的健康是通过两个对立但不可分割的元素,保持着微妙平衡:阴和阳。因此,人类内部"器官"也分为阴阳两种。阴象征着"冷的、慢的和被动的",而阳象征着"热的、兴奋的和主动的"。该理论认为"气"(发音为"chee")是生命力或生命的能量。"气"即所谓的经络,被认为是通过体内特定的途径流动,从而影响健康。体内包含12条主经络和8条次经络。由于阴阳平衡被认为是"气"流健康的基础,所以系统中任何失衡都会干扰或阻碍"气"的流动,导致疾病或疼痛的发生。从技术上讲,针灸是指将无菌细针沿着经络插入特定皮肤点（所谓的穴位）。针灸通过增强、释放"气"和/或解除"气"的瘀滞，以恢复阴阳平衡，来治疗疾病或疼痛。

## 针灸机制

尽管针灸的作用机制尚不清楚，但许多研究表明针灸对外周或中枢神经系统有不同的生物学效应。已显示针灸疗法有神经体液因子、神经递质和其他化学介质的参与。

### 外周和中枢神经系统

研究表明，针灸的镇痛作用依赖于完整的外周神经系统，如果针灸部位受到因带状疱疹后神经痛或局麻药受到影响，则针灸的镇痛作用会消失。早期的研究也表明，不同频率的电针疗法（EA），对神经肽的合成和释放有不同影响，特别是中枢神经系统合成的一些阿片肽。此外，EA 刺激丘脑内侧区，可以增强胆囊收缩素样免疫反应，而且 EA 也增强或恢复了自然杀伤细胞的活性。

通过功能磁共振成像（fMRI）、和正电子发射地形扫描（PET）的研究，可以进一步了解针灸对大脑神经元活性的影响。有研究表明，针灸降低中脑导水管周围灰质（PAG）、丘脑、下丘脑、躯体感觉皮层和前额叶皮层区疼痛传入神经元的活性。刺激不同穴位会引起中枢神经系统特定区域的神经影像信号（增加或减少）变化，而且每个经络都与大脑皮层

的特定区域相连。EA，尤其是低频电针，比手工针灸在前岛叶区域（信号增强），以及边缘和边缘旁结构（信号增加），产生更广泛的功能磁共振信号变化。这些数据表明，针灸疗效可能与脑内神经元变化有关。中医理论体系里的经络系统可能与特立的脊髓以上区域相关。这些发现有助于理解针灸治疗的神经机制和经络现象。

## 体液因子和神经递质

体液因子介导针灸镇痛，可能是通过针灸诱发物质释放入脑脊液，该概念得到了交叉灌注实验的支持。有研究表明，针灸能显著增加内啡肽的产生，以及提高花生四烯酸乙胺醇（一种内源性大麻素）的水平。这些作用可被阿片受体拮抗剂纳洛酮、或特异性大麻素（CB2）受体拮抗剂阻断。EA 还降低了 $\gamma$-氨基丁酸（GABA，一种抑制性神经递质）的释放，上调一氧化氮和调节神经递质（肾上腺素、去甲肾上腺素、多巴胺和 5-羟色胺）的产生和释放。有趣的是，选择性激活脊髓以上结构，并由此产生神经递质的释放，可能与特定的 EA 频率有关。例如，EA 在 4 Hz 时的镇痛作用，是通过内源性阿片肽介导的，而 EA 在 2 Hz 时的镇痛作用，可能与 P 物质作为递质有关。

## 临床数据

尽管针灸在患者和医学专业人员中

已经很普及,但其应用和整体疗效仍存在争议。针灸研究有一些特殊的难点,如安慰剂对照、交叉设计和个体化。然而,令人鼓舞的是,目前已经有越来越多的关于针灸治疗疼痛的临床随机对照研究。

## 下腰痛

慢性下腰痛是医疗费用和残障率较高的最常见的健康问题之一。每年 900 多亿美元的医疗费用中,约 260 亿美元用于背部疼痛的治疗。尽管有许多药物或介入治疗可以选择,但无不良反应的长效疗法很少。因此,CAM 成为许多腰痛患者的选择。1993 年,一项全国性的调查显示,需 CAM 治疗的疾病清单中,下腰痛位于榜首(36%)。近年来,针灸已成为治疗腰痛最常用的 CAM 疗法之一。一项 1 162 名慢性腰痛患者的大型研究显示,针灸至少能改善腰痛患者 6 个月的疼痛。无论是真针(47.6%)还是假针(44.2%),针灸的疗效几乎是传统疗法(27.4%)的两倍。在另一项大规模临床试验中,3 093 名慢性腰痛患者被随机分为两组:针灸组和传统医疗组。在治疗开始时、3 个月、6 个月时,分别评估腰背功能(汉诺威功能能力问卷)、疼痛和生活质量。此外,也分析了它们的成本效益。结果表明,与传统医疗相比,针灸复合常规医疗疗法的患者,比单纯传统疗法的患者,疼痛改善明显,而且相对经济。

美国医师学会和美国疼痛学会的临床实践指南,建议医师将针灸作为治疗腰痛的非药物辅助疗法。此外,单次针灸治疗的持续时间,似乎是影响疗效的独立因素。例如,30 分钟的治疗比 15 分钟的治疗更有效,而 45 分钟的治疗并未进一步改善疗效。在电针刺激疗法中也有类似的表现。30 分钟或 45 分钟治疗的视觉模拟疼痛评分、体能、睡眠质量评分改善相似,并且对口服镇痛药的需求也有所降低,这一结果优于 0(未进行治疗)或 15 分钟的疗效。值得注意的是,针灸和经皮神经电刺激(TENS)都能显著减轻疼痛,前者较后者改善腰椎活动受限的效果更好。针灸不仅改善了疼痛程度,而且比传统药物和物理治疗的疗效更好,主要体现在疼痛相关的残障、睡眠质量、复工,以及镇痛药需求下降。与假针灸组相比,针灸能减轻心理压力。

## 慢性颈肩痛

针灸治疗慢性颈肩痛疗效确切。对于颈椎病引起的颈部疼痛,一项研究选取 106 名受试者,随机分为真针灸实验组和假针灸对照组,结果表明两组的有效率分别为 75.5% 和 52.8%($P <$ 0.05)。其他几项样本量为 115～177 名患者的;针灸治疗慢性颈部疼痛的临床试验,也得出了阳性结果。这些研究表明,针灸在减轻疼痛和改善颈部活动范围方面优于对照组。有一项研究发现,针灸可减轻至少 3 年的颈肩部慢性疼痛,同时能改善抑郁、焦虑、睡眠质量、疼痛相关的活动障碍和生活质量。此外,针灸可以改善颈部挥鞭伤引起颈部扭转

而导致的失平衡症状。如果复合物理疗法,对于减轻疼痛和功能恢复要优于单一的针灸或物理疗法。除了物理治疗,慢性颈肌筋膜疼痛常用局麻药或者干针行触发点注射治疗。一项前瞻性随机双盲对照交叉研究,比较了慢性颈痛和颈椎功能受限患者,使用针灸、假针灸和干针,局部肌筋膜触发点注射的疗效,发现针灸对减轻运动相关疼痛、和改善活动范围有较好的疗效。为了研究针灸复合常规治疗,与单纯常规治疗,对慢性颈痛患者的疗效,一项多中心随机对照实验纳入了 14 161 名慢性颈痛患者(持续时间＞6 个月),随机分为针灸组(1 880 人,15 次 3 个月以上的针灸治疗)和对照组(1 886 人),结果显示针灸组颈部疼痛和残障的改善显著优于对照组($P <$ 0.001)。这项大规模临床试验表明,在对慢性颈痛患者,使用针灸与常规医疗相结合的疗法,既能改善疼痛,又能减少致残率。

两项包括 10～14 个临床试验的荟萃分析总结了针灸治疗颈部疼痛的成本效益。有一定的证据表明,针灸组比对照组能更有效地缓解疼痛。总的来说,针灸可能有治疗颈部疼痛的短期疗效。然而,与仅接受常规护理的患者相比,对慢性颈部疼痛患者进行额外针灸治疗的成本效益,仍有待确定。更有趣的是,另一项共有 3 451 名患者(针灸组 1 753 名,对照组 1 698 名)的研究表明,针灸治疗,前 3 个月的花费比常规护理高。针灸治疗 3 个月以后,可以获得更好的经济健康效益。根据国际成本效益阈值,该研究认为针灸是一种经济的治疗慢性颈部疼痛疗法。

## 头痛

尽管新药如选择性血清素受体激动剂舒马曲坦已经减轻了许多患者的偏头痛症状,但还是有顽固性头痛的患者。另外,针灸已经成为治疗紧张性头痛、偏头痛或其他类型头痛的新方法。一项随机多中心研究表明:302 名偏头痛患者接受针灸治疗后,头痛显著减轻。作为无先兆偏头痛的预防措施,与口服氟桂利嗪相比,针灸治疗 2～4 个月可显著减少偏头痛的发作次数。对于许多患者来说,针灸不但在预防完全性偏头痛发作方面具有与舒马曲坦相似的效果(如果不是更好的话),而且由于其不良反应可以忽略不计,针灸与舒马曲坦相关的药物治疗相比具有独特的益处。对纳入 4 419 名患者的 22 项试验,进行系统回顾,表明与单独常规护理相比,针灸对急性偏头痛发作的治疗有益。还有样本量为 50～2 022 名患者的,针灸治疗紧张性头痛或偏头痛的研究,也得出了相似的结果。另一项纳入 2 317 名患者的 11 项试验得出的关于慢性紧张性头痛的综述发现,针灸组的头痛天数和疼痛强度,与对照组相比有统计学意义和临床相关的短期效益(超过 3 个月)。因此针灸是对于频繁发作或慢性紧张型头痛患者有效的非药物治疗手段。有趣的是,儿科患者的头痛使用这种替代疗法也有效。

尽管中西医之间存在差异,但最近的 Cochrane 系统综述表明,对于偏头痛或频繁发作的紧张性头痛患者而言,针灸是一种有效而且有价值的选择。此外,根据国际评估,针灸似乎是一种经济的疗法。与许多标准药物治疗相比,此疗法不良反应较少。

### 其他疼痛

针灸可治疗许多其他疼痛,如术后镇痛或分娩镇痛。一些研究表明,术前接受针灸治疗的患者,不但疼痛程度减轻、阿片类药物需求减少,而且术后恶心呕吐和交感反应的发生率也降低。一项针灸治疗分娩镇痛的研究发现,分娩期接受针灸,治疗能让产妇显著降低硬膜外镇痛的药量和更加放松。与对照组相比,针灸对分娩无不良反应。与假针灸或接受教育的对照组相比,针灸可以改善膝骨关节炎患者的疼痛和关节功能。此外,一些临床试验发现针灸对纤维肌痛和类风湿性关节炎有效。同样,针灸能有效治疗慢性外上髁炎(网球肘),部分原因是改善了关节活动度、减轻了负重时出现的疼痛。有的网球肘患者经过十次针灸治疗后,疗效可以持续超过一年。

### 针灸的其他用途

除了镇痛作用外,针灸还可以治疗许多其他疾病。例如许多临床试验证实针灸(或对相关穴位进行穴位按压)与氟哌利多和佐夫兰等止吐药相比,能治疗术后恶心和呕吐。许多癌症患者,使用针灸治疗癌症相关的疲劳、不适,以及化疗引起的恶心和呕吐。越来越多的患者开始用针灸来补充或替换常规治疗,包括过敏、哮喘、抑郁、焦虑、肥胖、失眠、经前综合征、更年期症状、辅助受孕和不孕、脊髓损伤、戒烟和类阿片或其他药物成瘾的解毒。

## 针灸的可能并发症

1997 年美国国立卫生研究院针灸共识小组指出,针灸治疗时出现不良事件的概率极低。最常见的并发症是穿刺部位的瘀青或出血,伴随出现短暂的血管迷走神经反应。其他罕见的并发症包括感染、皮炎和针体断裂破碎。一项纳入 34 407 例针灸治疗的大规模前瞻性调查显示,没有出现需要住院的严重不良事件、住院时间延长、永久性致残或死亡。该调查共报告了 43 例轻微不良事件(0.13%),包括严重恶心和操作时晕厥;意料之外的症状长期加重;长期和难以忍受的疼痛和瘀伤;以及心理和情绪反应。另外一项纳入 31 822 例针灸治疗的调查也仅发现 43 例轻微的不良事件,每 10 000 次治疗中有 14 次发生(0.14%)。其他轻微不良事件可以避免,如患者无人看管、体内留针、蜂窝组织炎和艾灸灼伤。总的来说,针灸与其他许多疗法相比,并发症发生率显著降低,它是一种相对安全的疗法。然而,由于针灸是一种有创介入疗法,如果操作不当可能会发生严重的并发症,如气胸、血胸、脏器损伤和心包积液。老年人和有复杂合并症的虚弱患者,或技术不熟练的操作者,容易出现其中一些严重并发症。因此,针灸许可和监管部门必须要求针灸培训部门获得严格要求的解剖学知识和无菌技术。

## 展望与未来方向

近年来,随着 CAM 和针灸的普及,越来越多的医师将综合疗法与其他疗法相结合。对于向医生征求关于 CAM 治疗意见的患者,首先了解所感兴趣的 CAM 疗法的科学证据和效果。许多信息可以在国家补充与替代医学中心(NCCAM)、和美国食品药品管理局(FDA)的网站上找到。患者应牢记:许多因素会导致每个人对治疗的反应不同,这些因素包括患者的健康状况、合并症、治疗的适应证和患者对治疗的看法。其次,CAM 疗法的安全性也同样非常重要。一个"天然"的产品并不意味着它是"安全的"。因此,患者应该与 CAM 治疗师深入讨论病情,包括 CAM 治疗的具体益处、风险、不良反应,以及该疗法与目前所用治疗的相互作用。第三,在选择 CAM 医师时,应考虑其培训背景、技术、经验和许可证。第四,患者还必须考虑该治疗是否属于医保范围。

面对美国人口老龄化和医疗成本的不断增加,越来越多的医疗保险公司已经开始强调预防和替代疗法。许多

CAM 疗法安全有效也经济,它是传统疗法的有效补充疗法,使患者达到保持健康、降低费用和提高满意度的目的。

（蒋长青　译,范颖晖　边文玉　校）

## 参考文献

[ 1 ] Barnes P M, Bloom B, Nahin R. CDC National Health Statistics Report ♯ 12. Complementary and Alternative Medicine Use Among Adults and Children: United States, 2007. December 10, 2008.

## 推荐阅读

[ 1 ] Berman B M, Langevin H M, Witt C M, et al. Acupuncture for chronic low back pain. N Engl J Med, 2010, 363 (5): 454 - 461. https: //doi. org/10. 1056/ NEJMct0806114.

[ 2 ] Eisenberg D M, Davis R B, Ettner S L, et al. Trends in alternative medicine use in the united states, 1990 - 1997: results of a follow-up national survey. JAMA, 1998, 280(18): 1569 - 1575.

[ 3 ] Eisenberg D M, Kessler D C, Foster C, et al. Unconventional medicine in the United States. Prevalence, costs, and patterns of use. N Engl J Med, 1993, 328(4): 246 - 252.

[ 4 ] http: //www. mayoclinic. com/health/ alternativemedicine.

[ 5 ] http: //en. wikipedia. org/wiki/National. Center for Complementary and Alternative Medicine.

[ 6 ] Melchart D, Weidenhammer W, Streng A, et al. Prospective investigation of adverse effects of acupuncture in 97,733

patients. Arch Intern Med，2004，164 (1)：104 - 105.

[ 7 ] National Health statistic report number 18，July 30 2009.

[ 8 ] nccam. nih. gov/health/whatiscam.

[ 9 ] NIH consensus conference. Acupuncture. JAMA，1998，280(17)：1518 - 1524.

[10] Ulett G A，Han S，Han J S. Electroacupuncture： mechanisms and clinical application. Biol Psychiatry，1998，44(2)：129 - 138.

[11] White A，Hayhoe S，Hart A，et al. BMAS and AACP. British medical acupuncture society and acupuncture Association of Chartered Physiotherapists. Survey of adverse events following acupuncture (SAFA)： a prospective study of 32,000 consultations. Acupunct Med，2001，19(2)：84 - 92.

[12] WHO. Acupuncture review and analysis of report on controlled clinical trials. 2002. www. who. int.

[13] Zhao Z Q. Neural mechanism underlying acupuncture analgesia. Prog Neurobiol，2008，85(4)：355 - 375.

# 第十二章　缓和医疗

查拉格·A.帕特尔，麦拉·P.达文思

**核心理念**

· 缓和医疗，是一种多学科医疗模式，它关注患者和家属因生理、情感、精神、功能以及社会因素所遭受的痛苦。缓和医疗也支持医护人员与患者/家属之间的充分沟通，从而评估和聚焦于达成患者的医疗目标。

· 患者/家属可以在疾病的任何阶段、在各种医疗机构，获取缓和医疗。

· 生存期有限的癌症或非肿瘤疾病患者，常经受疼痛和多种其他不适症状，影响生活质量。

· "所有疼痛"的架构，包括疼痛的生理、心理、精神、社会因素成分，能够帮助缓和医疗的患者，进行更完善的疼痛评估。

· 一个多学科医疗组，关注导致"所有疼痛"的各种因素，能帮助确认"所有疼痛"的非躯体因素。

· 非阿片类镇痛药，包括对乙酰氨基酚、非甾体抗炎药（NSAIDS），以及辅助药物包括抗抑郁药、抗惊厥药、类固醇激素，可用于缓和医疗患者疼痛的治疗。

· 阿片类药物常用于缓和医疗患者的中重度疼痛。当处方、阿片类药物调整时，需要考虑的因素包括：疼痛特点、给药途径的受限、不良反应、耐药、器官衰竭、镇痛反应变化、药物的易得性。

## 什么是缓和医疗？

关于"优质缓和医疗"的国家共识（NCP），定义缓和医疗为"以患者和家庭为中心，通过参与、预防和治疗痛苦，来优化生活质量。在整个疾病的连续过程中，缓和医疗解决了生理、智力、情感、社会和精神需求，且帮助患者保持自主、取得信息、做出选择"[1]。

NCP定义了缓和医疗的关键特征，包括：

· 多学科团队协作治疗。

· 在医务人员与患者及其家人之间沟通治疗需求。

· 在生命支持治疗期间、生命支持治疗之后，提供持续的医疗服务。

· 在患病、去世、去世之后的过程中，患者的家庭支持[1]。

缓和医疗的多学科团队，包括医师、中级医疗支持者、护士、社会工作者、病案管理人员、康复人员、精神支持者和音乐治疗师。

多学科团队治疗的目标关注包括：

- 躯体症状(疼痛、恶心、呼吸困难、谵妄、便秘、厌食等)。
- 功能缺陷(缺乏独立性、疲劳、虚弱等)。
- 社会心理和精神上的痛苦(抑郁、焦虑、生存痛苦、陪护疲倦等)。
- 下一步治疗计划的议题(确定治疗目标,传达坏信息,讨论放弃治疗等)。

"临终关怀"和"缓和医疗"这两个词条经常混淆、使用不当。临终关怀是缓和医疗的一个特定部分,在"Medicare"的支持下,提供给患者生命的最后几个月的治疗。

缓和医疗和临终关怀可在多种场所提供,包括:

- 门诊。
- 探访患者的住地所(疗养院等)。
- 在医疗机构(医院、疗养院和长期急救机构)。
- 在社区医院住院部的缓和医学或临终关怀病房。

## 疾病终末期患者的疼痛

在终末期患者当中,疼痛的发生率很高。SUPPORT 研究表明,结肠癌患者疼痛的发生率,在去世前 6 个月为>25%,而去世前 3 天增至 40%以上[2]。其他关于晚期癌症患者的研究发现,疼痛的发生率约 30%～90%[3]。终末期充血性心力衰竭的患者约 75%经历疼痛[4]。SUPPORT 研究还发现,1/4 的 COPD 患者、1/3 的终末期肝病患者,在生命的最后 6 个月经历严重的疼痛[5,6]。

除了疼痛,终末期患者还合并其他各种症状。在晚期,癌症患者和非癌症患者的"症状困扰评分"相似。癌症、艾滋病、心脏病、呼吸道疾病和肾脏疾病患者遭受疲劳、呼吸困难和疼痛的概率超过 50%[7]。在疾病晚期,其他症状包括抑郁、焦虑、困惑、恶心和便秘也很常见。抑郁、焦虑、合并慢性疾病的数量、社会支持情况和功能丧失,都会影响对疼痛缓和医疗患者的感知和体验[8]。

尽管疼痛发病率很高,但生命终末期的疼痛控制经常不够理想。在生命晚期,疼痛仍然没有得到治疗,或经常治疗不足;大约 1/3 的晚期住院患者,在出院至临终关怀机构,或死亡时,有重度或明显的疼痛[9]。表 12-1 列出了关于缓和医疗和临终关怀患者疼痛控制所特有的挑战。大多数疼痛可以通过世界卫生组织的镇痛阶梯疗法来控制。

表 12-1    为缓和医疗、临终关怀患者进行疼痛控制所面临的挑战

| 医务工作者 | 缺乏疼痛管理的培训/教育 | 疼痛评估不足 |
| --- | --- | --- |
| | | 疼痛治疗不足 |
| | 药物管控 | 药物作为次选 |
| | | 限制后续配药量 |
| | | 减少药物剂量或数量 |

续　表

| | | |
|---|---|---|
| 患　者 | 担心不良反应 | 害怕上瘾 |
| | | 害怕耐受 |
| | 不愿报告疼痛 | 希望成为"好"病人 |
| | | 担心令主治医师对原发病分神 |
| | | 害怕疼痛加重意味着病情恶化 |
| | 担心不良反应 | 害怕上瘾，或被认作成瘾者 |
| | | 害怕耐受，或担心早期疼痛治疗会影响后期疼痛的疗效 |
| | | 担心不良反应，如恶心、精神错乱和便秘 |
| | 药物获取 | 阿片类药物在其他药房能否配到 |
| | | 药物的花费 |

# 评估

自 1992 年颁布的第一个临床指南，和 1996 年把疼痛列为"第五大生命体征"以来，疼痛评估在患者的治疗中被推至前列。随后退伍军人管理局和医院组织认证联合委员会，将疼痛评估列为首要[10]。这些行动助力为所有患者进行频繁、主动的疼痛评估。

缓和医疗患者的疼痛，可能大部分是生理性的，也可能涉及明显的社会心理或精神信仰的因素。缓和医疗的患者群体，应该在"全部疼痛"的框架里进行评估。"全部疼痛"指的是疼痛的多维性质，包括生理、心理、精神，以及社会方面。除了疼痛，其他伴随症状也会作用于患者总体痛苦，因此也应被观察和治疗。

当评估疼痛的躯体属性时，使用标准的评估量表，有助于避免重要的部分被忽略。"PQRST"量表包括：

- 诱因/缓解因素。
- 性质：能有助于指向神经病理性、躯体性、内脏或混合性疼痛的病因。
- 疼痛放射范围/区域。
- 严重程度：使用经过验证的、可重复的量表进行测量，如数字评分量表，或视觉模拟量表。对于每个患者应该始终使用相同的量表，从而监测治疗引起的变化[11]。
- 发作时进程：持续或间歇；如果是间歇性的，是偶发还是自发。

在镇痛药物使用之前，也应评估这些药的不良反应，以及用药后疼痛的缓解程度。患者既往的镇痛药物经验，或其熟人合法或非法药物的认识，会影响药物治疗计划的依从性。一个针对 1 000 名绝症患者的调查发现，半数合并中度至重度疼痛的患者，哪怕他们的疼痛评分很高，也不想改变镇痛药物。此研究中，不想换药的常见原因，包括担心药物的不良反应和成瘾[12]。

定期重新评估患者的疼痛控制情况，是维持充分镇痛的关键。在一段时间的稳定之后，恶化的疼痛可以反映疾病进展、耐药情况，以及由阿片引起的神经毒性痛觉过敏、活动水平增加，或精神-心理痛苦。

谵妄引起的认知障碍，会缓和医疗和临终患者的疼痛评估更加复杂。由于在缓和医疗患者中谵妄的发病率较高，在问诊中，应尽早积极地筛查认知障碍。筛查方法包括运用床边意识模糊评定量表、意识模糊评估方法，或记忆谵妄评估量表。通常可以量化轻度或中度认知障碍患者的疼痛严重程度[13]。如果存在严重的认知功能障碍，可以通过使用非语言符号来评估疼痛，如皱眉、呻吟、不安或好斗，以及活动的变化[11]。对看护者的评估，通常用于严重认知障碍患者，并且有助于提醒临床医师疼痛的存在和严重程度；但是临床医师也应当使用非语言提示和治疗试验来评估/治疗疼痛。心率和呼吸频率的改变，用于评估慢性疼痛不够准确。

终末期缓和医疗患者的并发症，常导致患者出现较高的痛苦发生率。除了治疗疼痛外，应积极评估和治疗这些并发症，减轻患者痛苦至关重要。一项对1 000名缓和医疗癌症住院患者的研究表明，每位患者的痛苦症状，中位数是11[14]。在对患者进行评估时，使用标准的症状筛选工具可以将"遗漏"的症状最小化。考虑到躯体和非躯体因素造成的痛苦，常用的症状筛选量表包括：埃德蒙顿症状评估量表、姑息治疗结果量表和、记忆症状评估量表。

通过使用单一或简单问卷，如医院焦虑抑郁量表、FICA 或 HOPE，可以筛选"全部疼痛"和获得社会心理和精神病史[15]。

## 治疗

治疗缓和医疗患者的"全部疼痛"，需要同时关注除躯体疼痛外，影响痛苦感受的其他多种因素。

心理、精神、社会方面的"整体疼痛"管理，得益于医生、心理学家、教会、社会工作者，以及多学科医疗团队中其他成员的相互合作。认知行为疗法干预，包括放松训练、呼吸控制、生物反馈、症状再评估、进行性肌肉放松、想象、应对策略和问题解决综略，显著改变了患者慢性疼痛的疼痛体验、疼痛行为和社会功能[16]。支持性表达性团体心理治疗，以意愿为中心的团体心理治疗，以及针对情绪低落的治疗，也对晚期患者有所帮助[17]。

治疗躯体疼痛，包括药物治疗和非药物治疗方法。药物选择包括 WHO 阶梯疗法中提到的非阿片类药物和阿片类药物。非阿片类药物可以减少阿片类药物的用量过大，但也会造成多药并用。躯体疼痛的非药物治疗方法，包括癌症靶向治疗、神经阻滞，以及神经外科技术。

## 药物治疗

### 非阿片类药物

常用的非阿片类镇痛药物有 NSAIDs 和对乙酰氨基酚。二者都可用于缓解轻度疼痛，NSAIDs 尤其能减少中重度疼痛的阿片类药物用量[18]。对乙酰氨基酚适用于肌肉骨骼原因引起的轻度疼痛，如骨关节炎；对于肝功能衰竭的患者，应避免使用或者减少用量。NSAIDs 尤其适用于骨骼疼痛或炎性疼痛。在终末期患者身上使用 NSAIDs 需谨慎，因其胃肠道溃疡/出血、凝血异常、肾功能不全等不良反应。应根据患者的反应判断对乙酰氨基酚和 NSAIDs 药物的合适剂量与药物最大剂量（同时也要考虑患者的并发症）。如果用了一种 NSAID 药物至最大剂量仍不能减轻疼痛，换为另一种 NSAID 药物仍可能有效。对乙酰氨基酚和 NSAIDs 可以口服或直肠给药。酮洛酸和对乙酰氨基酚也可以胃肠外途径给药。

疼痛辅助药物，指其主要指征不是镇痛，但对特定疼痛状况具有镇痛作用的一些药物。例如：抗抑郁药物、抗惊厥药物、类固醇药物、双磷酸盐、N-甲基-D-天冬氨酸（NMDA）受体拮抗剂和肌肉松弛剂。抗炎药物，对于骨转移、神经卡压和囊肿相关的疼痛尤其有效，而抗抑郁药和抗癫痫药，对神经病理性疼痛较为有效。近期一项系统性综述发现，对于神经病理性癌性疼痛，使用抗抑郁药和抗惊厥药物，以及其他辅助镇痛药，利大于弊[19]。

### 阿片类药物

阿片类药物常用于缓和医疗，因其无天花板效应，无肝肾毒性，对中重度疼痛有效。用于缓和医疗的阿片类药物包括吗啡、氢吗啡酮、羟考酮、芬太尼、美沙酮和丁丙诺啡。

首次服用阿片类药物的患者，可以按需每 2~3 小时间断给药起始，相当于口服 5~10 mg 吗啡。如果对阿片的需求频率较高，或疼痛持续存在，可开始定时或缓慢给药。芬太尼透皮贴剂不推荐用于急性或不稳定的疼痛。24 小时持续给药可以通过缓释剂、即释剂或者静脉（IV）、皮下（SC）输注来实现。由于疼痛严重程度的变化，可间歇给予相当于预估阿片每日剂量的 10%~25% 作为爆发剂量。静脉或皮下患者自控镇痛（PCA），是一种既可连续输注阿片类药物，又可间断性提供爆发剂量的方式，但认知障碍（痴呆和/或谵妄）患者应避免使用 PCA。

如果患者已经使用了长效或临时阿片类药物，但依然感觉持续疼痛，应计算该患者过去 24 小时阿片类药物的总量，以及观察是否有阿片类药物的不良反应。如果没有明显的不良反应，则增加的每日阿片类药物的剂量，为过去 24 小时内的 25%~50%，或者为过去 24 小时内的爆发剂量综合。然后要么重新计算爆发剂量，为新的预估阿片类药物剂量的10%~25%，或者根据有效性和患者的耐受性滴定爆发痛阿片类药物用量。如果出现明显的不良反应，提示应进行阿片轮换，剂量下调。

可能需要进行阿片轮换，以改善疗效与不良反应之间的平衡[20]。首先计算前24小时内阿片类药物的总量，然后通过等效镇痛计算，将以前的阿片类药物，转换为新的24小时阿片类药物。通常，新的阿片药物需要减量25%~50%，避免阿片药物的不完全交叉耐药。将新的24小时阿片药物剂量，除以每日给药次数。按时给药。确保可提供爆发痛的用药，每每日阿片类药物剂量的10%~25%，每2~4小时按需给药。

对于终末期患者，特别重要的是注意肾脏和肝脏功能的变化，以及使用不受脏器衰竭影响的药物。脏器衰竭导致的阿片类药物和/或活性代谢产物蓄积，会增强镇痛作用和/或神经毒性。如果患者有肾衰，芬太尼、丁丙诺菲和美沙酮相对安全，而其他阿片类药物需谨慎[21]。大多数阿片类药物经过肝脏代谢：无论是通过细胞色素P450酶氧化/还原，或者结合/葡萄糖醛酸化。肝脏衰竭导致肝脏血流减少、细胞色素P450水平降低，但对葡萄糖醛酸化影响较小。因此，肝脏衰竭患者，首选通过葡萄糖醛酸化代谢的阿片类药物。对于严重肝病患者，阿片类药物的给药间隔可能需要更长，初始剂量可能需要减少；然后可以

根据患者的反应和耐受性滴定剂量。

需为缓和医疗患者提供多种给药途径。口服给药因其方便、价廉、无创，通常被作为首选。

口服阿片药物有缓释剂型。镇痛起效时间通常在20~30分钟，峰值在1小时左右。可以通过鼻饲管给液体或粉碎的即释阿片类药物。大多缓释药片不可以粉碎，但是液体（或粉碎的）美沙酮或者长效多局麻匪微珠可以通过鼻饲管给药。芬太尼和丁丙诺啡有透皮贴剂。初次使用或更换贴剂时，有1/2~3/4天的延迟效应。同样，贴剂移除后有0.5~1天的半衰期。吗啡、氢吗啡酮、美沙酮、芬太尼和丁丙诺啡（在美国，除了羟考酮）可以静脉或皮下给药。可以持续或间断给药。吗啡和氢吗啡酮有特殊的直肠给药剂型，大部分即释或缓释片可以直肠给药[20]。舌下或黏膜下给药，可供不能吞咽或不能胃肠道服药的患者选择。亲脂性的药物如美沙酮、芬太尼和丁丙诺啡，比亲水性的药物如吗啡、氢吗啡酮和羟考酮，舌下给药吸收得更好。神经轴给药，是指通过硬膜外或鞘内水平给药。神经轴给予阿片类药物，适用于顽固性疼痛，和/或不能耐受药物不良反应者。可以经神经轴给药的阿片类药物，有吗啡、二乙酰吗啡、氢吗啡酮、芬太尼、舒芬太尼和美沙酮。

吗啡是缓和医疗患者的一线阿片类用药。它具有给药剂量（缓释或即释都可以），以及给药途径灵活的特点。吗啡在肝脏葡萄糖醛酸化为吗啡-3-葡萄糖

醛酸（M3G）和吗啡－6－葡萄糖醛酸（M6G），最后经肾脏排泄。M3G蓄积可以导致谵妄、肌震颤和痛觉过敏。因此对于肾衰的患者，应调整吗啡的剂量和使用频率，不推荐用于肾功能不稳定的患者。

羟考酮是半合成阿片类药物，作用于μ和κ阿片受体。口服剂量与吗啡相似，有长效和短效两种。氢吗啡酮是吗啡的葡萄糖醛酸盐，其代谢产物会蓄积导致神经毒性不良反应。经非肠道给药，其药效是吗啡的5～6倍。芬太尼是人工合成的阿片类药物，效价是吗啡的100倍。美沙酮价格便宜，有NMDA受体抑制火星，与其他阿片类药物相比，美沙酮的药效因患者当前阿片类药物用量而疗效不一，因其通过细胞色素P450系统代谢，与其他药物发生多重相互作用，它的药物代谢动力学相对较为复杂[22]，因此，美沙酮只能由熟悉用法的临床医师处方。

不同阿片类药物的镇痛作用，以及不良反应，个体差异很大。剂量依赖的不良反应有幻觉、梦魇、烦躁、恶心或认知障碍。因此，医师应当熟知多种阿片类药物及其相关的效应。

当处方阿片类药物时，应该对患者和看护者进行关于常见阿片类药物的不良反应的教育，如便秘、恶心、嗜睡和神经毒性。便秘需要预防性的治疗计划，通常包括立时给予缓泻药。恶心和嗜睡一般在用药几天后会缓解。如果不良反应持续存在，应该分析是否合并其他可能的诱发因素，并对其进行适当的治疗，可能会奏效。其他治疗恶心和嗜睡的选择，包括相应的止吐药和精神兴奋药物，或者更换阿片类药物[21]。阿片类药物引起的神经毒性症状，包括过度镇静、精神错乱、谵妄、肌阵挛和痛觉高敏。需要密切监测终末期患者的神经毒性体征，因其常合用多种精神活性药物，脱水、肾/肝损伤。

（王苑 译，范颖晖 边文玉 校）

## 参考文献

[ 1 ] National Consensus Project for Quality Palliative Care Task Force M. Clinical Practice Guidelines for Quality Palliative Care 2013 April 15, 2013.

[ 2 ] McCarthy E P, Phillips R S, Zhong Z, et al. Dying with cancer: patients' function, symptoms, and care preferences as death approaches. J Am Geriatr Soc, 2000, 48（5 Suppl）: S110 - 121. PubMed PMID: 10809464.

[ 3 ] van den Beuken-van Everdingen M H, de Rijke J M, Kessels A G, et al. Prevalence of pain in patients with cancer: a sys- tematic review of the past 40 years. Ann Oncol Off J Eur Soc Med Oncol/ESMO, 2007, 18（9）: 1437 - 1449. PubMed PMID: 17355955.

[ 4 ] Nordgren L, Sorensen S. Symptoms experienced in the last six months of life in patients with end-stage heart failure. Eur J Cardiovasc Nurs/J Work Group Cardiovasc Nurs Eur Soc Cardiol, 2003, 2（3）: 213 - 217. PubMed PMID: 14622629.

[ 5 ] Lynn J, Ely E W, Zhong Z, et al. Living

and dying with chronic obstructive pulmonary disease. J Am Geriatr Soc, 2000, 48(5 Suppl): S91 - 100. PubMed PMID: 10809462.

[ 6 ] Roth K, Lynn J, Zhong Z, et al. Dying with end stage liver disease with cirrhosis: insights from SUPPORT. Study to understand prognoses and preferences for outcomes and risks of treatment. J Am Geriatr Soc, 2000, 48 (5 Suppl): S122 - 130. PubMed PMID: 10809465.

[ 7 ] Solano J P, Gomes B, Higginson I J. A comparison of symptom prevalence in far advanced cancer, AIDS, heart disease, chronic obstructive pulmonary disease and renal disease. J Pain Symptom Manag, 2006, 31 ( 1 ): 58 - 69. PubMed PMID: 16442483.

[ 8 ] Lin J I, Wang J J, Chiu H J, et al. Chronic pain and associated factors amongst institutionalized elderly with arthritis. Hu li za zhi J Nurs, 2011, 58 (1): 59 - 67. PubMed PMID: 21328206.

[ 9 ] Yao Y, Keenan G, Al-Masalha F, et al. Current state of pain care for hospitalized patients at end of life. Am J Hosp Palliat Care, 2013, 30(2): 128 - 136. PubMed PMID: 22556281. Pubmed Central PMCID: 3681818.

[10] National Pharmaceutical Council Inc. In: Council N P. Pain: current understanding of assessment, management, and treatments. Reston: National Pharmaceutical Council, 2001.

[11] Persons AGSPoPPiO. The management of persistent pain in older persons. J Am Geriatr Soc, 2002, 50(6 Suppl): S205 - 224. PubMed PMID: 12067390. Weiss S C, Emanuel L L, Fairclough D L, et al. Understanding the experience of pain in terminally ill patients. Lancet, 2001, 357 ( 9265 ): 1311 - 1315. PubMed PMID: 11343734.

[12] Weiss S C, Emanuel L L, Fairclough D L, et al. Understanding the experience of pain in terminally ill patients. Lancet, 2001, 357(9265): 1311 - 1315. PubMed PMID: 11343734.

[13] Closs S J, Barr B, Briggs M, et al. A comparison of five pain assessment scales for nursing home residents with varying degrees of cognitive impairment. J Pain Symptom Manag, 2004, 27 (3): 196 - 205. PubMed PMID: 15010098.

[14] Walsh D, Donnelly S, Rybicki L. The symptoms of advanced cancer: relationship to age, gender, and performance status in 1, 000 patients. Support Care Cancer, 2000, 8(3): 175 - 179. PubMed PMID: 10789956.

[15] Walsh D. Palliative medicine. Philadelphia: Saunders/Elsevier; 2009. xl, 1475 p. Morley S, Eccleston C, Williams A. Systematic review and meta-analysis of randomized controlled trials of cognitive behaviour therapy and behaviour therapy for chronic pain in adults, excluding headache. Pain, 1999, 80 ( 1 - 2): 1 - 13. PubMed PMID: 10204712. Breitbart W. Spirituality and meaning in supportive care: spirituality- and meaning-centered group psychotherapy interventions in advanced cancer. Support Care Cancer, 2002, 10 (4): 272 - 280. PubMed PMID: 12029426.

[16] Morley S, Eccleston C, Williams A. Systematic review and meta-analysis of randomized controlled trials of cognitive behaviour therapy and behaviour therapy for chronic pain in adults, excluding headache. Pain, 1999, 80(1 - 2): 1 - 13. PubMed PMID: 10204712.

[17] Breitbart W. Spirituality and meaning in supportive care: spirituality- and meaning-centered group psychotherapy interventions in advanced cancer. Support

Care Cancer, 2002, 10(4): 272 - 280. PubMed PMID: 12029426.

[18] Nabal M, Librada S, Redondo M J, et al. The role of paracetamol and nonsteroidal anti-inflammatory drugs in addition to WHO step III opioids in the control of pain in advanced cancer. A systematic review of the literature. Palliat Med, 2012, 26(4): 305 - 312. PubMed PMID: 22126843.

[19] Jongen J L, Huijsman M L, Jessurun J, et al. The evidence for pharmacologic treatment of neuropathic cancer pain: beneficial and adverse effects. J Pain SymptomManag, 2013, 46(4): 581 - 590. e1. PubMed PMID: 23415040.

[20] Jongen J L, Huijsman M L, Jessurun J, et al. The evidence for pharmacologic treatment of neuropathic cancer pain: beneficial and adverse effects. J Pain Symptom Manag, 2013, 46(4): 581 - 590. e1. PubMed PMID: 23415040.

[21] Dalal S, Bruera E. Assessment and management of pain in the terminally ill. Prim Care, 2011, 38(2): 195 - 223. vii -

viii. PubMed PMID: 21628035.

[22] Caraceni A, Hanks G, Kaasa S, et al. Use of opioid analgesics in the treatment of cancer pain: evidence-based recommendations from the EAPC. Lancet Oncol, 2012, 13(2): e58 - 68. PubMed PMID: 22300860.

[23] Bruera E, Sweeney C. Methadone use in cancer patients with pain: a review. J Palliat Med, 2002, 5(1): 127 - 138. PubMed PMID: 11839235.

## 推荐阅读

[1] Dalal S, Bruera E. Assessment and management of pain in the terminally ill. Prim Care, 2011, 38(2): 195 - 223. vii - viii. PubMed PMID: 21628035.

[2] Davis M P, Srivastava M. Demographics, assessment and management of pain in the elderly. Drugs Aging, 2003, 20(1): 23 - 57. PubMed PMID: 12513114.

[3] Walsh D. Palliative medicine. Philadelphia: Saunders/Elsevier, 2009, xl, 1475 p.

第三部分

# 疼痛病症：急性疼痛

# 第十三章　手术疼痛

艾哈伯·法拉格,马丽亚·亚里德,威尔·阿里·萨克尔·埃萨,迈克尔·里奇,劳兰·穆尼尔·索利曼

## 核心理念

· 手术疼痛是一个复杂而有难度的问题,需要充分认识,并相应处理。不仅引起患者不适,它还刺激交感神经系统、增加心肌氧耗、推迟运动、损害免疫系统,并可能导致慢性疼痛。

· 术后疼痛处理不充分,可能增加术后慢性疼痛的发生率。

· 多模式镇痛,是管理术后疼痛的最佳方法,它能减少阿片类药物的不良反应,并提供更好的患者体验。

· 区域镇痛,无论单次或连续外周神经阻滞,能有效改善术后镇痛质量、减少术后慢性疼痛的发生率。

---

## 手术疼痛相关解剖

疼痛体验是由一套非常完整的信息处理网络整合的产物。伤害性传入,通常经过伤害感受器,它是对伤害性刺激做出反应的、特殊外周感觉神经元。伤害感受器是游离的、无囊泡包裹的外周神经末梢,存在于人体的大部分组织,包括皮肤、深部躯体组织和脏器。C 纤维多模态伤害感受器,是种类最多见的伤

害感受器,可对机械、热和化学等多种有害刺激做出反应。它们传导速度缓慢(小于 3 m/s),与持续性灼痛有关。传导速度较快的 Aδ 纤维(5~30 m/s)与锐痛有关,它们有髓鞘,对机械和热刺激起反应。大约 15% 的 C 纤维是沉默的伤害感受器,只有在组织损伤或炎症发生后才会变化。组织损伤后,它们自发反应,或对其他感觉刺激变得敏感。C 纤维和 Aδ 纤维终于脊髓灰质的板层 I 区(边缘区)和板层 II 区(胶质区)。然而,一些 Aδ 纤维也终止于包含广动力域(wide dynamic range, WDR)细胞的板层 V 区。这些细胞接收来自其神经元的传入,有一个大的接收区。兴奋性或抑制性中间神经元,位于板层 V 和板层 VI,调节伤害性信息的传输。脊髓丘脑束(spinothalamic tact, STT)被认为是主要的疼痛传导通路,起源于板层 V ~ VII 和板层 I 的神经元。大部分轴突在局部交叉,逆行向上。板层 I 细胞投射到丘脑腹内侧核的后部,介导自主和不愉快的疼痛情绪感知。更深层的神经元投射到丘脑腹后外侧核,并且能分辨各种疼痛。脊髓丘脑束终止于导水管周围灰质

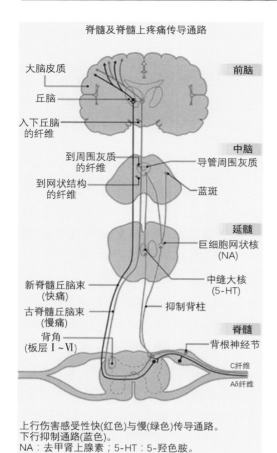

脊髓及脊髓上疼痛传导通路

大脑皮质

前脑

丘脑

入下丘脑
的纤维

到周围灰质
的纤维

中脑

导管周围灰质

到网状结构
的纤维

蓝斑

延髓

巨细胞网状核
(NA)

新脊髓丘脑束
(快痛)

中缝大核
(5-HT)

古脊髓丘脑束
(慢痛)

抑制背柱

脊髓

背角
(板层Ⅰ~Ⅵ)

背根神经节

C纤维

Aδ纤维

上行伤害感受性快(红色)与慢(绿色)传导通路。
下行抑制通路(蓝色)。
NA：去甲肾上腺素；5-HT：5-羟色胺。

**图 13-1** 脊髓及脊髓上疼痛传导通路
［Reprinted from Steeds CE. The anatomy and physiology of pain. *Surgery*. 31(2)：49-53，Copyright 2013，with per- mission from Elsevier］。

(periaqueductal gray，PAG)，激活下行抑制性疼痛网络。脊髓臂旁杏仁核系统，起源于表达神经激肽-1(neurokinin-1，NK1)受体的板层Ⅰ神经元，它与疼痛的情绪或情感反应有关(图 13-1)。

躯体感觉皮层(somatosensory cortex，SS)位于顶叶中央后回。它是一个处理与触觉、痛觉、温度觉和本体感觉系统输入有关的区域。SS 分为 SI 和 SII

区域，它们都与疼痛的感觉辨别有关。然而，刺激 SII，会减少清醒大鼠对痛觉刺激的伤害感受行为，减少脊髓和三叉神经背角中 c-Fos 阳性细胞的数量。

## 谷氨酸受体在疼痛传递中的作用

在初级传入纤维(C 纤维和 Aδ 纤维)的中枢末梢，谷氨酸是介导背角神经元快速兴奋性突触后电位的主要递质。在突触前末梢，谷氨酸通过谷氨酸受体转运体(vesicular glutamate receptor transporters，VGLUTs)进入神经元突触囊泡。VGLUTs 介导谷氨酸从细胞质到突触囊泡的运输。VGLUT 1~3 是其三种不同的亚型，它们具有相似的转运特性，但在初级感觉神经元中表达模式不同。VGLUT2 主要存在于板层Ⅰ中，而 VGLUT1 存在于更深的板层中。但板层Ⅲ~Ⅳ中的一些纤维似乎同时含有两种转运体。薄的有髓 Aδ 纤维和无髓 C 纤维的终末端含有 VGLUT2。相反，VGLUT3 主要存在于非内脏背根神经节(nonvisceral dorsal root ganglia，DRG)。一旦谷氨酸被释放，它就作用于位于背角的二级神经元的突触后受体。主要有三类配体门控离子型谷氨酸受体(ligand-gated ionotropic glutamate receptors，iGLuR)：α-氨基-3-羟基-5-甲基-4-异恶唑丙酸受体(α-amino-3 hydroxy-5-methyl-4-isoxazolepropionoc acid receptor，AMPAR)、红藻氨酸受体(kainate receptor，KAR)和 N-甲基-

D-天冬氨酸受体（N - methyl - D - aspartate receptor，NMDAR），以及三类 G 蛋白偶联代谢型谷氨酸受体（G-protein-coupled metabotropic glutamate receptors，mGluRs），参与启动和维持神经重塑。所有从初级感觉传入到二级神经元的突触传递都是兴奋性的，包括 iGluRs 和 mGluRs，时间范围从毫秒到数十秒。谷氨酸从初级传入中释放，与位于二级神经元上的受体结合，产生由 AMPARs 和 KARs 介导的、以毫秒为单位的快速兴奋性突触后电位（fast excitatory postsynaptic potentials，fast EPSPs）。

NMDARs 在急性疼痛中的作用是有限的，因为这些受体在正常情况下被 $Mg^{2+}$ 下调，阻断了通道孔。因此，NMDARs 的募集需要解除 $Mg^{2+}$ 阻滞和受体磷酸化的抑制。在持续强烈的伤害性刺激下，初级感觉传入释放谷氨酸和肽能神经调节剂，如 P 物质（substance P，SP）和降钙素基因相关肽（calcitonin gene-related peptide，CGRP）。肽能和谷氨酸的持续释放，导致包括 I 组 mGluRs 在内的突触后 G 蛋白偶联受体（G-protein-coupled receptors，GPCR）激活。这些受体的激活导致钾离子通道传导抑制，从而导致持续数 10 秒的慢 EPSPs。慢 EPSPs 有助于快速 EPSPs 的时间蓄积，以及慢 EPSPs 和快 EPSPs 的联合去极化效应，使 $Mg^{2+}$ 从 NMDARs 通道的释放受阻。激活的 NMDARs 允许 $Ca^{2+}$ 进入神经元。细胞内 $Ca^{2+}$ 的快速增加，是活性依赖性神经可塑性的初始触发因素。I 组 mGluRs 的激活，导致细胞内 $Ca^{2+}$ 从内质网释放，这一步是使刺激从活化的突触扩散到邻近未活化突触的关键。

另一个与疼痛有关的通路，是初级感觉传入 I 组 mGluRs，其功能与瞬时受体电位香草酸亚型 1（ransient receptor potential vanilloid type 1，TRPV1）耦合。手术期间可能发生的炎症或神经损伤，导致初级感觉传入中 TRPV1 受体的激活，从而导致外周和中枢末指的谷氨酸释放。TRPV1 受体的激活，将进一步增加细胞内 $Ca^{2+}$，和去极化初级感觉传入，导致谷氨酸的量子化释放增加。此外，代谢型谷氨酸 2（metabotropic glutamate 2，mGlur2）的刺激，对脊髓背角初级传入纤维的神经递质释放有负调节作用，从而产生镇痛效果。L-乙酰肉碱促使脊髓背根神经节和背角的 mGluR2 表达上调，产生镇痛作用。（图 13 - 2）。

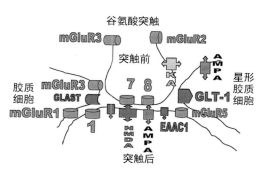

图 13 - 2 谷氨酸突触在疼痛传递中的作用（Reprinted from Meldrum BS. Glutamate as a neurotransmitter in the brain: review of physiology and pathology. *J Nutr*. 130: 1007S - 1015S, Copyright 2000, with permission from The American Society for Nutrition, Inc. The American Society for Nutrition, Inc., does not endorse any commercial enterprise）.

## 免疫系统与手术疼痛

手术疼痛是由组织损伤和炎症共同引起的一类特殊疼痛。受损细胞释放的分子,被免疫细胞(如单核细胞或巨噬细胞)、树突状细胞和免疫相关细胞(如角质形成细胞)中的 toll 样受体(toll-like receptors, TLRs)识别。TLRs 结合激活核因子-κB(nuclear factor-κB, NF-κB)信号传导和炎症细胞因子的释放。免疫细胞内的肥大细胞进行脱颗粒,并释放组胺、缓激肽和其他血管扩张介质。钙依赖性细胞黏附分子 N-钙黏蛋白,介导肥大细胞与周围神经末梢的直接相互作用,最终导致肥大细胞脱颗粒。钙黏蛋白被神经元表达的金属蛋白酶 MT5-MMP(metalloproteinase MT5-MMP, MMP-24)裂解。有趣的是,研究表明 MT5-MMP 缺失的突变小鼠,不会出现炎性痛觉过敏。肥大细胞脱颗粒也有助于神经生长因子快速出现,导致热痛觉高敏。

手术中的组织或神经损伤引起细胞因子的释放,放大疼痛反应和增加免疫细胞聚集,进而促进神经元敏感化和疼痛慢性化。白细胞介素-1(interleukin-1, IL-1)可结合神经末梢,诱导 P 物质释放,和多形核白细胞迁移。肥大细胞脱颗粒是由 P 物质和降钙素基因相关肽共同促进的。另一种参与疼痛通路的细胞因子是肿瘤坏死因子 α(tumor necrosis factor-alpha,

TNF-α)。神经损伤后,雪旺氏细胞释放 TNF-α,诱导 MMP-9。MMP-9 促进巨噬细胞向损伤部位迁移。1 型辅助 T 细胞(T-helper type 1, T-h1)通过释放 IL-2 和干扰素-γ(interferon-γ, INFγ)增加神经病理性疼痛,而 T-h2 细胞通过释放抗炎细胞因子(IL-4, IL-10 和 IL-13)而抑制这一反应。需要注意的是,神经损伤后大鼠脊髓中 IL-17 浓度升高,它是关键促炎细胞因子之一。有趣的是,细胞因子和趋化素作用于背根神经节(dorsal root ganglia, DRG)神经元,产生异位放电,增强脊髓背角的初级传入信号向脊髓背角的传入(图 13-3)。

免疫系统的激活并不总是增强疼痛反应;同时也有镇痛作用。炎症过程不仅引起白细胞聚集,还诱导移行白细胞释放阿片肽。当中性粒细胞、血管内皮细胞、和其他免疫细胞被激活时,它们会产生脂质介质,如脂质体和分解素。脂质体抑制炎性疼痛,促进炎症消退。分解素由内源性 Ω-3 必须多不饱和脂肪酸衍生而来。有两个系列的分解素:D 系列和 E 系列。分解素 D1(resolvin D1, RvD1)抑制小胶质细胞中 IL-1B 的产生,RvD2 通过抑制白细胞与内皮细胞的相互作用,减弱中性粒细胞向炎症部位转移。RvE1 和 RvD1 均能减轻炎性疼痛动物模型中的痛觉过敏。RvE1 还能抑制 TNF-α 诱导的 NMDA 受体电流的增强作用。

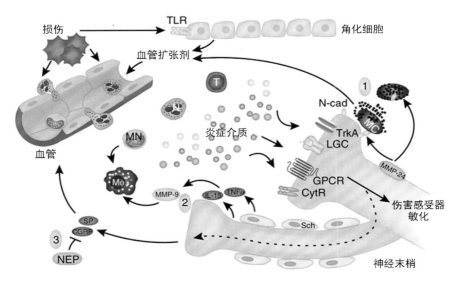

**图 13-3**　炎性介质在疼痛传递中的作用［Reprinted with permission from Macmillan Publishers Ltd.：Nature Publishing Group，Ren K，Dubner R. Interactions between the immune and nervous systems in pain. *Nat Med*. 2010；16(11)］。

## 手术疼痛的基因和表观遗传倾向

基因在疼痛中的作用是不可否认的。SCN9A 基因编码一个钠通道（NaV1.7），一旦发生突变，可导致功能增加，引起红斑性肢痛病；或者功能丧失，导致痛觉缺失。因此，多态性 SCN9A 基因通道病变，与痛觉迟钝有关。人类 μ 阿片受体基因（μ-opioid receptor gene，OPRM1）中的单核苷酸多态性 118G，在高达 17% 的白种人和 49% 的亚洲人群中存在，这可能与μ阿片受体、表达或信号减少有关。编码儿茶酚胺-O-甲基转移酶（catecholamine-O-methyltransferase，COMT）的基因变异体（单倍型），可决定个体对疼痛的敏感性。具有编码低 COMT 活性基因变异的个体，发生肌源性颞下颌关节紊乱（temporal mandibular joint disorder，TMD）这一肌肉骨骼疼痛症状的风险较高。COMT 减少，也与中枢神经系统中某些区域的脑啡肽减少有关，这可能会影响疼痛和情绪。此外，COMT 活性降低，导致儿茶酚胺水平升高，这会通过刺激外周和中枢神经系统中的肾上腺素受体，来促进持续性疼痛状态的产生。

表观遗传机制，包括通过改变 DNA 的化学结构或物理结构，来改变基因表达的可能性。已知组蛋白去乙酰化酶（histone deacetylase，HDAC）抑制剂，通过增加组蛋白乙酰化来调节基因表达，从而重塑染色质结构。因此，HDAC 抑制剂通过上调 mGluR2 在背根神经节和脊髓背角的表达，而产生镇痛作用。

大鼠脑干中缝大核组蛋白低乙酰化，导致 GABA 突触抑制受损，引发持续性炎症和神经病理性疼痛。使用 HDAC 抑制剂，被认作表观遗传学潜在新的治疗靶点，用于治疗慢性或炎性疼痛。

## 慢性术后疼痛（chronic postsurgical pain，CPSP）

CPSP 会显著降低患者的生活质量，是外科医师和围术期医师关心的一个主要问题。CPSP 定义为手术部位的慢性持续性疼痛时间范围从术后 1 月到 1 年不等。尽管几乎所有患者术后都有一定程度的急性疼痛，但 30%～40% 的患者会发生持续性慢性疼痛。2012 年挪威的一项社区调研显示，慢性疼痛患者中 CPSP 达 33%，而在英国，CPSP 占疼痛门诊患者的 22.5%。值得注意的是，CPSP 很少是轻度的，术后 3 年，12% 的患者可出现中度疼痛，7% 的患者出现重度疼痛。

发生 CPSP 的危险因素，包括术前疼痛、术后严重的急性疼痛、术前焦虑、手术部位、女性和高龄（表 13-1）。

**表 13-1　慢性术后疼痛（chronic postsurgical pain，CPSP）的围术期预测风险因素**

| 项　　目 | 得分 |
| --- | --- |
| 手术前 6 个月出现"能力超负荷"感到需要处理的事务，超出自身所能掌控的范围 | 1 |
| 手术部位在术前存在疼痛 | 1 |
| 术前在远离手术的部位存在疼痛 | 1 |

| 项　　目 | 得分 |
| --- | --- |
| 有两种或以上的迹象提示存在应激（睡眠紊乱、疲劳/疲惫、恐惧、头晕、心动过速、感到被误解、手部震颤、或服用镇静剂或安眠药） | 1 |
| 术后第 1～5 天平均疼痛评分＞5/10 | 1 |

总分为 0~5。评分与 CPSP 风险的相关性：0＝12%，1＝30%，2＝37%，3＝68%，4＝82%，5＝71%

引自：Rashiq S，Dick BD. Rashiq S，Dick BD. Postsurgical pain syndromes: a review for the non-pain specialist. Can J Anaesth. 2014；61（2）：123-130. Epub 2013 Nov 2. ，with kind permission from Springer Science ＋ Business Media.

急性疼痛的严重程度，可预示是否发生慢性疼痛；因此术前给予加巴喷丁可降低术后急性疼痛的强度和 CPSP 的发生率。术后疼痛控制，对于最小化 CPSP 的风险至关重要。研究表明，急性术后疼痛评分每减少 1 个单位（1/10）（0＝最差，10＝最好），CPSP 的发生率就会降低 10%。术后疼痛强度的增加，导致背角信号持续传入，从而引起中枢敏化。手术后的中枢敏化，导致疼痛的过高敏感，通常称为术后痛觉高敏。术中给予阿片类药物，反而会增加术后痛觉高敏的发生。因此，区域麻醉技术的使用，不仅可以减少手术本身引起的痛觉敏化，而且可以减少术中阿片类药物的过度使用、和阿片类药物引起的痛觉过敏。谷氨酸受体，与 NMDA 受体类似，在中枢敏化过程中起重要作用。术中和术后疼痛刺激强度的增加，会激活二级感觉神经元上的 NMDA 受体。事实上，麻醉用混合气体（the gas mixture for anesthesia，ENIGMA）试验的亚组分析显示，当全麻期间使用 70% 氧化亚氮（NMDA 拮抗剂）进行持续 2 小时以上的非心脏手术时，CPSP 降低了 50%。然而，在同一试验中，使用氧化亚氮超过 2 小时与心肌梗死的风险增加相关。

手术部位，被认为是 CPSP 的独立风险因素。最常发生 CPSP 的四个手术部位，分别为胸壁 35%、乳房 31%、全关节置换术 20%、髂骨取骨术 19%。乳房成形术患者，在术后 3 年患有 CPSP 的风险，大于 40%，其中 10% 出现中度或重度 CPSP，6% 的患者可能因为剧烈疼痛而后悔进行手术。值得注意的是，CPSP 的发生并不局限于大手术，7% 的开放性腹股沟疝修补术患者，也有出现 CPSP 的风险。微创手术可能会降低 CPSP 风险，腹腔镜腹股沟疝修补术与开放性手术相比，CPSP 的风险降低了 60%。手术持续时间大于 3 小时的患者，CPSP 发生率较手术时间低于 3 小时者为高（表 13 - 1）。

25%～60% 的胸外科手术患者发生术后慢性疼痛。术后 48 小时内疼痛的严重程度，仍被认为是术后 1.5 年内是否发展为慢性疼痛的主要预测指标。采用区域麻醉，尤其硬膜外镇痛，被认为是降低开胸术后慢性疼痛的主要预防手段。产科分娩后疼痛的严重程度，也具有重要意义。已有研究表明，产后 8 周持续性疼痛的发生率，与术后急性疼痛的严重程度密切相关，但与分娩方式无关。因此，应积极控制急性疼痛，以有效管理术后疼痛。

## CPSP 的生物学机制

突触可塑性（synaptic plasticity）是突触能力反应性增加或减少其活性，从而随时间增强或减弱。神经系统的可塑性，可在某些过程中表达，如外周和中枢敏化，对伤害性刺激的敏感性增加，降低了阈值。

外周敏化主要源于炎症介质的释放，包括前列腺素 E2（prostaglandin E2，PGE2）、缓激肽、和神经生长因子（nerve growth factor，NGF）。炎症介质可作用于伤害感受器末端的 G 蛋白偶联受体（G-protein-coupled receptors，GPCRs）或酪氨酸激酶受体（tyrosine kinase receptors，TKRs）。PGE2 和缓激肽与伤害感受器神经末梢的结合，导致环腺苷（cyclic adenosine monophosphate，cAMP）依赖性蛋白激酶 A（protein kinase A，PKA）、和 $Ca2+$/磷脂依赖性蛋白激酶 C（protein kinase C，PKC）的激活，结果导致 TRPV1 磷酸化。NGF 诱导初级感觉神经元中 p38 丝裂原活化蛋白激酶（mitogen-activated protein kinase，MAPK）的活化。p38 MAPK 活性的增加，可导致 TRPV1 表达和转运的增加，从而增强痛觉高敏。其他生长因子，如神经调节素，与神经膜细胞上的 v-erb-b2-红细胞白血病病毒致癌基因同源基因 2 和 3 受体（v-erb-b2-erythrobastic leukemia viral oncogene homolog 2 and 3 receptors，ERBB2 和 ERBB3）结合。早期 ERBB2 活化导致脱髓鞘，而晚期 ERBB2 活化导致雪旺细胞增殖。增殖的雪旺细胞释放 NGF，以及神经营养因子-神经胶质源性神经营养因子、前列腺素、和细胞因子如 IL-1β 和 IL-6。IL-6 的释放可引起背根神经节周围交感神经纤维生长，导致慢性神经病理性痛。因此，神经系统和免疫系统在外周相互作用，导致慢性疼痛的发生。释放的血管活性介质，如氧化亚氮（nitric oxide，NO），会导致充血和肿胀，引起神经病理性疼痛。

中枢敏化主要是谷氨酸对其兴奋性离子型和代谢型受体作用的结果。mGluRs 和神经激肽-1 受体（neurokinin-1，NK1Rs）的激活，导致细胞内 $Ca^{2+}$ 和 PKC 的增加，从而激活肉瘤（sarcoma，Src）家族激酶，增强 NMDA 活性，产生痛觉高敏。

小胶质细胞释放的脑源性神经营养因子（brain-derived neurotrophic factor，BDNF），在中枢敏化的长期维持中起着关键作用。BDNF 与酪氨酸受体激酶 B（tyrosine receptor kinase B，TrkB）结合，导致细胞外信号调节激酶（extracellular signal-regulated kinase，ERK）磷酸化。磷酸化的 ERK 可进入细胞核诱导 c-Fos、环氧合酶-2、神经激肽（neurokinin，NK）、TrkB 基因转录增加等转录改变，作用于中枢痛敏化和疼痛。

已发现病理疼痛状态下，大直径 Aβ 神经元会开始表达 SP，与痛觉高敏相关。由于外周损伤时 Aβ 纤维表达高水平的 P 物质，这时它们的功能类似于 C 纤维，可以增加中枢兴奋性。Aβ 纤维这种从生理状态下传导触、压觉，到参与痛觉传导的表型转化，即开始表达和释放 P 物质，以及与脊髓背角神经元形成新的伤害性突触传递，构成神经病理性疼痛的解剖和化学基础。

手术导致的组织损伤，可引起背角小胶质细胞和星形胶质细胞发生重大改变。星形胶质细胞和小胶质细胞表达 toll 样受体 2（toll-like receptors 2，TLR2），小胶质细胞表达 TLR4，介导神经病理性疼痛。TLR2 和 TLR4 的激活，导致促炎细胞因子，如 IL-1β、TNFα 和 IL-6 的释放，并增加吞噬作用。星形胶质细胞中的 TNF-α 和 IL-1β，通过增加 AMPA/NMDA 受体的数量和传导性，来增加神经元的兴奋性。NMDA 受体的增加，可以启动一个正反馈回路，在这个回路中 NO 的增加，会增加神经元的兴奋性。TLR4 通过激活其内源性配体，纤维连接蛋白，来增强疼痛。纤维连接蛋白反过来上调小胶质细胞中的嘌呤能受体 $P2X_4$。背角释放的三磷酸腺苷（adenosine triphosphate，ATP）激活小胶质细胞中的嘌呤能受体，导致机械性超敏反应、和小胶质细胞释放 BDNF。BDNF 激活二级神经元上的 TrkB 受体，逆转 γ-氨基丁酸（gamma-aminobutyric acid，GABA）对去极化的抑制反应，促进疼痛传导。GABA 功能的这种逆转，是由于氯化钾协同转

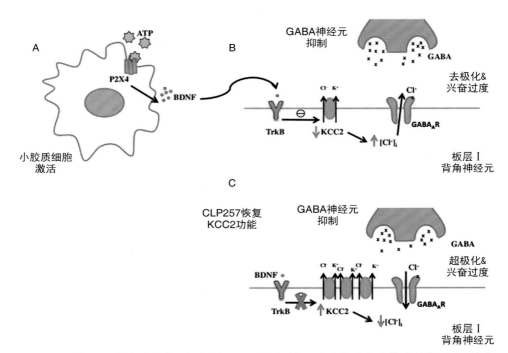

**图 13 - 4**  激活的小胶质细胞和抑制性 GABA 中间神经元对脊髓疼痛传递的影响（图片来源：Springer Science ＋ Business Media）。

运蛋白 KCC2 的水平降低,导致板层Ⅰ层神经元的细胞内氯离子减少和去极化移动。因此刺激 GABA 受体,导致氯离子从细胞内进入细胞外成分,引起去极化而非正常情况下的超极化。KCC2 特异性激活剂（CLP257）可恢复氯离子的输送,并使敏化的脊髓伤害感受通路正常化。因此,恢复氯离子稳态,可能是成功治疗慢性疼痛的靶点(图 13 - 4)。

## 手术疼痛的治疗

世界卫生组织（World Health Organization，WHO）提出的用于治疗癌症疼痛的阶梯疗法,可用于治疗急性疼痛。主要包括三个阶梯的镇痛治疗,

第一阶梯：轻度疼痛给予非阿片类药物±辅助镇痛药,如对乙酰氨基酚、阿司匹林或非甾体抗炎药（nonsteroidal anti-inflammatory drugs，NSAIDS）。如果疼痛强度增加,除了第一阶梯的药物,还可以加入可待因或曲马多等弱阿片类药物。中重度疼痛或持续加重的疼痛,可考虑使用强效阿片类药物。所有这些包含了多模式镇痛的理念,多模式镇痛可以现实地定义为阿片类和非阿片类镇痛药的联合,有或无使用区域麻醉应用。多模式镇痛通常镇痛质量更优,同时因减少阿片类药物的使用,而减少了它的不良反应,例如术后恶心、呕吐、便秘和镇静。

（朱慧琛  译,范颖晖  边文玉  校）

## 推荐阅读

[1] Liu X J, Salter M W. Glutamate receptor phosphorylation and trafficking in pain plasticity in spinal cord dorsal horn. Eur J Neurosci, 2010, 32: 278 - 289.

[2] Mifflin K A, Kerr B J. The transition from acute to chronic pain: understanding how different biological systems interact. Can J Anesth. https: //doi. org/10. 1007/s12630 - 013 - 0087 - 4.

[3] Nikolajsen L, Minella C E. Acute postoperative pain as a risk factor for chronic pain after surgery. Eur J Pain Suppl, 2009, 3: 29 - 32.

[4] Ren K, Bubner R. Interactions between the immune and nervous systems in pain. Nat Med, 2010, 16(11): 1267 - 1276.

# 第十四章　创伤性疼痛

马丁·J.卡尼，奥斯汀·L.韦斯，马克·R.琼斯，阿兰·大卫·凯耶

**核心理念**

· 创伤性损伤后的急性和慢性疼痛，在美国的医疗体系负荷正越来越明显。

· 复杂区域疼痛综合征（complex regional pain syndrome，CRPS）通常起于创伤，随后发生的过度免疫反应，产生严重和持续的炎症，这可对肢体功能造成破坏，通常表现为持续和严重的疼痛、痛觉高敏和痛觉超敏。

· 美国每年约有 140 万人发生创伤性脑损伤（traumatic brain injury，TBI）。TBI 最常见的后遗症是创伤后头痛，发生在90％的患者。但多达43％的患者会遭受某些形式的慢性残障，如挥鞭性枕神经和颈神经损伤，这需要长期康复治疗。

· 脊髓损伤（spinal cord injury，SCI）的可靠治疗方案很少。SCI 之后，65％的患者会经历慢性疼痛，症状差异很大。个体化的治疗目标和治疗方法，必须在密切监测下实施，以尽可能争取最佳疗效。

· 在美国，椎体骨折的发病率正在上升，这很大程度上源于老龄人口的增加。除药物治疗外，可能还需要为这些患者进行经皮球囊扩张椎体成形术、经皮椎体成形术等微创治疗。

· 在急诊处理创伤性疼痛，会有一定挑战，需要多方面治疗的知识和手段。治疗不当往往会导致一系列负面的生理和心理后果。

· 急性创伤性疼痛的处理原则，与美国麻醉医师协会（the American Society of Anesthesiologists，ASA）学组提出的急性疼痛多模式镇痛原则一致。指南推荐，除非存在禁忌证，所有手术患者应给予 24 小时全天连续的非甾体抗炎药和对乙酰氨基酚，并在疼痛处理过程中尽早考虑区域镇痛。

## 急性创伤性疼痛

### 流行病学和病理生理学

创伤，是 1～46 岁美国人的主要致死原因，也是全年龄段人群的第三大致死原因。在 2015 年国家创伤数据库（the National Trauma Database，NTDB）报告的创伤数据中，跌倒是最常见的损伤原因，占 44％；其次是机动车交通事故相关的创伤，占 26％。

创伤经常会导致一系列消极的生理和心理后果。心血管系统方面,急性疼痛已被证明会增加心率、血压和心肌收缩力,从而导致心肌耗氧量增加,最终造成缺血。呼吸系统方面,胸腹部或上腹部急性疼痛处理不当,会导致通气不足,这会导致肺不张,从而可能因分流导致肺活量下降,加剧 V-Q 比例失调,易进展为肺炎和呼吸窘迫。

儿茶酚胺的释放,也通过交感神经刺激影响胃肠道,导致肠道蠕动功能下降,从而发生便秘和肠梗阻。疼痛还会导致恶心呕吐的发生,因为大多数器官系统的内脏传入纤维,以及交感传入纤维,在脑干的呕吐中枢形成突触。同样值得注意的是,阿片类药物作为急性疼痛治疗的基础用药,对胃肠道系统有同样的不良反应。疼痛还会引起垂体后叶加压素(抗利尿激素)的释放,这会导致尿潴留和少尿。此外,加压素可以增加血小板黏附,从而导致血栓形成。

心理方面,疼痛会导致许多有害的后果。它与急性和慢性焦虑有关,而焦虑反过来又会增加患者以后对疼痛的恐惧和身心感受。在烧伤和创伤患者中,较高的疼痛评分与后来发产生的抑郁,以及创伤后应激障碍(posttraumatic stress disorder,PTSD)相关。也有证据表明,充分治疗急性疼痛,可降低后来发生 PTSD 的风险,并改善睡眠。

## 治疗

在急诊处理创伤性疼痛,会有一定挑战,需要多方面治疗的知识和手段。2012 年,美国麻醉医师协会(the American Society of Anesthesiologists,ASA)学组发布了一组急性疼痛管理指南,强调在围术期尽可能使用多模式镇痛。指南推荐,除非存在禁忌证,所有手术患者应基于全天 24 小时的非甾体抗炎药和对乙酰氨基酚,并在疼痛处理过程中尽早考虑区域镇痛。加巴喷丁、普瑞巴林等抗惊厥药物,也应纳入术后疼痛治疗计划。开发这种多模式镇痛的最终目的,在于充分地疼痛治疗,同时减少使用和/或减少阿片类药物的剂量。上述所有这些原则都可以在创伤性疼痛处理中逐一实施,仅需做一些细微的技术调整的治疗。最终,多模式镇痛的目标应在于达到更好的疼痛控制,同时减少患者对阿片类药物的需求。

## 非阿片类药物

创伤治疗时,常常会忽略非阿片类镇痛药。在某些情况下,忽视并否认药物的疼痛缓解作用,可能使患者不必要地暴露于大剂量阿片类药物的不良反应。

## 对乙酰氨基酚

对乙酰氨基酚可能是最为人所熟知的非阿片类镇痛药,具有中度的镇痛效力。它主要作用于中枢神经系统,起到解热镇痛的作用,并无任何外周抗炎作用。尽管对乙酰氨基酚是一种"入门级"镇痛药,但它具有显著的镇痛作用,而没有非甾体类药物的血小板抑制、造成胃炎和肾毒性等风险。大多数创伤患者所经历的疼痛，不能单靠对乙酰氨基酚来控制，但在多模式方案中，它可以有效减少阿片类药物的需求及其相关不良反应。

对乙酰氨基酚的主要风险是它的肝毒性。过量服用对乙酰氨基酚可导致暴发性肝坏死，这也是美国急性肝功能衰竭频发的主要原因。应避免每日服用 3 000 mg 以上的对乙酰氨基酚；对于已有肝脏疾病的患者，使用对乙酰氨基酚时应更加谨慎。此外，医师必须考虑到患者可能服用含有对乙酰氨基酚成分的所有其他药物。阿片类与对乙酰氨基酚复方制剂（如泰勒宁）用于中度疼痛镇痛；但是，最好分别开具这两类药，以便更准确地监测对乙酰氨基酚的摄入量，并降低过量用药的风险。

## 非甾体抗炎药（NSAIDs）

非甾体抗炎药主要通过抑制 COX-Ⅱ酶，发挥其镇痛、解热和抗炎作用。但它们同时抑制了 COX-Ⅰ，增加了出血风险，因此限制了它们在创伤中的使用。非甾体抗炎药还会导致肾小球入球小动脉收缩，导致肾小球滤过率下降。创伤患者经常处于低血容量状态，进一步降低 GFR 必定会导致急性肾损伤。非甾体抗炎药的其他风险，包括引起哮喘患者的支气管痉挛，造成胃肠溃疡。有证据表明，使用长期或强效非甾体抗炎药的患者因其血栓素水平相对升高，抵消

了 COX-Ⅰ抑制剂对血小板的抑制作用，使得发生血栓栓塞事件（如心肌梗死、卒中）的风险增加。

酮咯酸可能是急诊中最常用的非甾体抗炎药，它有静脉、肌注和口服剂型，是最强效的非甾体抗炎药之一。创伤时其他常用的非甾体抗炎药包括布洛芬、双氯芬酸、萘普生和 COX-Ⅱ选择性抑制剂塞来昔布。

## COX-Ⅱ选择性抑制剂

COX-Ⅱ选择性抑制剂塞来昔布，具有等同或优于其他非甾体抗炎药的镇痛作用，而且它好在对胃肠道和血液系统不良反应的风险相对较低，因此成为创伤患者的良好选择。需要注意塞来昔布是一种磺胺类药物，因此可能在过敏患者身上导致轻微发热、斯蒂文森-约翰逊综合征等后遗症。

## 氯胺酮

氯胺酮是一种 N-甲基-D-天冬氨酸（N-methyl-D-aspartate，NMDA）谷氨酸受体拮抗剂，属于苯环克利丁类药物。氯胺酮的作用效应，因给药剂量而不同大，低剂量即可产生镇痛作用，高剂量时出现分离麻醉效应。氯胺酮的显著不良反应包括：可能出现烦躁或精神症状、间接交感神经刺激导致心动过速和高血压、支气管扩张、唾液增多、气道保护反射受损，以及大剂量下的直接心肌抑制。氯胺酮的主要优点，包括无呼吸抑制，具有强效和持久的镇痛属性。

在创伤情况下,氯胺酮通常作为麻醉诱导药物,因为它对心血管系统的抑制作用轻微,有助于血流动力学稳定。然而,它尚未作为镇痛药物充分利用,它可能尤其适用于对阿片类药物耐受不良的患者、有慢性疼痛史的患者,或目前正在接受纳洛酮或丁丙诺啡治疗的患者。因此,氯胺酮已表现出在需要适度甚至深度镇静的创伤状况中非常有效。例如,需要在舌上缝针的儿童,可用氯胺酮滴定法进行有效和安全的治疗。作为创伤多模式镇痛方案的一部分,可将低剂量泵注(如 0.1~0.4 mg/kg/h)安全及要,或以更低剂量(如 0.01 mg/kg)氯胺酮加入静脉自控镇痛泵中,设定 5~10 分钟的锁定时间。

尽管很罕见,患者仍可能在使用低剂量(如<0.5 mg)氯胺酮时,出现烦躁不安。因此,对所有接受氯胺酮治疗的患者,都应进行密切监测。监测是否出现幻觉等任何变化。联合使用苯二氮草类药物(如咪达唑仑)已被证明可以减少急诊和创伤中的烦躁反应。

医务人员历来对患有严重精神病史的患者使用氯胺酮存在顾虑;然而,近期文献提示,氯胺酮可能有益于严重抑郁症,或有 PTSD 风险因素的患者。

## 镇痛辅助药

除了以上的镇痛药,多种辅助药物可能有助于减轻疼痛,可以考虑作为创伤患者镇痛方案的一部分。包括抗惊厥药,如加巴喷丁或普瑞巴林;抗抑郁药,如三环类,选择性血清素再摄取抑制剂,或选择性去甲肾上腺素再摄取抑制剂;$\alpha2$ 激动剂,如可乐定或右美托咪定。有证据表明这些药物都有助于镇痛,但还没有作为常规镇痛药。在创伤人群中,它们不常被纳入常规镇痛治疗。然而,对于那些难以处理的疼痛患者,尽管已经使用一线的阿片类药物、非阿片类镇痛药或区域镇痛技术,它们仍可能是有效。抗惊厥药的主要不良反应为镇静,$\alpha2$ 激动剂的不良反应包括低血压、心动过缓和镇静。

## 阿片类药物

阿片类药物通常被认为是治疗中度至重度疼痛的基础药物。它们主要作用于 $\mu$、$\kappa$、$\delta$、$\sigma$ 受体,具有强效的镇痛、镇静、止咳和欣快作用。主要作用部位包括背角、脑干、皮质和部分外周神经系统。阿片类药物的不良反应包括长期使用的依赖性、呼吸抑制、恶心呕吐、尿潴留、便秘和瘙痒。有效地平衡阿片类药物的疗效和不良反应,是一项重要的能力,而如何平衡,在某种程度上取决于患者的个体因素,及其和受伤的程度。

各种阿片类药物的分类和特性,是一个非常大的主题,它本身可以写满一整个章节,因此本章不作讨论,下一节将重点介绍阿片类药物治疗的原则,尽管它们也适用于创伤。

阿片类药物不具有任何抗炎特性。相反,它们的作用在于提高疼痛阈值和改变人对疼痛感知的能力。与剧烈的爆发痛相比，阿片类药物能更有效地缓解持续性钝痛，这是阿片类药物的特点。此外，值得注意的是，在疼痛刺激产生前使用阿片类镇痛药，可产生最大程度的镇痛效果。

在创伤急性疼痛治疗中，最常用的阿片类药物是吗啡、氢吗啡酮、芬太尼、羟考酮和氢可酮。有其他的给药途径，如肌内注射、透皮和经黏膜给药等。对于急性创伤后的中度至重度疼痛最好即刻静脉注射镇痛药物，因其效果确切、起效迅速，可用于不能耐受口服药物（如胸部或腹部创伤）的患者。对于能够配合的患者，应考虑患者自控镇痛（Patient-controlled analgesia，PCA）静脉输注阿片类药物。PCA 已被证明可以改善患者的疼痛控制及满意度，尽管阿片类药物总剂量可能增加，但不会增加相关的呼吸抑制风险。PCA 使用的各种阿片类药物中，氢吗啡酮可能具有最合适的药理特性，其起效时间可与吗啡媲美，但瘙痒和恶心的发生率较低，且不产生显著的活性代谢产物。

## 创伤的区域镇痛

创伤本身是不可预测的。因此，治疗创伤性疼痛，需要多种治疗方法，以及精通各种方法的医师。以阿片类药物为基础的干预已常用语创伤镇痛，而区域和/或椎管内镇痛的应用，则取决于损伤的类型和部位。区域或椎管内技术，可作为局限于四肢损伤的疼痛控制首选方案，也可作为全身麻醉和术后疼痛控制的辅助手段，用于损伤范围较大，包括胸部和腹部疼痛的患者。临床证据表明，应用区域和椎管内技术进行疼痛控制，可降低创伤和手术的生理应激反应，改善开腹后的肠道和膀胱功能恢复，降低慢性疼痛的发生率，以及可能最重要的是可以提高患者的满意度。

但仍有许多常见的问题和顾虑影响了区域和椎管内镇痛在创伤的广泛应用。首先，是该项技术的相对禁忌证和绝对禁忌证。椎管内技术在继发于以下情况的创伤患者身上可能存在禁忌：

- 注射部位感染。
- 血流动力学不稳定/血容量减少。
- 凝血障碍/血小板减少症/抗凝。
- 心室流出道梗阻。
- 颅内压增高。
- 脊柱创伤。
- 存在筋膜间室综合征（如挤压伤）风险的患者。
- 患者拒绝/无法获得知情同意签字。

而周围神经阻滞的禁忌证较少，在低血容量和使用低分子肝素患者中也可以安全地实施。虽然到目前为止大多数的研究都是模棱两可的，但筋膜间室综合征仍然是这两种方式的相对禁忌证。Exparalel 是一种布比卡因脂质乳剂，作用时间为 3～4 天。美国食品药品监督管理局（Food and Drug Administration，FDA）预计将在未来一年内将 exparel 用于周围神经阻滞。

椎管内麻醉和区域镇痛都被认为有可能掩盖与四肢筋膜间室综合征相关的疼痛、麻木和麻痹。这种症状的缺乏可能延误诊断，进一步导致肢体缺血和组织坏死。因此，辨别存在筋膜间室综合征风险的患者非常重要，包括桡骨和尺骨远端骨折、胫骨平台骨折、挤压伤、近期肢体长时间缺血的患者。此外，如果存在风险的患者选择了施行区域镇痛，应与手术团队充分讨论、密切监测并详细记录。

## 胸部创伤

胸部创伤最常见于机动车碰撞，约占美国每年创伤事故的 21%。在那些胸部损伤中，肋骨骨折最为常见。

## 肋骨骨折

胸部骨性损伤的治疗（如肋骨骨折）一般包括胸部物理治疗和疼痛控制，后者尤为重要。少于 3 根肋骨骨折且没有其他损伤的患者，通常只需要出院口服止痛药，无须进一步干预。相比之下，多发性肋骨骨折（multiple rib fractures，MRFs）常造成重度疼痛，难以通过单使用口服或静脉镇痛药物获得充分而安全地控制。MRFs 带来的疼痛，限制了患者的呼吸运动，这会导致肺不张和功能残气量（functional residual capacity，FRC）下降。这些因素会导致限制性通气模式、V - Q 不匹配、急性呼吸窘迫。预防这些后遗症，是此时使用椎管内和区域镇痛的主要指征。

肋骨骨折的区域疼痛治疗，通常通过应用胸段硬膜外镇痛（thoracic epidural anesthesia，TEA）、椎旁阻滞（paravertebral blocks，PVBs）和肋间神经阻滞来实现。这些方法都能比单纯使用非甾体抗炎药或阿片类药物提供更好的镇痛效果，但它们都是有创的，因此存在一定的风险。另一个选择是利多卡因贴片。

与腰椎硬膜外镇痛类似，TEA 能提供双侧节段性镇痛，并可通过置入硬膜外导管维持几天。目前认为，在多发肋骨骨折患者身上联合使用长效局麻药和阿片类药物，是最佳的镇痛方案。为获得最佳的效果，硬膜外导管应放置在受累肋骨中部相对应的脊髓节段。与腰椎硬膜外阻滞一样，TEA 的并发症包括：交感神经阻滞引起的心动过缓和低血压、全身局麻药毒性反应、头痛、硬膜穿破、脊髓直接损伤、脑膜炎、硬膜外脓肿和血肿。

对于拒绝硬膜外镇痛或存在禁忌的患者，PVBs 和 ICBs 都是合理的二线选择。与硬膜外麻醉不同，PVBs 和 ICBs 提供单侧镇痛，通常局限于一个节段的皮肤区域。因此，常常需要多次注射才能在 MRFs 中达到足够的覆盖率。单次 PVB 或 ICB 的平均有效时间从 12～16 小时不等，这取决于所用的局麻药物，使用硬膜外导管置管后持续给药是可行的。因此，双侧或多节段肋骨骨折患者，可能需要多根导管。

与 PVBs 和 ICBs 相关的主要并发

症包括气胸、局部感染、局麻药毒性反应，以及意外的椎管内局麻药扩散导致硬膜外或鞘内麻醉。此外，需要注意的是，这些风险可能会因需要导管连续注射、多部位注射而加剧。

## 可视胸腔镜手术/开胸手术

外科医师，呼吸科医师，麻醉科医师及术后患者都知道，开胸手术和可视胸腔镜手术（video-assisted thoracoscopic surgeries，VATS）伴有相当明显的术后疼痛。胸壁手术引起的术后疼痛，会阻碍康复、增加插管机械通气的时间。它还可导致肺不张、肺炎、术后下床活动推迟和住院时间过长造成的高费用。从长远来看，胸腔镜和胸廓切开术都存在发生慢性疼痛的高风险。

与多发性肋骨骨折的治疗类似，TEA是开胸手术后的经典治疗方法，与阿片类药物相比，它能改善镇痛效果，降低不良反应。虽然还没有在创伤情况下进行研究，但TEA也被证明可减少VATS和开胸术后慢性疼痛的风险。还应注意的是，硬膜外注射局麻药复合阿片类药物（如芬太尼）可比单用某药产生更强的镇痛作用。椎管内辅助性应用阿片类药物通常耐受性良好；然而，重度呼吸抑制仍然是一个需要仔细考虑和密切监测的风险。对于硬膜外局麻药加阿片类药物不能完全控制疼痛的患者，一个明智的策略可能是继续在硬膜外单独使用局麻药，并按需经其他途径给予阿片类药物。

胸段硬膜外技术应该是每位麻醉医师都掌握的一项技术，但它超出了本章的范围，在此不作讨论。更详细的信息可以在建议阅读中，或在本文的其他章节中找到。

## 腹部创伤

2015年，美国所有的创伤事件中，有11％涉及某种程度的腹部损伤。

## 开腹手术

腹部创伤与胸部创伤相似，需要手术治疗的患者因损伤性质，通常无法在术前实施椎管内或区域镇痛。而在术后下胸段硬膜外镇痛（low thoracic epidural anesthesia，LTEA）和高腰段硬膜外镇痛（high lumbar epidural anesthesia，HLEA）非常重要。开腹手术后硬膜外镇痛，可以提供最佳的镇痛效果，改善肺功能，并可使患者较早下地行走、恢复正常的肠道功能。开腹手术后，放置硬膜外导管时必须小心：腹部存在切口，不建议坐位放置硬膜外导管；而是建议患者取侧卧位，于 $T_{10}$ 水平进行LTEA，可提供几乎整个腹部的镇痛效果，同时避免了明显的下肢损伤。

与椎管内阻滞不同，腹横肌平面阻滞（transversus abdominal plane，TAP）、腹直肌鞘阻滞对内脏，无任何镇痛作用，且仅提供单侧阻滞。尽管如此，这些方法在创伤时仍具有潜在的价值。由于它们对交感神经系统的影响较小，因此可以在术后更广泛地应用于低血压或心动过缓患者。从技术角度来看，对有腹壁近期切口的患者，TAP 和腹直肌鞘阻滞也比 LTEAs 和 PVBs 更容易实施，因为前者仰卧，后者必须坐位或侧卧位。对于禁止使用椎管内镇痛的患者，应考虑使用 TAP 和腹直肌鞘阻滞。

TAP 阻滞常用于脐下腹部的单侧镇痛，但也可对双侧中线以下切口、或横过中线的水平切口，进行双侧给药。TAP 阻滞时，针沿着髂嵴和第 12 肋骨之间的腹壁外侧进入，随后于腹横肌平面、腹内斜肌深处，注射局麻药；通过超声对每一层肌肉进行准确、系统的识别是必要的，有助于避免腹膜穿孔。

为开腹手术患者进行充分的腹部中线镇痛，也可通过腹直肌阻滞实现。该方法采用了与 TAP 相似的超声引导方法；但由于它是在腹直肌的深面进行，必须特别注意进针不要穿透腹膜。

# 四肢创伤

## 上肢

在肢体创伤时，施行椎管内和区域镇痛，可为患者带来很多好处，包括更好的疼痛控制和减少阿片类药物的用量，如果在术前进行镇痛，手术可不用全身麻醉。然而这些方法的使用仍然受到了限制，因为人们担心这些方法可能会掩盖筋膜间室综合征的症状。此外，有些患者手术后、或骨折闭合复位后，需要密切监测其神经功能，也使该技术的使用受到限制。有时损伤本身的性质，使外周神经阻滞的实施不可行和不实际。

## 臂丛神经阻滞

上肢创伤的区域镇痛常涉及臂丛神经阻滞，但有时需要选择性阻滞终末神经，如正中神经、桡神经和尺神经。臂丛神经阻滞可以通过多种入路，包括斜角肌间沟入路、锁骨上入路、锁骨下入路和腋窝入路，每一种方法所涉及的技术都是麻醉医师需要掌握的关键技能，但此技能不在本章的范围。

与各种方法相关的风险包括：大血管损伤、局麻药毒性反应、意料之外的局麻药椎管内广泛扩散、膈神经阻滞、和气胸。值得注意的是，随着超声引导技术的出现，许多并发症的发生率有所下降。在创伤时，某种方法存在一些特殊的局限性，例如，对于戴颈托的患者，斜角肌间沟阻滞几乎是不可能的。除腋窝入路外，大多数入路对任何呼吸功能不全的患者都是禁忌的，因为在这种情况下，意外的膈肌阻滞，会引起灾难性的后果。

## 下肢创伤

下肢创伤常与胸部创伤发生在相同情况之下，并占很大一部分运动相关的创伤。对这些损伤的处理，可以从简单的闭合复位到完全截肢，区域疼痛处理的方法也相应多样。

下肢外围区域镇痛包括腰丛阻滞、股神经阻滞、隐神经阻滞、坐骨神经近端阻滞、坐骨神经远端阻滞（如腘窝）、和踝关节阻滞。遗憾的是，下肢的神经支配，不像上肢那样提供了方便的麻醉分布区域，尚无单一的阻滞可提供整个下肢的麻醉。

## 股神经/"三合一"阻滞

股神经阻滞是下肢最常见的阻滞方法之一，尤其在常规膝关节置换术等非创伤情况下。然而，对于创伤患者，它可以用于任何需要对大腿前部和小腿镇痛的操作。理想的情境包括髌骨骨折，大腿前方撕裂，局部烧伤，以及作为膝下截肢的辅助方案。

值得注意的是，股神经阻滞无法提供闭孔神经支配的大腿内侧区域、股外侧皮神经支配的大腿外侧区域的镇痛。因此，如需进行整个下肢的镇痛，应考虑使用"三合一"阻滞（一种改良的股神经阻滞）。这种阻滞方式通过在髂筋膜下、沿头侧方向，给予大量麻醉药物，来覆盖所有三种神经的分布区，并向腰丛逆行扩散。

股神经阻滞的主要风险，是直接血管注射及相应的局麻药毒性。如果放置了导管，则患者的感染风险也增加，因为导管邻近腹股沟。

## 腰丛阻滞

腰丛由 $L_2 \sim L_4$ 神经根形成，是下肢的主要来源，包括股神经、生殖股神经、股外侧皮神经和闭孔神经。总体而言，腰丛支配大腿前部、内侧、外侧以及小腿前部神经。腰丛阻滞，广泛应用于骨科髋关节、股骨手术的术后镇痛，在创伤中也有应用。由于腰丛阻滞只能麻醉大腿和小腿的部分区域，因此经常需要辅以坐骨神经阻滞，以提供完善的镇痛效果。

腰丛神经阻滞的范围，比更常用的股神经阻滞要广，因而风险也更高。继发于穿刺损伤的腹膜后出血，是一种罕见但潜在的严重并发症，尤其在凝血障碍患者和抗凝患者中。文献报道的风险有肠道、膀胱和血管损伤的风险。与其他阻滞一样，有局麻药椎管内广泛扩散和局麻药中毒的风险。

## 坐骨神经与腘窝阻滞

坐骨神经起源于腰骶神经丛，$L_4 \sim S_3$ 神经根，坐骨神经是提供股后大腿、全部小腿和的感觉，除外前内测由隐神经分布。坐骨神经阻滞，适用于多种创伤情况，尤其是跌倒和机动车创伤。坐骨神经的长度，使其得以根据创伤的大小和位置，沿其走行、经各种入路、在不同部位进行阻滞。

腿部近端的坐骨神经阻滞，通常与股神经阻滞或腰神经丛阻滞，联合用于膝关节大面积创伤或截肢后的全腿镇痛。远端坐骨神经（如腘窝）阻滞，提供小腿的镇痛，除外股神经支配前内侧下肢区域。胫骨远端骨折和足踝关节外伤时，通过阻滞股神经和腘窝坐骨神经，可提供良好的镇痛效果。

坐骨神经阻滞相关的风险，包括继发于腓神经运动支阻滞的暂时性足下垂；但如果注射过程中发生意外的神经损伤可能导致永久性的足背屈无力。若存在术中坐骨神经损伤，可能导致足下垂的风险，术前应避免坐骨神经阻滞。这种情况下，可以在术后进行神经功能检查,然后再进行上述阻滞操作。

某些坐骨神经阻滞也存在特定的风险。腘窝阻滞存在较高的腘动脉血管损伤风险;而骶骨旁坐骨神经阻滞,与前面提到的椎旁阻滞具有相似的风险。最后,值得一提的是,坐骨神经阻滞在胫骨平台骨折,是绝对禁忌。

# 慢性创伤性疼痛

## 流行病学

创伤后慢性疼痛,在整个美国的临床实践中不断增多。2008 年的一项评估显示,近 1 亿美国人遭受慢性疼痛。这一不可否认的负担提示,在未来的职业生涯中,各种各样的医务工作者将不可避免地面对疼痛主诉。近 1/5 的慢性疼痛患者认为创伤是直接原因。由于院前处理和手术方案的调整,以及Ⅰ级创伤中心的增加,创伤患者的生存率有所提高。

## 病理生理学

损伤类型和机制,决定了创伤患者慢性疼痛的生理基础。神经丛挤压或其他周围神经损伤后的病变,可导致受累肢体的残疾。大脑或脊髓等区域的中枢损伤,会根据受累部位,发生大范围的紊乱。从麻木到功能完全丧失,都有可能发生。有时截肢不可避免,幻肢疼痛也随肢体缺失而来。

## 类型及临床评价

### 复杂区域疼痛综合征(complex regional pain syndrome,CRPS)

CRPS 通常由创伤性损伤引起。最初的创伤,引发免疫级联反应,导致严重而持续的炎症。这种疾病进展的结果,会对肢体功能和生活质量造成破坏性影响。典型症状为自主调节失调伴发的持续性疼痛、痛觉高敏和痛觉超敏。急性期,表现为水肿、发红、体温升高。症状会随着时间的推移而进展,受累肢体发生营养性改变:挛缩、功能丧失、骨密度降低、指甲和毛发生长减慢。大多数病理可逐渐缓解,但后遗症可很严重。进展性残疾很常见,一些患者需要截肢。骨科手术最受这一并发症所困扰。图 14-1 展示了 CRPS 的严重程度和潜在并发症问题。

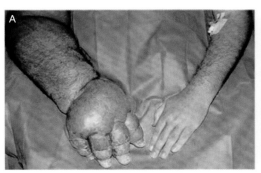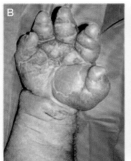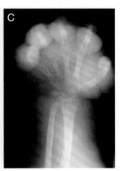

**图 14-1**　掌骨骨折后 CRPS,最终需要截肢(图片提供:Guttmann O,Wykes V. Complex regional pain syndrome type 1. *N Engl J Med*,2008,359:508)。

## 创伤性脑损伤（traumatic brain injury，TBI）

TBI 的预防和治疗，涉及各种急诊情况。临床调查显示，在美国每年有将近 140 万人遭受 TBI。创伤性脑损伤最常见的后遗症是创伤后头痛，有高达 90% 的患者存在这种风险。最重要的是，在接受 TBI 治疗的患者中，接近 43% 的人会发展成某种形式的慢性残疾。这种并发症的高发生率严重影响患者的生活质量，造成相当大的康复负担。在美国，这种头部创伤通常发生于跌倒、车祸和殴打。

损伤可影响颅内和颅外的不同结构导致各种症状，需要个体化的护理和治疗计划。除了这些疼痛综合征，TBI 后头痛仍然是一种较为常见的症状，应该加以解决。确切的病因仍存在争议，目前的研究表明，脑血流异常、三叉神经损伤，或二者共同作用是可能的病因。TBI 中最常见的是紧张性头痛和偏头痛，应该分别用非甾体抗炎药、曲坦类药物，或麦角衍生物治疗。脑组织以外的头部创伤也可导致头部和颈部疼痛。例如，挥鞭伤可导致颞下颌关节（the temporomandibular joint，TMJ）、枕神经、颈关节和神经的创伤。挥鞭伤是汽车追尾碰撞后常见的一种损伤，其损伤机制是头部突然前后运动。图 14-2 描述了挥鞭性损伤的机制。在这种情况下，必须根据受伤的部位和引起的疼痛类型，斟酌治疗方案。有必要精心制定患者和医生都认可的方案，从而推进疼痛管理。

## 脊髓损伤（spinal cord injury，SCI）

脊髓损伤还几乎没有可靠的治疗方法，近 65% 的 SCI 患者都会发展为慢性疼痛。由于缺乏标准化，治疗方案差异很大，仅针对个体症状减轻疼痛。表 14-1 列出了潜在的治疗方法和不良反应。在这类受伤人群中，伤害感受性疼痛和神经病理性疼痛都可见到。这些广泛的创伤性 SCI 疼痛分类显示了治疗方案的内在可变性。遭受 SCI 并发症各种亚型的患者，需要更密切的关注，以及更妥善的治疗方案。

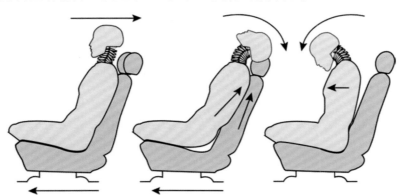

**图 14-2**　挥鞭样损伤的机制：追尾碰撞是常见的损伤机制。请注意，不适当地调整头枕是无效的［图片提供：IIHS（1997）："Special Issue：Head Restraints"（PDF，575 KB），Status Report Vol. 32，No. 4. Website：http：//www.iihs.org/externaldata/srdata/docs/sr3204.pdf］。

表 14 - 1    SCI 药物选择和不良反应

| 治　疗 | 缺点或不良反应 | 特殊注意事项 |
| --- | --- | --- |
| 普瑞巴林/加巴喷丁/加巴喷丁类药物 | 嗜睡、头晕、乏力、口干、水肿、便秘 | |
| 阿片类 | 便秘、嗜睡、药物耐受、药物依赖、呼吸抑制 | |
| 混合血清素/去甲肾上腺素再摄取抑制剂 | 高血压,胃肠紊乱,口干,食欲减退,出汗,药物相互作用,包括血清素综合征 | |
| 美西律 | 胃肠不适、心血管反应、血液系统紊乱、皮肤反应 | |
| 托吡酯 | 困倦、头晕、共济失调、厌食、疲劳、肠胃不适、眼部问题、肾结石 | |
| 拉莫三嗪 | 可能危及生命的皮疹、肝功能损害、复视、视力模糊、头晕 | |
| 屈大麻酚 | 头晕,嗜睡,烦躁 | |
| 老年抗惊厥药 | 嗜睡、头晕、肝功能障碍、血液系统影响 | |
| 针灸 | 有创、迷走神经反应 | 对于轻微的神经病理性疼痛疗效不确定 |
| 氯胺酮 | 烦躁不安,分泌物增多,颅内压升高 | |
| 丙泊酚 | 低血压、心律失常、心动过缓、呼吸衰竭 | |
| 阿芬太尼 | 短效、有创、呼吸抑制、心动过缓、镇静、低血压、恶心、呕吐 | |
| 吗啡 | 呼吸抑制,镇静,低血压,恶心,呕吐,便秘 | 对机械性痛觉超敏有效 |
| 巴氯芬 | 有报道增加神经病理性疼痛,镇静,皮疹 | 痉挛相关疼痛 |
| 鞘内注射吗啡和可乐定 | 有创,药物耐受性,低血压,呼吸抑制,嗜睡 | |
| 蛛网膜下腔使用利诺卡因 | 有创,中枢神经系统紊乱 | |
| 脊髓电刺激 | 有创、感染 | 神经病理性疼痛,不完全损伤 |
| 深部脑电刺激 | 有创、颅内出血,感染 | |
| 运动皮层刺激(经颅) | 短效、感染、出血 | |
| 运动皮层刺激(硬膜外) | 有创、感染、出血 | |
| DREZ | 有创、进一步损伤、感染、出血风险 | 神经病理性疼痛 |
| 脊髓切断术 | 有创、进一步损伤、感染、出血风险 | |

提供: Higgins et al. Chronic pain in trauma patients. *Anesth Trauma*,2014:131 - 143.

## 幻肢痛

截肢后常有幻觉主诉，高达80％的幻肢感觉描述为疼痛。通常缺失肢体的远端会出现灼烧感、抽痛或麻刺感。幻肢痛成为一种慢性疾病，被认为是由于截肢部位的神经纤维被切断所致。治疗包括强调镜像治疗，通过再传入预防疼痛。术后积极的疼痛控制也可能降低幻肢痛症状的发生和严重程度。

## 创伤后腹痛

手术后腹痛，发生于手术操作后的几天到几周内，可表现为慢性综合征。当神经受到直接压迫时，可发生神经卡压综合征。这种压迫使神经支配区由锐利的麻刺痛。同样，内脏性腹痛提示，直接创伤后疼痛感受器受到刺激和敏化。保守治疗、类固醇注射、区域镇痛阻滞、腹部按摩、射频消融和冷冻治疗，都是减轻创伤后腹痛的治疗方法。

## 椎体骨折

在美国，创伤后椎体骨折的发病率逐年上升，老年人的风险最大。这种年龄分层是由于年龄较大的人骨密度下降和跌倒率较高。损伤后立即进行影像学检查，来判断是否有脊髓损伤和是否需要手术干预。除了卧床休息和脊柱支撑外，更倾向于在发现骨折后立即进行经皮球囊扩张椎体成形术和经皮椎体成形术等微创手术。这些干预措施为经皮穿刺手术，包括透视引导下，向椎体内注入骨水泥。

（朱慧琛　译，范颖晖　边文玉　校）

## 推荐阅读

［1］Apfelbaum J L，Ashburn M A，Connis R T，et al. Practice guidelines for acute pain management in the perioperative setting. Anesthesiology，2012，116：248 - 273.

［2］de Mos M，Huygen F J，van der Hoeven-Borgman M，et al. Outcome of the complex regional pain syndrome. Clin J Pain，2009，25：590 - 597.

［3］Joshi G P，Ogunnaike B O. Consequences of inadequate postoperative pain relief and chronic persistent postoperative pain. Anesthesiol Clin North Am，2005，23(1)：21 - 36.

［4］Karanikolas M，Aretha D，Tsolakis I，et al. Optimized perioperative analgesia reduces chronic phantom limb pain intensity，prevalence，and frequency：a prospective，randomized，clinical trial. Anesthesiology，2011，114：1144 - 1154.

［5］McGirt M，Parker S，Wolinsky J，et al. Vertebroplasty and kyphoplasty for the treatment of vertebral compression fractures：an evidenced-based review of the literature. Spine J，2009，9(6)：501 - 508.

［6］Merritt C K，Salinas O J，Kaye A D. Pain control in acute trauma. In：Scher CS，editor. Anesthesia for trauma. 1st ed. New York：Springer Science and Business Media，2014.

［7］Nampiaparampil D E. Prevalence of chronic pain after traumatic brain injury. JAMA，2008，300(6)：711 - 719. Simon

B J，et al. Pain management guidelines
for blunt thoracic trauma. J Trauma，
2005，59：1256 - 1267.

［8］Simon B J，et al. Pain management
guidelines forblunt thoracic trauma. J
Trauma，2005，59：1256 - 1267.

# 第十五章　分娩镇痛的机制

贝丝·H.敏斯特，贾甘·迪瓦兰简

## 核心理念

- 分娩疼痛是女性在分娩过程中感受到的一种严重的急性疼痛。这种疼痛与可见的组织变形和损伤有关。

- 分娩的每个阶段都会产生一种不同类型的疼痛，由特定的神经通路传递。这些通路可能重叠。

- 分娩第一产程的疼痛，主要是内脏疼痛，并通过 $T_{10} \sim L_1$ 的交感神经纤维传导。第二产程的疼痛以躯体疼痛为主，经 $S_2 \sim S_4$ 阴部神经的纤维传导。

- 未处理的分娩疼痛与心肺刺激有关，有时会产生心理后果，包括抑郁。

- 区域镇痛是分娩疼痛最有效、最常用的镇痛方式。区域镇痛技术可以转为手术分娩提供麻醉，从而避免全身麻醉。

- 硬膜外镇痛是分娩疼痛最常用的区域镇痛方法。硬膜外镇痛起效缓慢，需要大量的局麻药来阻断骶段脊髓。腰硬联合镇痛可以更快起效，缓解分娩疼痛。

- 布比卡因和芬太尼是最常用于椎管内镇痛的药物，也有部分医疗中心使用罗哌卡因代替布比卡因。

- 局麻药中，添加芬太尼，可提高椎管内镇痛质量，减少局麻药用量，减少运动阻滞和低血压的发生。

- 通常情况下，在第二产程，除了持续输注的硬膜外药物，还需要追加补充剂量的局麻药，来提供充分的镇痛。

- 低血压和运动阻滞是与局麻药使用最相关的不良反应，瘙痒是阿片类药物最常见的不良反应。

- 对于要求镇痛并有椎管内禁忌证、或不希望椎管内镇痛的产妇，使用患者自控镇痛持续瑞芬太尼静脉注射，也是一个好的选择。

- 宫颈旁和腰交感神经阻滞，可以用于第一产程镇痛，但并非首选。阴部神经阻滞和会阴浸润，可作为第二产程硬膜外镇痛的补充。

## 分娩疼痛

分娩疼痛是女性感受到的最严重的疼痛之一，被称为"巨大疼痛"，罗马人称为"巨大惩罚"。疼痛程度介于下腰痛和无麻醉截肢痛之间。分娩疼痛的强度因人而异，经产妇的疼痛评分低于初产妇。虽然孕期关于分娩和分娩疼痛的教育，确实有助于降低疼痛评分，但它们并没有消除对止痛剂的需要。在分娩过程中，疼痛评分随着宫颈扩张和子宫收缩强度的增加而升高。

绝大多数产妇在分娩过程中会有镇痛需求。

## 病理生理学

### 第一产程

• 分娩第一产程的疼痛，是由于子宫收缩，导致子宫体下段和子宫颈扩张引起的。来自这些部位受体的 C 纤维，经由宫颈旁神经节、下腹神经和神经丛，以及腰交感神经链传导，并终止于脊髓的 $T_{10}$ 和 $L_1$ 水平(图 15 - 1)。

• 第一产程疼痛为内脏痛，弥散广、定位差。

• 疼痛冲动沿着腹侧丘脑束上行传递，在丘脑中继，终止在躯体感觉皮质的中央后回。以上解剖过程说明，第一产程疼痛可于宫颈旁、胃下、椎旁、腰椎交感神经、硬膜外或脊髓水平阻滞。

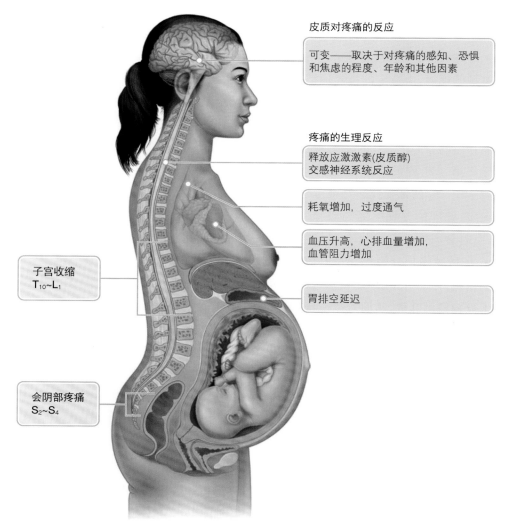

皮质对疼痛的反应

可变——取决于对疼痛的感知、恐惧和焦虑的程度、年龄和其他因素

疼痛的生理反应

释放应激激素(皮质醇) 交感神经系统反应

耗氧增加，过度通气

血压升高，心排血量增加，血管阻力增加

子宫收缩 $T_{10}$~$L_1$

胃排空延迟

会阴部疼痛 $S_2$~$S_4$

图 15 - 1　未处理的分娩疼痛的组成部分，涉及的神经根与生理反应。

## 第二产程

- 在第二产程，在子宫收缩相关的第一产程疼痛的基础上，宫颈、阴道和会阴处的传入纤维被激活。
- 这些传入纤维，通过阴部神经，传至细胞体位于 $S_2$ 和 $S_4$ 之间的背根神经节。这些传入神经主要是 $A\delta$ 纤维，属躯体疼痛，定位相对较好。
- 第二产程疼痛的解剖学基础，反映了第二产程疼痛的镇痛，可以通过阻滞会阴、阴部神经受体，或通过骶管、硬膜外或脊髓药物阻断 $S_2$、$S_3$、$S_4$ 神经根的传导而获得的。

## 分娩疼痛对产妇的影响

- 增加交感神经系统和儿茶酚胺的活性，可抑制子宫收缩。
- 母体外周血管阻力增加，胎盘灌注减少。
- 过度通气引起呼吸性碱中毒，导致子宫动脉血管进一步收缩，血红蛋白氧离曲线左移，导致胎儿氧供减少。
- 疼痛引起的心理和社会心理后果，包括抑郁、和对性关系及分娩的消极想法。
- 有效的区域镇痛，有助于预防这些负面影响，使分娩体验难忘和愉快。

## 治疗

### 镇痛选择

#### 非药物手段
1. 情感支持
2. 抚摸和按摩
3. 体位
4. 生物反馈
5. TENS
6. 针灸

### 药物治疗

1. 全身镇痛
（1）肠外阿片类药物镇痛。
（2）吸入镇痛剂。
2. 区域镇痛（图 15 - 2）
（1）连续硬膜外阻滞（CEA）。
（2）腰硬联合阻滞（CSE）。
（3）连续蛛网膜下腔阻滞。
3. 周围神经阻滞（图 15 - 3）
（1）宫颈旁阻滞。
（2）腰丛阻滞。
（3）阴部神经阻滞。
（4）会阴局部浸润。

我们将详细讨论区域镇痛，这是目前最常用的分娩镇痛方式，占到所有分娩镇痛的 60%～84%。肠外和吸入镇痛药本章不做介绍。

## 椎管内镇痛

椎管内镇痛是目前最有效的分娩镇痛方式，极大地提高了产妇的分娩体验和满意度评分。除了尽量减少疼痛对产妇和胎儿的不良影响外，如有必要还可以用于紧急剖宫产的麻醉。与全身麻醉相比，区域麻醉在剖宫产中具有更好的安全性和接受度。同时还可以提供会阴

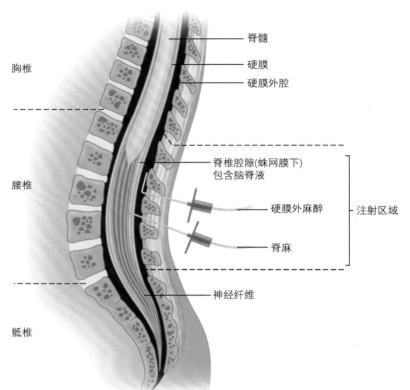

胸椎

腰椎

骶椎

脊髓

硬膜

硬膜外腔

脊椎腔隙(蛛网膜下)包含脑脊液

硬膜外麻醉

脊麻

注射区域

神经纤维

图 15-2　硬膜外腔及蛛网膜下腔间隙

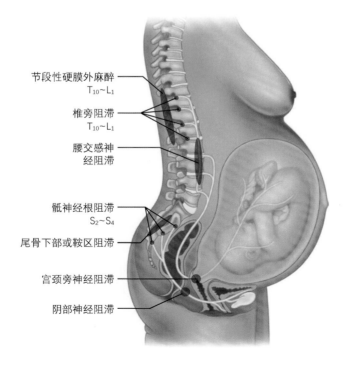

节段性硬膜外麻醉 $T_{10} \sim L_1$

椎旁阻滞 $T_{10} \sim L_1$

腰交感神经阻滞

骶神经根阻滞 $S_2 \sim S_4$

尾骨下部或鞍区阻滞

宫颈旁神经阻滞

阴部神经阻滞

图 15-3　分娩镇痛的不同外周神经阻滞

修复麻醉及术后镇痛。

## 禁忌证

- 产妇拒绝。
- 穿刺点局部感染。
- 凝血障碍-血小板减少症在妊娠期更为常见（6%～10%）。然而，禁用区域镇痛的重度血小板减少症（小于 100 000/ml）非常罕见。对个别患者，需要与患者和产科医师协调，权衡风险和利益后做出最终决定。

## 硬膜外镇痛的目标

- 具通用性和灵活性，对于不同分娩状态可通过调整药物剂量满足镇痛需要。
- 药物和操作技术对孕妇和胎儿安全。
- 不影响或轻微影响分娩过程。
- 穿刺点疼痛轻微，同时提供可靠的高质量分娩镇痛。
- 运动阻滞极小，不影响产妇在第二产程用力。

## 椎管内镇痛分类

### 硬膜外镇痛

分娩镇痛最常用的镇痛方法，是通过留置在硬膜外腔的导管，给药镇痛。

#### 优点

- 硬膜外留置导管可以提供持续的分娩镇痛。
- 不穿透硬膜。
- 经确认的硬膜外导管，可以在转剖宫产时提供硬膜外麻醉。

#### 缺点

- 疼痛起效缓慢，分娩后期可能镇痛不足。
- 需要大量的局麻药，来提供骶部镇痛，可能产生全身局麻药毒性反应。

#### 镇痛流程

- 于侧卧位或坐位穿刺留置 $L_2 \sim L_3$ 硬膜外导管，也可选 $L_3 \sim L_4$ 间隙。
- 使用试验剂量局麻药，排除导管进入蛛网膜下腔或血管内。
- 局麻药与脂溶性阿片类药物（如 0.125% 布比卡因 10 ml，芬太尼 50 μg，分次给药）联合使用，产生镇痛作用。
- 可以经导管反复间歇注射给药或持续输注给药。
- 通常在第二产程需要额外加用药物来阻断 $S_2 \sim S_4$，以提供阴道和会阴镇痛。

## 腰硬联合镇痛

这种方法最近在产科麻醉中很流行。除了标准的硬膜外操作，它还包括鞘内（蛛网膜下腔）低剂量局麻药或阿片类药物或两种药物的联合使用。通过针内针鞘内穿刺技术实现（例如，27GBD™Whitacre 针通过 18 G 硬膜外针穿刺）。

#### 优点

- 快速建立高质量的镇痛——特别是第一产程后期，或第二产程的分娩中需要镇痛时。
- 使用较低剂量的药物，特别是分娩

后期需要镇痛时,可以更快地开始骶管镇痛。在这种情况下,还可以降低胎儿药物暴露、和产妇全身毒性反应的发生率。

· 阿片类药物单独使用,可以建立足够的第一产程镇痛——这可能有助于前负荷依赖性危重心脏病产妇。

· 降低运动阻滞和低血压的发生率。

**缺点**

· 脊麻效应 1～2 小时后消失,此时如发现硬膜外导管给药无效,则无法继续镇痛。因此,考虑到有紧急剖宫产的潜在需要,对于气道困难和胎心描记异常的患者,不建议使用这种技术。

· 非常低的硬膜穿刺后头痛风险;研究表明使用 27G 笔尖针穿刺硬脑膜后,头痛的风险几乎没有增加。

· 鞘内与硬膜外阿片类药物治疗相比,瘙痒发生率更高。

· CSE 后偶尔会发生胎儿心动过缓——可能是由于快速建立脊髓镇痛后,儿茶酚胺突然减少,导致子宫收缩紧张所致。

**连续蛛网膜下腔镇痛**

该技术如今应用较少。有时意外硬膜穿刺后、或硬膜外间隙难以识别时,可使用持续的蛛网膜下腔导管。

能提供持续脊髓镇痛的微导管逐步开发,由于与微导管相关的马尾综合征的发病率增加,它们不再被使用。与这些小直径导管相关的马尾综合征被认为是由于局麻药分布不均,高浓度的局部

麻醉药聚集在马尾所致。

使用蛛网膜下腔导管的另一个缺点是剂量上的潜在错误。如果导管被错误地认为是在硬膜外腔,并且使用了大剂量的局麻药,那么意外的和/或高位蛛网膜下腔阻滞,可能导致血流动力学不稳定、和呼吸循环骤停。因此,当麻醉医师决定使用这一技术时,导管必须清楚标示,所有麻醉人员和分娩护士都应充分了解蛛网膜下腔导管标识的意义。

## 不良反应和潜在并发症

· 硬膜穿破后头痛。

· 由于硬膜穿破和导管,导致中枢神经系统感染。

**骶管镇痛**

骶管镇痛极少使用。对于接受过腰椎手术的患者,考虑腰椎硬膜外腔穿刺困难或不存在,可以考虑使用骶管镇痛。一般来说,需要大量的局麻药通过骶管给药,来阻断较高的腰段。这种大容量局麻药吸收进入体循环,可导致产妇和胎儿血药浓度升高。此外,骶管穿刺操作,还有胎儿或子宫损伤的风险。

**穿透硬膜的硬膜外阻滞**

该方法包括在硬膜外穿刺过程中,使用 27G 或 25G 的笔尖腰麻针进行硬膜穿刺,不使用蛛网膜下腔药物。硬膜外镇痛没有硬膜穿刺时可能有较低发生率的单侧、不对称或不完全镇痛,相比上述情况而言,穿透硬膜有助于提供分娩

时更好的镇痛。硬膜穿透的硬膜外镇痛效果也优于腰硬联合镇痛，产妇瘙痒、低血压、合并子宫收缩过快、子宫张力过高等不良反应发生率较低。一些研究表明，这种新的治疗方式减少了医师的"补充"干预，提高了产妇的满意度。

### 镇痛期间的监测

- 产妇血流动力学监测（心率和血压）。在注射试验剂量和硬膜外单次追加局麻药时，应间隔 1～3 分钟测量血压。镇痛效果确切、血流动力学稳定后，每隔 15～30 分钟测 1 次血压。
- 使用连续血氧饱和度监测。
- 感觉和运动阻滞的程度。感觉和运动阻滞的充分性和程度，应在试验剂量、和初始剂量给药后，进行评估。随后，每隔几小时测量一次阻滞程度，每次感到镇痛不足或出现不明原因的低血压时，也要测量 1 次。
- 持续监测胎儿心率。虽然在硬膜外导管的整个放置过程中，持续监测胎儿心率是理想的，但实际上是不可能的。一般做法是由经过培训的人员在穿刺前后检查 FHR。

### 静脉补液

椎管内镇痛引起周围血管舒张，前负荷降低有时导致低血压。子宫胎盘灌注，是胎儿健康的主要决定因素，它严重依赖于血压。未经治疗的低血压，可导致胎儿心率改变，并可能导致胎儿心动过缓。在开始阻滞前，给患者预灌

500～1 000 ml 乳酸林格液，可降低低血压的发生率。子痫前期和心源性疾病患者应谨慎输液，防止肺水肿的发生。

## 产妇体位

所有孕妇应避免平卧，以防止腹主动脉受压。所有的患者应该向左倾斜30°，硬膜外麻醉穿刺时可以采用侧卧位或坐位。

### 侧卧位

- 可连续监测胎儿情况，降低直立性低血压的发生率。
- 对某些患者可能更舒适，尤其是晚期临产的患者。
- 腰椎屈曲可代偿腹主动脉压迫。
- 在侧卧位进行硬膜外穿刺，在技术上更具有挑战性，尤其是在肥胖患者中。

### 坐位

- 有助于识别中线，并提供更好的呼吸力学支持和舒适性。
- 侧位虽然降低了硬膜外静脉穿刺和置管的发生率，但硬膜穿透率不太可能受到位置的影响。

## 硬膜外试验剂量

- 硬膜外导管可能无意中放置在鞘内或血管中。如果未发现，会发生剂量相关的严重并发症。使用试验剂量来确定导管的位置。

- 血管内和鞘内试验剂量通常是单次注射,也可以分次使用。

- 利多卡因 45～60 mg 或布比卡因 7.5 mg 联合肾上腺素 15 $\mu$g(3 ml 的 1:20 万溶液)是常用的试验剂量。

- 注射后 45 秒内,心率每分钟增加超过 20 次,被认为是阳性(血管内注射)。收缩压增加 15～25 mmHg,也可以被认为是阳性。

- 虽然血管内给予 15 $\mu$g 肾上腺素高度敏感,但它也与假阳性结果有关,因为子宫收缩通常与心率增加有关。因此,测试剂量应在宫缩之前使用。

- 利多卡因静脉注射,患者可主诉有金属味、耳鸣和头晕,可以帮助鉴别局麻药是否入血。

- 注射 1 分钟内感觉温暖,注射 4 分钟内感觉迅速丧失,髋关节伸直腿无力,极有可能是蛛网膜下腔置管。

- 局麻药与肾上腺素联合使用可增强运动阻滞。

- 值得注意的是,试验剂量既不能完全保证硬膜外置管在硬膜外腔内,也不能完全排除血管内或静脉内置管。因此,每次注射都应视为试验剂量,每次注射后应以 3～5 ml 的局麻药,观察患者的反应。

- 硬膜外给药前应常规回抽。

- CEA 期间应定期检查感觉和运动阻滞情况。

## 药物选择

布比卡因联合芬太尼是分娩镇痛最常用的药物。

- 二者都是高蛋白结合,并且胎盘转移和胎儿效应最少。

- 二者物美价廉、安全度较高。典型的初始剂量是硬膜外注射布比卡因 6.25 mg 或 12.5 mg(0.062 5% 的溶液 10～20 ml 或者 0.125% 的溶液 5～10 ml)复合芬太尼 15～25 $\mu$g。

- 低剂量局麻药复合阿片类药物可减轻运动阻滞。保留运动功能对于产妇努力分娩十分重要。此外,盆底肌松弛可引起胎儿头部的异常旋转,并可引起分娩障碍。镇痛起效时间通常为 10 分钟,作用高峰发生在 20 分钟。

- 布比卡因也可以与舒芬太尼而不是芬太尼联合使用。

- 常用 0.125% 或 0.062 5% 的布比卡因配合 2 $\mu$g/ml 芬太尼维持镇痛。

- 有人主张在混合物中加入肾上腺素,以提高镇痛质量。肾上腺素通过 $\alpha_2$ 肾上腺受体激动剂作用增强镇痛作用。同时,肾上腺素的加入可以增强运动阻滞。

- 罗哌卡因和左旋布比卡因,是用于分娩镇痛的其他局麻药。它们的药效比布比卡因大约低 40%。

- 虽然初步研究显示罗哌卡因的运动阻滞较少,但在给药剂量不均等的情况下,两种药物在运动阻滞方面没有差异。

- 罗哌卡因和左旋布比卡因通常以 0.08%～0.2% 溶液的 8～12 ml/h 给药用于分娩镇痛。

## CSE

在腰硬联合镇痛中，芬太尼通常与布比卡因的初始鞘内剂量同时或不同时给药。

- 芬太尼的脂溶性高，有利于迅速进入脊髓，加速起效。

- 它还提高了镇痛质量，延长了后续硬膜外用药的时间间隔。芬太尼的给药剂量为 $15 \sim 25$ μg 复合布比卡因 $2.5$ mg。舒芬太尼也可以代替芬太尼，剂量为 $2.5 \sim 5$ mg。两种药物的选择对新生儿的预后益处相当。

- 肾上腺素、可乐定和新斯的明是用于椎管内分娩镇痛的佐剂。其中最常用的是肾上腺素。以 $25 \sim 50$ μg/h 与布比卡因和芬太尼联合注射。

- 肾上腺素降低硬膜外血管对局麻药的吸收，降低血药浓度。它还通过增加 $\alpha_2$ 肾上腺素受体激动剂活性来增强镇痛作用。这个剂量的肾上腺素给药和吸收，不影响子宫胎盘灌注和胎儿预后。虽然它增强了运动阻滞，但并不影响分娩结果。

- 可乐定没有被广泛使用，因为它会引起心动过缓、低血压和镇静。新斯的明会增加恶心呕吐的发生率，因此不使用。

## 给药模式

硬膜外用药可分为间歇性给药、连续输注或患者自控的硬膜外输注。

## 反复单次给药

- 当硬膜外效应开始减弱时，注射 $8 \sim 12$ ml 局麻药和阿片类药物。

- 这一需求随着分娩过程渐渐增加，并与分娩后期爆发痛相关，可能伴有整体满意度下降。

## 连续给药

- 这是最常见的镇痛方式。

- 以 $8 \sim 12$ ml/h 局麻药和阿片类药物联合给药。

- 该技术的优点是维持了稳定的镇痛和血流动力学，爆发痛少，减少了潜在全身局麻药中毒的发生率。

- 它还能提高满意度和安全性。

- 镇痛效应消失可能与导管进入血管内有关；感觉和运动阻滞的快速上升可能源于导管移动至鞘内。

## 患者自控硬膜外镇痛（PCEA）

- 它包括对于有或没有背景注射局麻药和阿片类药物的患者，进行单次剂量加药。

- PCEA 可以减少局麻药的用量，同时降低运动阻滞的程度。

- 患者满意度评分优于其他有同等镇痛效果的方法。

- 典型的 PCEA 处方是每 $15 \sim 30$ 分钟给药 $4 \sim 8$ ml，背景剂量 $4 \sim 10$ ml/h。

## 可行走式分娩镇痛

- 以阿片类药物为基础的低剂量腰

麻镇痛，采用 CSE 技术，然后通过低剂量维持硬膜外麻醉，称为"可行走硬膜外镇痛"。

- 本技术的目的，是在镇痛同时，保持运动和行走能力。

- 行走能力不影响母婴预后。硬膜外试验剂量的利多卡因，与肾上腺素联合使用，可减弱运动功能。

- 在维持硬膜外给药时，加入肾上腺素，会增加运动阻滞，从而影响产妇的活动能力。

- 行走前应检查患者是否有直立性低血压，并监测心率。

- 禁止产妇单独行走。

## 第二产程镇痛

- 阻滞 $S_2$ 和 $S_4$ 之间的躯体冲动需要更多更高浓度的局麻药。

- 通常在分娩的第一阶段，持续的硬膜外镇痛会导致骶段阻滞。

- 如果需要额外的镇痛，通常可补充 $1\%\sim2\%$ 的利多卡因 $5\sim10$ ml。

- 补充使用局麻药也可用于产钳的镇痛，和必要时的会阴切开术缝合。

## 椎管内镇痛的不良反应
### 低血压

- 区域麻醉后交感神经阻滞导致外周血管扩张，减少静脉回流和心排血量，常导致低血压。

- 偶尔血压会因交感神经张力降低而降低，这与疼痛缓解有关。

- 如果低血压较基线下降超过 20%，或与产妇头晕、恶心症状有关，或与胎儿心率不稳定有关，则被认为是严重低血压。

- 由于子宫胎盘灌注依赖于母体血压，无法自我调节，因此流向胎儿的血液可能会随着血压的下降而减少。

- 持续的胎儿灌注减少可能导致胎儿酸中毒。

- 低剂量硬膜外给药可降低低血压发生率，通常用 500 ml 晶体纠正低血压。

- 左侧卧位可避免主动脉腔静脉受压。

- 如果持续低血压或出现不稳定的 FHR，可给予麻黄碱（$5\sim10$ mg）或去氧肾上腺素（$50\sim100$ $\mu$g）。

### 恶心呕吐

- 分娩过程中的恶心和呕吐可能与分娩过程有关，也可能与局部镇痛引起的低血压有关，有时还与椎管内阿片类药物有关。

- 很难估计每种药物对恶心和呕吐的影响。

- 阿片类药物作用于化学感受器触发区（chemoreceptor trigger zone）或孤束核（nucleus tractus solitarius）后区域的受体，引起呕吐。

- 如果恶心和呕吐持续或很难受，可以使用昂丹司琼或甲氧氯普胺治疗。

## 瘙痒

- 瘙痒与椎管内阿片给药有关,鞘内阿片比硬膜外阿片更易发生瘙痒。
- 与阿片类药物对胞质中三叉神经核阿片类药物受体的作用有关,与组胺释放无关。
- 布比卡因联合阿片类药物,可降低瘙痒发生率,而肾上腺素可加重瘙痒。
- 瘙痒通常是自限性的,在鞘内阿片给药 30～45 分钟后消失。然而,如果它难以耐受,可以通过静脉注射阿片部分激动剂-拮抗剂纳布啡 2.5～5 mg。

## 发热

- 硬膜外镇痛时可能出现轻微(小于 1℃)中心体温上升(最高 38℃),上升程度有限。
- 在温暖的房间里分娩的女性,更容易出现这种情况,而且通常与初产妇和不正常分娩有关。
- 体温升高被认为与交感神经阻滞有关,交感神经阻滞可以防止下半身出汗和热量流失。
- 越来越多的证据表明,发热通常是由母体炎症引起的。
- 如果温度超过 38℃,可以使用物理降温或对乙酰氨基酚,更高的体温会影响胎儿大脑。

## 尿潴留

- 椎管内镇痛时,尿潴留是由于 $S_2 \sim S_4$ 骶段受到抑制所致。

- 减少副交感神经兴奋传导至逼尿肌和肛门内外括约肌,减少排尿冲动。
- 如果出现膀胱膨胀,患者无法排尿,应进行导尿。

## 镇痛不足

发病率 5％～13％。

## 原因

- 产程进展。
- 骶段阻滞不够。
- 硬膜外导管进入血管或椎旁间隙。
- 单侧镇痛。
- 胎儿头部位置不正。
- 枕后位(通常伴有明显的背部不适)。
- 膀胱膨胀。

## 处理

- 产程进度评估。
- 排除膀胱膨胀的可能。
- 检查感觉水平和骶神经阻滞程度。
- 检查硬膜外导管位置,排除意外移位。
- 回抽硬膜外导管。
- 治疗开始时,使用 5～10 ml 稀释的局麻药混合阿片类药物注射,观察其反应。
- 如果疼痛来自会阴或阴道,可能需要更多更高浓度的局麻药("会阴剂量")。这种方法通常是在产妇坐位注射,虽然这种方法是否更有效的证据并不清楚。

- 如果疼痛没有缓解，且操作者不能确定感觉水平，则需要更换硬膜外导管。

- 如果阻滞是不对称的或单侧的，一些操作者倾向于将患者未阻滞的一侧置于低位，看看是否可以改善镇痛。

- 偶尔拔出硬膜外导管 $1\sim2$ cm，可能有助于解决单侧阻滞，达到双侧镇痛。

## 区域镇痛对分娩的影响

- 分娩镇痛在统计学上与分娩时程延长有关。

- 与分娩镇痛相关的器械助产是否增加，存在争议。

- 硬膜外镇痛对分娩的影响，很难研究，因为有许多相互矛盾的因素。

- 随机研究表明，分娩镇痛与第二产程的轻度延长有关，不影响母婴预后。

- 同样，硬膜外镇痛并不会增加手术和剖宫产的发生率。

- 接受硬膜外镇痛的妇女，在分娩早期和晚期的剖宫产发生率和分娩时间上，也没有差异。因此，硬膜外镇痛可以在产妇分娩全程按需给予。

### 硬膜穿破后头痛

- 发生率为 $1\%\sim2\%$，取决于麻醉操作者的经验和硬膜外穿刺的相对困难程度。

- 由于 Tuohy 针的孔径较大，意外硬膜外穿刺后 PDPH 发生率较高（$60\%\sim70\%$），瘦体型患者比肥胖产妇更多发生。

- 如果穿刺中发现硬膜穿破，可以换不同间隙留置导管。然而，如果发现其他间隙硬膜外腔穿刺有困难，则可将导管插入鞘内腔隙，作为脊髓麻醉导管使用。

- 意外硬膜穿破后置入蛛网膜下腔导管，理论上由于导管周围纤维化反应可以减少 PDPH 发生率，这样可以将脑脊液的泄漏降至最低。

- 如果确认硬膜外导管位于蛛网膜下腔，则可作为鞘内导管用于分娩镇痛。

### 全脊麻

- 蛛网膜下腔阻滞通常是由于硬膜外导管未被发现的移位进入鞘内。

- 全脊麻在剖宫产过程中更常见，由于使用低剂量局麻药，在分娩过程中发生的可能性更小。

- 它通常包括高水平的感觉阻滞、手臂沉重或不能移动、呼吸困难和呼吸暂停。

- 可发生严重低血压和心血管衰竭。

- 患者出现激动、谵妄，随后失去意识。

- 注意吸纯氧，气道管理，避免主动脉腔静脉受压，液体和升压药物的使用管理，以维持氧合和循环。

- 通常需要气管插管，以促进通气和防止胃内容物反流误吸。

### 硬膜下阻滞

表现为不均匀的片状阻滞，呈上升

趋势，但保留下段和骶段，疼痛缓解差。硬膜外导管需要更换。

## 腰背痛

- 腰背痛在分娩后很常见，大约50%的产妇经历产后腰背痛。
- 硬膜外治疗确实会增加产后刻即腰背痛的发生率，但这种差异在48小时内就消失了。
- 与硬膜外相关的产后腰背痛被认为是由于与针插入相关的组织损伤，对非甾体抗炎药反应良好。

## 神经损伤

- 神经损伤和硬膜外血肿在硬膜外分娩镇痛后罕见，因为怀孕本身存在高凝状态。
- 产科原因引起的神经损伤，如产程过长、分娩障碍等，比硬膜外相关原因引起的神经损伤更为常见。
- 当感觉或运动阻滞时间过长时，应立即进行评估。
- 硬膜外麻醉后神经阻滞延长，可能是在第二产程或剖宫产，或使用肾上腺素时使用了大剂量局麻药进行镇痛所致。
- 然而，如果长时间的阻滞同时伴有严重的腰痛和感觉运动阻滞的不均匀和/或双侧进展，应使用适当的影像学检查（如MRI），紧急评估患者是否有占位性病变（硬膜外血肿或脓肿）。
- 及时识别和立即治疗将改善预后，并可以防止破坏性的神经并发症。

## 其他区域镇痛技术

### 宫颈旁阻滞

它主要针对位于宫颈外后方的宫颈旁神经节（Frankenhäuser's神经节）进行阻滞。在50%～75%的产妇中，它在第一产程提供了轻度到中度的镇痛。

- 感觉阻滞和运动阻滞均未观察到。
- 不会延长产程。
- 宫颈旁阻滞，局麻药可选择2-氯普卡因；然而，这种效果是短暂的，通常持续40分钟左右。1%的利多卡因也可以使用。不建议布比卡因用于宫颈旁阻滞，因为它可能引起严重长时间的胎儿心动过缓。
- 由于存在胎儿心动过缓（发病率15%～25%），因此该技术并未得到广泛应用。

### 罕见并发症

- 阴道黏膜撕裂伤。
- 子宫旁血肿。
- 骶神经丛神经损伤。
- 腰大肌后或臀下脓肿。

### 腰交感神经阻滞

- 由于第一产程的疼痛冲动，在进入$T_{10}$和$L_1$节段之前，沿腰交感神经链移动，腰交感神经阻滞可以为第一产程提供镇痛。
- 它不常用，因为属于有创操作，效果欠佳，没有透视指导下并不能保证成功执行。

- 腰丛阻滞的主要并发症是低血压。其他手术相关并发症包括局麻药全身毒性反应、全脊麻或硬膜外麻醉、腹膜后血肿。

## 阴部神经阻滞和会阴浸润

- 由于阴部神经阻滞有很高的失败率，这两种方法常常被同时用于第二产程镇痛。

- 局麻药注射在阴道后壁后部。它能适度缓解疼痛。

- 虽然局麻药在产妇和胎儿体内的血药浓度较高，但并发症很少。因此，建议使用利多卡因或2-氯普鲁卡因等短效、低心脏毒性的局麻药。可能会出现胎儿头皮损伤，但很少见。

（周洁　译，范颖晖　边文玉　译）

## 推荐阅读

[1] American Society of Anesthesiologists Task Force on Obstetric Anesthesia. Practice guidelines for obstetric anesthesia：an updated report by the American society of anesthesiologists task force on obstetric anesthesia. Anesthesiology, 2007, 106（4）：843 - 863.

[2] Capogna G, Stirparo S. Techniques for the maintenance of epidural labor analgesia. Curr Opin Anaesthesiol, 2013, 26(3)：261 - 267.

[3] Chestnut D, Polley L, Tsen L, et al. Chestnut's obstetric anesthesia：principles and practice. 4th ed. Philadelphia：Saunders an imprint of Elsevier Inc, 2009.

[4] Datta S, Kodali B, Segal S. Obstetric anesthesia handbook. 5th ed. New York：Springer, 2010.

[5] Gomar C, Fernandez C. Epidural analgesia-anaesthesia in obstetrics. Eur J Anaesthesiol, 2000, 17(9)：542 - 558.

[6] Loubert C, Hinova A, Fernando R. Update on modern neuraxial analgesia in labour：a review of the literature of the last 5 years. Anaesthesia, 2011, 66(3)：191 - 212.

# 第十六章　缺血性疼痛

马格达莱纳·阿尼祖

**核心理念**

· 缺血性疼痛由组织缺氧和酸中毒所导致。

· 酸性伤害感受的传导，涉及多种受体和神经体液物质。在外周和中枢神经元有一类特殊的受体，称为"酸敏感离子通道"（acid-sensing ion channels，ASIC），它能易化缺血性疼痛的传导。

· 严重下肢缺血，是一类重型血管阻塞性疾病，伴有持续 2 周以上的静息时重度疼痛、溃疡、皮肤破损。

· 阿片类药物对严重下肢缺血的镇痛效力有限，主要因其不良反应。美沙酮通过拮抗 NMDA 受体具有抗神经痛属性，可能有用。

· 除了血管成形术，腰交感阻滞与毁损、区域镇痛、脊髓电刺激能为重度外周动脉疾病慢性疼痛患者减轻疼痛。

· 肠系膜缺血，一类特殊的缺血性疼痛，由肠系膜动脉粥样硬化导致；正中弓状韧带综合征（median arcuate ligament syndrome，MALS），因纤维韧带压迫腹腔动脉血管床，使动脉分布区的血流减少，导致腹痛。

· 交感神经切断术，包括外科术中切除腹腔交感神经节或进行局麻药阻滞，能使疼痛缓解；脊髓电刺激术能减轻肠系膜动脉缺血患者的疼痛。

## 缺血性疼痛

常见的疼痛综合征当中，缺血性疼痛的情况比较独特。其他类型的疼痛，通常与外周受体直接损伤有关，而缺血性疼痛是由于组织缺氧。一种经典的缺血性疼痛案例，就是心肌梗死，心肌氧供和氧耗的失衡会导致严重的并发症。心源性疼痛是原发急性疼痛。急性和慢性缺血性疼痛的受体，可能是相同的，本章聚焦于慢性顽固性缺血性疼痛的诊断和治疗。

## 病理生理

动脉血流下降影响组织灌注，导致器官缺氧。慢性氧供不足导致持续低氧、乳酸堆积和持续的缺血性疼痛。80多年前，已经证实局部酸中毒与疼痛的相关性，剧烈运动期间发生的重度肌肉酸痛，是无氧代谢和乳酸堆积的结果。在上肢轻微活动时，扎上止血带，会发生重度缺血性疼痛。在跑步或游泳时冲刺40～50秒，也会经历类似的感觉。无氧状况下,直接生理应激感受到的肌肉疼痛,实际上是一种缺血性疼痛,乳酸是一种潜在的致痛介质,此外还有一些导致缺血性疼痛的物质见表 16-1。

**表 16-1 缺血性疼痛相关递质**

| 递质名称 | 首次证实年代 |
| --- | --- |
| 缓激肽 | 1980 |
| 5-羟色胺 | 1988 |
| 腺苷 | 1993 |
| P 物质 | 1996 |
| 氧自由基 | 1995 |
| 组胺 | 1981 |
| 氢、乳酸 | 1968 |

数据源于 Naves 和 McCleskey。

感觉神经元上的离子通道,对局部酸度会做出反应。酸敏感离子通道(ASIC)存在于外周和中枢神经系统,在外周感觉神经元和脊髓背角的伤害感受通路都有表达,属于电压不敏感、阿米洛利敏感的上皮钠离子通道/退化蛋白家族(图 16-1)。通过它们在体内的分布,ASIC 能很好地检测、辨别和反映生理和病理范围内的 pH 变化。抑制人类或动物模型的 ASICs,能减轻缺血性疼痛,ASICs 发挥膜结合 H-门控伤害感受器的作用。诸多亚型中,ASIC3 离子通道主要表达在外周感觉神经元上,尤其参与多种伤害感受机制,如机械性和化学敏感。

缺血事件导致的急性疼痛,包括急性冠脉综合征、急性动脉梗阻致动脉栓塞、筋膜腔室综合征、缺血性肠病和急性深静脉血栓。慢性缺血性疼痛主要见于动脉供血不足所致的外周血管病变。其他导致组织缺血和慢性疼痛的病症见表 16-2。

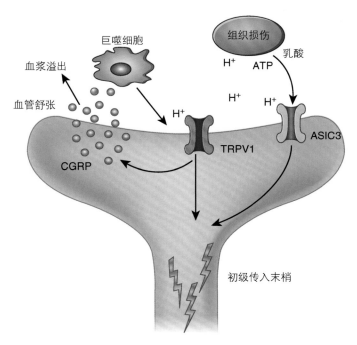

**图 16-1 酸敏感离子通道 3 型(ASIC3)与酸诱发的伤害感受**

表 16‐2　缺血性疼痛相关的症状与体征

| 状况类型 | 举　例 | 症状和诊断 |
| --- | --- | --- |
| 退变、炎性血管病变：动脉和静脉缺血性疾病、微血管病、淋巴管病 | 动脉供血不足 | 跛行（行走时疼痛） |
| | 动脉粥样硬化闭塞症 | 严重肢体缺血（静息痛或足部溃疡、坏疽）；疼痛在夜间加剧 |
| | Buerger's 病（血栓闭塞性脉管炎） | 手指、足趾缺血症状和体征：冷、痛 |
| | 雷诺氏征 | 手指、足趾、耳、鼻缺血：苍白、疼痛 |
| | 深静脉血栓 | 患肢疼痛，沿静脉主干走行区域压痛，足背屈时腿痛，（Hoffman 征），苍白缺血水肿（疼痛性股青肿） |
| | 结节性多动脉炎 | 多形皮疹，持续网状青斑，缺血或坏疽 |
| 累及骨的病症 | 镰状细胞病（Sickle cell disease） | 骨髓和血管堵塞，产生压力导致骨痛；缺血导致内脏痛（胆囊炎，脾梗死/破裂，阑尾炎，胰腺炎，肠道缺血） |
| | 关节缺血坏死，尤其肩、髋、膝（关节"绞痛"） | 跛行静息痛，夜间痛 |
| 累及肌肉的病症 | 筋膜腔室综合征，挤压伤 | 被动伸展手指时疼痛，缺血后 6～8 h 发生不可逆改变 |
| 眼部状况 | 痛性眼肌麻痹 | 疼痛，眼外肌活动受限，眼球突出，球结膜水肿，眼睑水肿 |
| | 毛霉菌病 | 缓慢进展，缺血梗阻导致皮肤、鼻黏膜、血小板坏死 |
| 神经元缺血 | 腕管综合征 | |
| 缺血相关的皮肤状况 | 红斑肢痛症 | 可能出现缺血溃疡，导致感染、坏疽 |
| | 血管溃疡 | 疼痛程度不同，可从无痛至剧痛静脉溃疡常见于踝中部，随后向踝关节以上、甚至可能向整个腿部蔓延 |

此外，继发于进行性动脉粥样硬化、或纤维韧带压迫主动脉的肠系膜动脉分布区血流减少，能导致一类特殊的缺血性疼痛，其主要症状表现为餐后腹痛。

## 外周动脉功能不全

随着外周动脉进行性闭塞，会发生外周动脉供血不足。疼痛随闭塞程度而进展。当疼痛达到重度、静息痛持续超过 2 周、溃疡和组织缺失，就称作严重肢体缺血（critical limb ischemia，CLL）。患者甚至可能因此需要截肢。

## 流行病学

外周动脉供血不足所致缺血性疼痛，在 55 岁以上成年人中，发生率达 5％～15％，慢性严重肢体缺血（CLL）占其中的 1％～2％。确诊慢性严重肢体缺血后的 5 年死亡率为 50％，而 10 年死亡率达 70％。总体来说，严重缺血性血管疾病的年发病率为（0.25～0.45）/1 000 人。

## 病理生理

梗阻性动脉粥样硬化或血栓栓塞，导致慢性动脉供血不足，最终进展为严重肢体缺血（CLL）。缺血的最初反应是血管新生和毛细血管芽生，从而使严重缺血的肢体血流增加，小动脉变得极度扩张。新生血管分化，血管壁变薄、结构脆弱，易导致水肿。患者为减轻疼痛，常保持肢体下垂，当静水压增加、压迫早已岌岌可危的毛细血管，这个姿势将进一步使水肿恶化。结果细胞的氧与营养物质灌注减少，加剧缺血和疼痛。

## 临床表现和诊断

血管功能不全的首发症状就是跛行。患者行走时抱怨疼痛，休息时缓解。间歇性跛行逐年进展，疼痛程度增加，无痛时间越来越少。当达到严重肢体缺血时，疼痛为持续性、静息痛、伴有难以愈合的溃疡。受累肢体因缺血而极度失去血色。当间歇性跛行疼痛变为持续静息痛，肤色变为暗蓝色。肢体常常是冰冷的，在严重肢体缺血的进展期，皮损出现，很难愈合。肢体远端的血供下降，会进展至组织坏死。

## 治疗

慢性重度肢体缺血的治疗是个难题。主要治疗目标在于保留功能、维持皮肤的完整性、减轻疼痛。血管重建手术适用于痛性动脉闭塞患者，但 1/10 的间歇性跛行患者并不适合手术，其病情会在 5 年之内进展至严重肢体缺血，其中 20％～33％的患者需要截肢。

## 医疗措施

缺血性肢体疼痛为对症治疗，方法多样，包括药物和输注治疗。近年来出现了基因和细胞治疗，可减轻缺血、动脉血管闭塞性疼痛。

## 药物

阿片类药物仍是动脉闭塞患者的基础用药，逐渐滴定上调阿片类药物，至疗效满意，但常受限于其不良反应，在部分患者无法耐受，如慢性肾功能不全、缺血性心脏病。

缺血性疼痛具有神经病理性疼痛的特点。阿片类药物中，美沙酮通过拮抗 NMDA 受体，起到抗神经痛作用。其他治疗神经痛的药物可用于严重肢体缺血的症状治疗。用数字评分量表评估静息和活动时的疼痛程度，加巴喷丁 1 200～

4 800 mg/d,将疼痛从 9 分降至 5 分。抑郁也会加重动脉血管收缩、增加血小板激活。在疼痛治疗中加入抗抑郁药,对动脉血管闭塞患者是有益。表 16-3 提供了症状控制的实用方案。

#### 表 16-3　慢性缺血性疼痛症状控制的实用方案

| 药物 | 注释 |
|---|---|
| 阿片类药物 | 仍作为重度疼痛的基础用药 |
| | 考虑美沙酮的阿片类和抗神经痛双通道作用 |
| | 阿片剂量需要滴定至显效 |
| | 有两类疼痛需要阿片类药物:爆发痛、阵发痛;事件相关疼痛需要强效快速起效的阿片类药物 |
| 膜稳定剂 | 多种药物:加巴喷丁,普瑞巴林 |
| | 尽早加入镇痛方案 |
| | 需要滴定期 |
| 抗抑郁药 | 多种药物具有不同的镇痛机制:5-羟色胺和去甲肾上腺素再摄取抑制剂,三环类抗抑郁药(低剂量) |
| | 当疑似抑郁,尽早使用 |
| | 与抗神经痛药物一样有效 |

数据源于 Woelk。

## 输注疗法

慢性疼痛综合征可选用输注疗法,作为辅助镇痛,亚麻醉剂量的氯胺酮或利多卡因输注,能减轻疼痛、改善顽固性慢性疼痛综合征患者的生活质量。

## 氯胺酮

作为知名的 NMDA 拮抗剂,静脉输注氯胺酮,能有效减轻慢性区域疼痛综合征。由于神经痛和慢性缺血性疼痛存在一定的临床共性,在门诊使用氯胺酮亚临床麻醉剂量的单次输注,已被一些专家所推荐。一项随机双盲对照研究中,在阿片类镇痛的基础上,氯胺酮 0.6 mg/kg 持续输注 4 小时,与安慰剂相比,能显著改善疼痛、减轻痛觉超敏、痛觉高敏和痛觉过敏。

目前门诊患者使用亚麻醉剂量的氯胺酮输注,仅限于对多种疼痛疗法均未显效的重度慢性疼痛患者,0.3 mg/kg 持续输注 30～40 分钟,每隔 5 分钟测量生命体征,表 16-4 详述该方案的细节。

#### 表 16-4　芝加哥大学氯胺酮输注方案

**会诊**

采集基础心电图和心脏病史

在安排治疗之前,先评估心律失常

**治疗日**

确认患者禁食,神志清醒

询问上次输注治疗后,以下情况如何:

　疼痛减轻

　疗效维持时间

　输注后患者的功能

　输注后减少了镇痛药物的用量

核实患者有陪同人员送其回家

在知情同意书上签字

**治疗流程**

接好标准监护:血压,心电图,脉搏氧饱和度,二氧化碳监测

静脉留置针穿刺给予以下预处理:

　咪达唑仑 2 mg,静脉注射

　昂丹司琼 4 mg,静脉注射

氯胺酮 0.3 mg/kg 溶于 100 ml 盐水开始,持续输注 30～45 min

续　表

在 1 min，5 min，10 min，15 min，20 min，25 min，30 min 时，记录以下项目：

　　给药时间

　　血压

　　心率

　　氧饱和度

　　疼痛评分

根据患者的生命体征和疼痛评分，输注时间可酌情延长至 60 min

如果出现以下不良反应，立即停止输注：

　　幻觉

　　血压升高超过基础值的 20%

　　严重焦虑

　　恶心

　　无法控制的眼球震颤症状

当停止输注，大部分不良反应会消失

评估患者是否需要紧急救护

**复苏**

停药后 30～60 min 患者恢复清醒

复苏期内每隔 5～15 min，监测生命体征

复苏结束，患者在亲友陪同下离院

**随访**

4 周后患者复诊，进行治疗评估，或再次输注治疗

根据疼痛评分变化、患者功能状态、对疼痛缓解的满意度，输注剂量可增加至 0.6～1 mg/kg

## 利多卡因

　　广泛用于区域麻醉与镇痛的局麻药利多卡因，采用静脉输注治疗慢性神经病理性疼痛综合征，是一种有效的镇痛剂。短期输注利多卡因能降低缺血性疼痛的评分。我们对顽固性疼痛患者进行利多卡因输注，包括多种方法治疗无效的慢性缺血性疼痛。表 16 - 5 详述了一种给药方案：负荷剂量 1 mg/kg，随后持续输注 30～40 分钟。

**表 16 - 5　芝加哥大学利多卡因输注方案**

**会诊**

采集基础心电图和心脏病史

在安排治疗之前，先评估心律失常

**治疗日**

确认患者禁食，神志清醒

询问上次输注治疗后，以下情况如何：

　　疼痛减轻

　　疗效维持时间

　　输注后患者功能状态

　　输注后减少了镇痛药物的用量

核实患者有陪同人员送其回家

在知情同意书上签字

**治疗程序**

接好标准监护：血压，心电图，脉搏氧饱和度，二氧化碳监测

静脉留置针穿刺，在 3～5 min 内给利多卡因负荷量 1 mg/kg

随后以 4 mg/kg（或 2～4 mg/kg）缓慢给药 30 min（或 20～30 min）

在 1 min，5 min，10 min，15 min，20 min，25 min，30 min 时，记录以下项目：

　　给药时间

　　血压

　　心率

　　氧饱和度

　　疼痛评分

一旦出现惊厥或心脏不稳定，立即停止输注

**复苏**

停药后 30～60 min 患者恢复清醒

复苏期内每隔 15 min，监测生命体征

复苏结束，患者在亲友陪同下离院

**随访**

4 周后患者复诊评估，或再次输注治疗

如果起始输注使用了 4 mg/kg 20 min 以上，则不再增加利多卡因剂量

## 其他治疗方法

　　近来有些非介入疗法对严重肢体缺血性疼痛可能有效。再生医学在动物模型已

取得确凿的结果。基因治疗的小型预实验结果，在大型随访研究未能证实，如TAMARIS试验，非病毒成纤维生长因子用于血管重建。尚需更多研究来确认基因疗法对疼痛治疗和外周动脉闭塞的作用。

当患者不适合血管介入或手术治疗时，干细胞血管生成疗法，也可试用于严重肢体缺血患者。近来一项小型非随机临床研究，对动脉血管疾病患者使用细胞治疗进行荟萃分析，提示客观和主观结果均获得了改善。

## 介入治疗

有一些介入疗法已用于治疗无手术指征、或不能耐受镇痛药物不良反应的严重缺血性疼痛患者。

### 交感链阻滞与神经毁损

由于缺血性疼痛有很多神经病理性因素，许多神经痛疗法可以用于反复慢性血管闭塞性疼痛患者，其中交感链阻滞已用于不适合血管重建术的患者，尽管该方法对严重肢体缺血患者的保肢率和死亡率没有影响，但多项队列研究发现，腰交感阻滞能够减轻患者的静息痛。因此，化学或手术毁损可作为无法接受外科手术患者的治疗选择。热凝射频胸交感神经节，对于治疗上肢严重缺血有效，在 $T_2$ 和 $T_3$ 交感链水平，80℃热凝 60 秒两个循环，能改善上肢的外周灌注，疼痛减轻，生活质量改善，而不良反应较轻微。

## 区域阻滞

交感链阻滞使疼痛缓解，这提示缺血性疼痛存在交感属性，已证实交感切除术，化学毁损或手术。有益于严重肢体缺血患者的疼痛控制。区域阻滞，通过外周神经留置导管，能控制外周缺血性疾病的疼痛，尤其对急性筋膜腔室综合征患者长期有效。局麻药阻滞坐骨神经，通过在腘窝的神经旁留置导管，能增加血流并减轻缺血性疼痛。由于进行性筋膜腔室综合征的症状和体征需要控制，有些个案报道文献支持用区域麻醉治疗重度缺血性疼痛。表 16-6 概括了这些报道。

表 16-6 缺血性疼痛与区域阻滞的文献综述

| 个案报道作者和年份 | 区域阻滞 | 药 物 | 缺血性疼痛 | 区域阻滞改善缺血 |
|---|---|---|---|---|
| Hyder et al. 1996 | 单次股神经 3 合 1 阻滞 | 0.5％布比卡因 | 是 | 是 |
| Noorpuri et al. 2000 | 单次注射踝阻滞 | 0.25％布比卡因 | 是 | 否 |
| Uzel and Steinman 2009 | 单次股神经阻滞 | 0.75％罗哌卡因 | 是 | 否 |
| Cometa et al. 2011 | 股神经与坐骨神经留置导管持续阻滞 | 0.75％罗哌卡因负荷，0.2％罗哌卡因持续 | 是 | 否 |

续　表

| 个案报道<br>作者和年份 | 区域阻滞 | 药　　物 | 缺血性<br>疼痛 | 区域阻滞<br>改善缺血 |
|---|---|---|---|---|
| Nair et al. 2013 | 肩胛上留置导管持续<br>阻滞 | 0.75％罗哌卡因负荷，<br>0.2％罗哌卡因持续 | 是 | 否 |
| Nair et al. 2013 | 腘窝持续阻滞<br>隐神经单次阻滞 | 0.5％布比卡因负荷，<br>0.2％罗哌卡因输注 | 是 | 否 |

### 脊髓电刺激

脊髓电刺激最初用于治疗复杂区域疼痛综合征的重度疼痛，如今已用于难治性心绞痛和外周血管病。硬膜外电极通过经皮穿刺或微创椎板切开，调节中枢信号，降低疼痛。通过硬膜外电极，刺激无髓鞘的感觉神经 C 纤维、有髓的 Aδ 纤维，激活一系列受体：细胞外信号调节激酶（ERK），蛋白激酶 B（PKB），瞬时受体电位香草酸亚型－1（TRPV1）。神经末梢释放微血管舒张物质，降钙素基因相关肽（CGRP），内皮一氧化氮（NO），来松弛平滑肌。其他机制有通过抑制交感神经节内或节前的尼古丁传递，来抑制交感性血管收缩。

有很多研究支持，无血管重建手术指征的外周血管病患者，采用脊髓电刺激治疗。一项针对外周血管病的 20 年回顾分析认为，有 88％的患者经过电刺激调控治疗，疼痛有所减轻。在长期随访 260 位患者之后发现，该疗法尤其对存在溃疡和重度血管缺血的患者有效。脊髓电刺激能改善局部微循环和皮肤灌注，这有利于伤口愈合与保肢。与标准医学疗法相比，经脊髓电刺激治疗的严重下肢缺血患者，很少发生血管无重构、或皮肤血流间断（用毛细血管镜检或激光多普勒、足经皮氧分压评估）而不得不截肢的情况。

严重肢体缺血患者在刺激系统植入 12 个月后，肢体状况改善、疼痛进一步缓解，甚至镇痛药物用量有所减少。短期测试电极有利于确认患者是否能受益于电极植入。

## 肠系膜缺血

两种情况与肠系膜缺血的持续性疼痛有关：慢性肠系膜缺血，和内侧弓状韧带综合征。

### 临床表现与诊断

慢性肠系膜动脉缺血，见于部分动脉粥样硬化患者，早在 14 世纪中期有所记载，至 20 世纪被重新命名为"肠绞痛"，这个名字来源于该病的典型临床表现：疼痛出现在饱餐之后，进展期患者也会存在静息痛。患者年龄常为 50～60 岁，合并其他疾病如外周血管病、心脏病、卒中或跛行。营养不良性腹泻，是另一类常见的症状，病情进展的患者由于惧怕禁食加剧餐后痛，而体重下降，甚至处于恶病质状态。

纤维韧带压迫腹主动脉，导致内侧弓状韧带综合征（MALS），此类患者的年龄，较肠系膜动脉缺血患者年轻，其疼痛与是否进食没有关联，患者不发生体重下降或腹泻。在这两种疾病的早期，较难明确诊断。腹痛、腹泻、体重下降也是其他很多病症的表现。在怀疑血管因素之前，经常已做过多次胃镜或肠镜。血管镜是查明肠系膜血管的最佳诊断试验，尤其在侧位观时，出现侧支循环和狭窄血管，提示慢性肠系膜缺血的诊断。CTA 血管造影是诊断 MALS 的检查方法之一（图16－2），侧面观可见典型的"钩状征"。

## 治疗

因肠系膜上动脉和腹主动脉提供肠道的主要血供，对于肠道灌注至关重要，这些血管床的缺血症状，会促使血管重构。未治疗的重度肠道缺血，会进展至肠梗死、腹膜炎或死亡。有学者提议为非重度肠系膜缺血患者，行预防性血管成形术，但其疗效并不确定。

确诊为 MALS 的患者，会采用减压术。腹腔神经节切除，有时与术后腹泻有关。有些报道提出腹腔神经丛阻滞有效。在减压术之前，先给予腹腔神经丛注射局麻药，如产生疼痛减轻效应，能为手术结果提供一些依据。由于神经节切除不全，使得术后症状仍持续存在的患者，行腹腔神经丛阻滞有效。局麻药复合糖皮质激素，能通过抗炎，以及直接的交感神经末梢阻滞，来减轻疼痛。

尽管肠系膜或腹主动脉缺血性疼痛，不是脊髓电刺激术的主要指征，但是脊髓电刺激术对一些内脏痛患者有镇痛作用。调节脊髓和脑的疼痛信号，以及增加内脏缺血区的血流，是脊髓电刺激术减轻慢性动脉缺血患者腹痛的可能机制。

（范颖晖　译，范颖晖　边文玉　校）

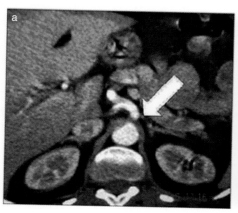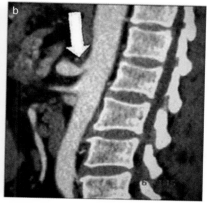

**图 16－2**　腹主动脉压迫综合征；轴位（a）和矢状位（b）的 CT 影像显示：腹主动脉前缘过度肥大的弓状韧带，压迫导致动脉轴位严重狭窄（钩状征），以及狭窄后扩张（经 Karahan 等同意引用）。

# 推荐阅读

[1] Romero R, Souzdalnitski D, Banack T. Ischemic and visceral pain. Essentials of pain management. Vadivelu N, New York: Springer, 2011: 545 – 556.

[2] Naves L, McCleskey E. An acid-sensing ion channel that detects ischemic pain. Braz J Med Biol Res, 2005, 38: 1561 – 1569.

[3] Lewis T. Pain in muscular ischemia. Arch Intern Med, 1932, 49: 713 – 727.

[4] Krishtal O A, Pidoplichko V I. A receptor for protons in the nerve cell membrane. Neuroscience, 1980, 5: 2325 – 2327.

[5] Akaike N, Ueno S. Proton-induced current in neuronal cells. Prog Neurobiol, 1994, 43: 73 – 83.

[6] Gu Q, Lee L Y. Acid-sensing ion channels and pain. Pharmaceuticals, 2010, 3: 1411 – 1425.

[7] Dubé G R, Elagoz A, Mangat H. Acid sensing ion channels and acid nociception. Curr Pharm Des, 2009, 15: 1750 – 1766.

[8] Wemmie J A, Price M P, Welsh M J. Acid-sensing ion channels: advances, questions and therapeutic opportunities. Trends Neurosci, 2006, 29: 578 – 586.

[9] Li W G, Xu T L. ASIC3 channels in multimodal sensory perception. ACS Chem Neurosci, 2010, 2: 26 – 37.

[10] Coats P, Wadsworth R. Marriage of resistance and conduit arteries breeds critical limb ischemia. Am J Phys Heart Circ Phys, 2005, 288: H1044 – 1050.

[11] Devulder J, van Suijlekom H, van Dongen R, et al. Ischemic pain in the extremities and Raynaud's phenomenon. Pain Pract, 2011, 11: 483 – 491.

[12] Woelk C J. Management of critical limb ischemia. Palliative care fles. Can Fam Physician, 2012, 58: 960 – 963.

[13] Slovut D P, Sullivan T M. Critical limb ischemia: medical and surgical management. Vasc Med, 2008, 13(3): 281 – 289.

[14] Morris-Stiff G, Lewis M H. Gabapentin improves pain scores of patients with critical limb ischaemia: an observational study. Int J Surg, 2010, 8(3): 212 – 215.

[15] Heartsill L G, Brown T M. Use of gabapentic for rest pain in chronic critical limb ischemia. Ann Pharmacother, 2005, 39(6): 1136.

[16] Patil S K, Anitescu M. Effcacy of outpatient ketamine infusions in refractory chronic pain syndromes: a 5-year retrospective analysis. Pain Med, 2012, 13(2): 263 – 269.

[17] Niesters M, Martini C, Dahan A. Ketamine for chronic pain: risks and benefts. Br J Clin Pharmacol, 2013, 77(2): 357 – 367.

[18] McCleane G. Intravenous lidocaine: an outdated or underutilized treatment for pain? J Palliat Med, 2007, 10: 798 – 805.

[19] Sigtermans M J, Van Hilten J J, Bauer M C R, et al. Ketamine produces effective and long-term pain relief in patients with complex regional pain syndrome type 1. Pain, 2009, 145: 304 – 311.

[20] Mitchell A C, Fallon M T. A single infusion of intravenous ketamine improves pain relief in patients with critical limb ischaemia: results of a double blind randomized controlled trial. Pain, 2002, 97: 275 – 281.

[21] Tremont-Lukatsetall I W, Challapalli V, McNicol E D, et al. Systemic administration of local anesthetics to relieve neuropathic pain: a systematic

review and meta-analysis. Anesth Analg, 2005, 101: 1738 - 1749.

[22] Rosen N, Marmyra M, Abbas M, et al. Intravenous lidocaine in the treatment of refractory headache: a retrospective case series. Headache, 2009, 49: 286 - 291.

[23] Frolich M A, McKeown J L, Worrell M J, et al. Intravenous lidocaine reduces ischemic pain in healthy volunteers. Reg Anesth Pain Med, 2010, 35 (3): 249 - 254.

[24] Golap O, Yilik L, Yurekli I, et al. Postoperative treatment of critical limb ischaemia. Eur J Vas Endovasc Surg, 2012, 43: 729.

[25] Belch J, Hiatt W R, Baumgartner I, et al. TAMARIS committees and investigators. Effect of fbroblast growth factor NV1FGF on amputation and death: a randomized placebo-controlled trial of gene therapy in critical limb ischaemia. Lancet, 2011, 377: 1929 - 1937.

[26] Slovut D P, Sullivan T M. Critical limb ischemia: medical and surgical management. Vasc Med, 2008, 13: 281 - 291.

[27] Fadini G P, Agostini C, Avogaro A. Autologous stem cell therapy for peripheral arterial disease metaanalysis and systematic review of the literature. Atherosclerosis, 2010, 209: 10 - 17.

[28] Ruiz-Aragon J, Marquez C S. Effectiveness of lumbar sympathectomy in the treatment of occlusive peripheral vascular disease in lower limbs: systematic review. Med Clin (Barc), 2010, 134: 477 - 482.

[29] Boisers M, Peeters P, D'Archambeau O, et al. AMS INSIGHT-absorbable metal stent implantation for treatment of below-the-knee critical limb ischemia: 6 month analysis. Cardiovasc Intervent Radiol, 2009, 32: 424 - 435.

[30] Sanni A, Hamid A, Dunning J. Is sympathectomy of beneft in critical leg ischaemia not amenable to revascularization? Interact Cardiovasc Thorac Surg, 2005, 4: 478 - 483.

[31] Gabrhelik T, Stehlik B, Adamus M, et al. Radiofrequency upper thoracic sympathectomy in the treatment of critical upper limb ischemia — a case series. Biomed Pap Med Fac Univ Palacky Olomouc Czech Repub, 2012, 156: 1 - 7.

[32] Chuang K S, Liu J C. Long-term assessment of percutaneous stereotactic thermocoagulation of upper thoracic ganglionectomy and sympathectomy for palmar and craniofacial hyperhidrosis in 1742 cases. Neurosurgery, 2002, 51: 963 - 970.

[33] Kucera T J, Boezaart A P. Regional anesthesia does not consistently block ischemic pain: two further cases and a review of the literature. Pain Med, 15. 2 (2014): 316 - 319.

[34] Walker B J, Noonan K J, Bosenberg A T. Evolving compartment syndrome not masked by a continuous peripheral nerve block: evidence-based case management. Reg Anesth Pain Med, 2012, 37: 393 - 397.

[35] Hyder N, Kessler S, Jennings A, et al. Compartment syndrome in tibial shaft fracture missed because of a local nerve block. J Bone Joint Surg Br, 1996, 78: 499 - 500.

[36] Noorpuri B, Shahane S, Getty C. Acute compartment syndrome following revisional arthroplasty of the forefoot: the dangers of ankle block. Foot Ankle Int, 2000, 21: 680 - 682.

[37] Uzel A, Steinman G. Thigh compartment syndrome after intramedularry femoral nailing: possible femoral nerve block influence on diagnosis timing. Rev Chir

Orthop Traumatol, 2009, 95: 309 - 331.

[38] Cometa M A, Esch A T, Boezaart A P. Did continuous femoral and sciatic nerve block obscure the diagnosis or delay treatment of acute lower leg compartment syndrome? A case report. Pain Med, 2011, 12: 823 - 828.

[39] Nair G S, Soliman L M, Maheshwani K, et al. Importance of vigilant monitoring after continuous nerve block: lessons from a case report. Ochsner J, 2013, 13 (2): 267 - 269.

[40] Naoum J J, Arbid E J. Spinal cord stimulation for chronic limb ischemia. Methodist Debakey Cardiovasc J, 2013, 9: 99 - 102.

[41] Deer T R, Raso L J. Spinal cord stimulation for refractory angina pectoris and peripheral vascular disease. Pain Phys, 2006, 9(4): 347 - 352.

[42] Reig E, Abejon D, del Pozo C, et al. Spinal cord stimulation in peripheral vascular disease: a retrospective analysis of 95 cases. Pain Pract, 2001, 1 (4): 324 - 331.

[43] Reig E, Abejon D. Spinal cord stimulation: a 20 year retrospective analysis in 260 patients. Neuromodulation, 2009, 12 (3): 232 - 239.

[44] Ubbink D T, Spincemaille G H, Prins M H, et al. Microcirculatory investigations to determine the effect of spinal cord stimulation for critical leg ischemia: the Dutch multicenter randomized controlled trial. J Vasc Surg, 1999, 30(2): 236 - 244.

[45] Ubbink D T, Vermeulen H. Spinal cord stimulation for non-reconstructable chronic critical leg ischemia (review). Cochrane Database Syst Rev, 2009, 1: 1 - 7.

[46] Mikkelsen W P. Intestinal angina. Am J Surg, 1957, 94: 262.

[47] Glebova N O, Freischlag J A. In: Asher E, editor. Management of acute and chronic mesenteric ischemia. Haimovici's vascular surgery. 6th ed. Malden: Blackwell, 2012: 639 - 652.

[48] Karahan O I, Kahnman G, Yikilmaz A, et al. Celiac artery compression syndrome: diagnosis with multislice CT. Diag Interv Radiol, 2007, 13: 90 - 93.

[49] Sultan S, Hynes N, Elsafty N, et al. Eight years experience in the management of median arcuate ligament syndrome by decompression, celiac ganglion sympathectomy and selective revascularization. Vasc Endovasc Surg, 2013, 47(8): 614 - 619.

[50] Valentine R J, Martin J D, et al. Asymptomatic celiac and superior mesenteric artery stenosis are more prevalent among patients with unsuspected renal artery stenosis. J Vasc Surg, 1991, 14: 195.

[51] Tulloch A W, Jimenez J C, Lawrence P F, et al. Laparoscopic versus open celiac ganglionectomy in patients with median arcuate ligament syndrome. J Vasc Surg, 2010, 52(1): 1283 - 1289.

[52] Caruso C, Lo Sapio D, Ragosa V, et al. Abdominal angina due to obstruction of mesenteric artery treated with spinal cord stimulation: a clinical case. Neuromodulation, 2011, 14: 146 - 150.

# 第四部分

# 疼痛病症：
# 慢性肌肉骨骼疼痛

# 第十七章　脊柱疼痛

迈克尔·B. 杰克波斯, 史蒂夫·P. 科汉

## 核心理念

· 脊柱疼痛很常见, 在美国每年医疗费用累计超 1 400 亿美元。

· 急性和亚急性脊柱疼痛, 通常在几个月内无须干预即可缓解。然而, 慢性疼痛是更具挑战性的临床疾病, 经常需要多学科综合治疗。

· 机械性脊柱疼痛, 源于肌肉、筋膜、椎间盘、骨骼或关节的损伤。神经病理性脊柱疼痛, 源于神经根损伤, 而机械性损伤引起的长期症状会导致中枢敏化。

· 脊柱疼痛可以根据病史和体格检查, 来进行主要鉴别诊断, 但明确诊断可能需要诊断性介入和/或影像学检查。

· 慢性脊柱疼痛应采用多学科疗法进行个体化治疗, 包括药物、理疗、心理治疗、补充和替代药物治疗、介入性疼痛治疗和/或手术。

## 流行病学

脊柱疼痛极其常见, 给个人、家庭和社会造成了一定的经济负担。大约有一半的美国上班族在过去一年有腰痛发作, 它是 45 岁以下人群最常见的残障原因。男性和女性发生腰背痛的风险相似; 与腰痛患者有一级亲属关系的人群, 患病风险增加。约 2/3 的人会经历颈部疼痛发作, 其年患病率超过 30%, 颈痛的转归常反反复复。美国每年因为脊柱疼痛的花费大约有 1 400 亿美元, 其中一半以上由患者丧失工作能力导致。

## 分类

脊柱疼痛包括从枕骨至肩胛骨上区的颈部疼痛、从肩胛上区至肋缘的中背部疼痛, 以及位于肋缘至臀褶之间的下腰痛。

脊椎疼痛病程可分为急性(持续时间少于 6 周)、亚急性(持续时间 6～12 周)或慢性疼痛(持续时间超过 12 周)。大多数脊柱疼痛会在急性或亚急性期得到缓解。慢性脊柱疼痛与治疗效果不佳有关。

脊椎疼痛也可以分为机械性疼痛或神经病理性疼痛。机械性疼痛常源于脊柱, 如小关节或骶髂关节、椎体、肌肉、韧带或椎间盘的疼痛。神经病理性疼痛是源于躯体感觉系统的损伤或功能障碍, 如椎间盘突出或椎管狭窄导致神经压迫而产生的疼痛。下腰痛患者中有 37%～59% 存在神经病理性疼痛。此外, 有些患者既有机械性疼痛, 又有神经病理性疼痛。例如, 小关节肥大会引起

机械性腰痛,也会压迫椎间孔出口的神经根导致神经病理性疼痛、椎间盘退化,这些是引起机械性下腰痛的主要病因,也更容易发生突出,而且比未退化的椎间盘更容易导致神经根压迫。

## 病理生理学

脊柱疼痛最常见的病因包括脊柱或相邻椎旁结构的损伤或退行性改变。机械性疼痛是由于疼痛刺激激活了伤害性感受器,如肌肉、软组织、骨组织、关节或皮肤的损伤。损伤可源于看似无伤害的事件,如咳嗽,或者体位改变、创伤如摔跤、车祸,或跑步、抬举这样的重复动作。神经病理性疼痛也可由疼痛激活伤害性感受器引起,但损伤直接发生在神经系统组织,如周围神经、神经根或脊髓,后者会导致脊髓病变。实质上,有两种方法可以将神经病理性疼痛和伤害感受性疼痛区分开来。首先,神经病理性疼痛直接影响神经组织,因此绕过了传导过程。其次,神经为主的损伤,比无神经支配的躯体组织损伤,更容易导致慢性疼痛。此外,任何原因引起的伤害性感受器反复激活,都会导致外周和中枢敏化。

## 临床表现和诊断

重要的病史特征包括:疼痛是怎样、何时开始的?医生应该收集详细的病史,包括疼痛时相、强度、持续时间、部位、加重和缓解因素,以及相关的症状,

如乏力、麻木或感觉异常。"红标"症状需要加强监测,如发热、不明原因的体重减轻、肠道或膀胱功能障碍这些情况提示可能出现了紧急的病理状况。系统病史应包括精神病史或目前的心理状况、未决诉讼和其他潜在问题。这些因素有时作为"黄标",是生物心理社会模式中疼痛慢性化的危险因素。

### 肌筋膜疼痛

高达 80% 的下腰痛没有明确的病因,常归因于肌肉和软组织的损伤。在此类患者身上都可以发现肌纤维活动增加,因此,肌筋膜问题可能是大多数疾病原发或继发的表现。体格检查经常可以发现痉挛和压痛点。触发点是带有收缩结节的肌紧张带,触压时能复制出平时疼痛的典型症状,它可能是外周/中枢敏化的一个来源,可作为多模式治疗的靶点之一。

颈椎拉伤和扭伤,通常发生于创伤事件,如摔跤、车祸或运动损伤。疼痛表现为头部后方的疼痛,是一种躯体牵涉痛。机械性颈痛常随颈部活动而加重,随休息减轻。体格检查会发现颈部活动范围变小、肌肉痉挛和颈椎旁区域压痛。神经系统查体基本正常,伴有疲乏或疼痛诱发的无力。X 线检查可以发现骨折、颈椎生理曲度变直、椎体滑脱或者椎管狭窄,与磁共振不同,普通平片不能确诊椎间盘病变。

### 小关节病变

小关节(或关节突关节)介导的疼痛占机械性下腰痛的 10%～15%,随年龄

增长,患病率增加。颈椎小关节源性疼痛在慢性颈痛患者中占 27%～63%,这类患者常有挥鞭样损伤病史。胸椎小关节源性疼痛在慢性胸背痛患者中占42%～48%。

　　小关节源性疼痛患者常主诉单侧或双侧椎旁疼痛,有或无成骨性骨赘,牵涉痛常放射至相邻椎体近端,但不同的脊椎节段常有重叠(如 $L_4\sim L_5$ 和 $L_5\sim S_1$ 之间的小关节疼痛),不同结构导致的疼痛区域也有一定的重叠(如 $L_5\sim S_1$ 的小关节源性和 $L_5\sim S_1$ 椎间盘源性疼痛)。此外,刺激强度增加会导致疼痛放射范围更远。椎旁压痛可能是小关节疼痛的可靠体征,但全面的体格检查有助于鉴别诊断。还有一些其他的典型检查手法如"小关节负荷"(如背伸旋转致疼痛加剧),与诊断的相关性不强。目前,最可靠的诊断方法是将局麻药注入小关节,或阻滞支配小关节的神经(如内侧支或后根阻滞)。总之,影像学检查对筛选小关节介入治疗的患者用处不大,尽管影像正常的患者发生小关节源性疼痛的可能性较小。

## 骶髂关节痛

　　骶髂关节介导的疼痛占机械性下腰痛患者的 15%～25%,以成年和老年人为主。疼痛的来源包括关节内和关节外病理改变。关节外病理常见于年轻人,而关节内疼痛常为双侧症状,多见于老年人。疼痛常位于骶骨背侧区域,偶有放射到大腿后部或腹股沟。不到 30% 的患者疼痛会放射到下肢远端。没有与诊断相关性较好的特异性体格检查手法,但联合 3 种或以上阳性激发试验(如 Patrick's 和 Gaenslen's 试验)判断骶髂关节疼痛时,有超过 75% 的敏感性和特异性。最准确的诊断性试验是小容量局麻药注射(图 17-1)。

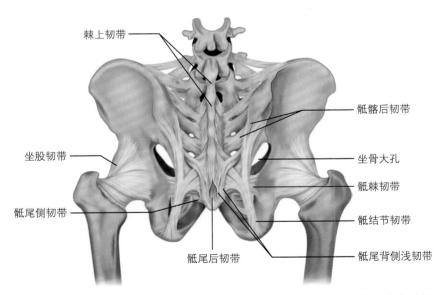

棘上韧带

骶髂后韧带

坐股韧带

坐骨大孔

骶尾侧韧带

骶棘韧带

骶结节韧带

骶尾后韧带

骶尾背侧浅韧带

**图 17-1**　骶髂关节和相关韧带及周围结构的背侧观。周围任何韧带或关节的损伤都会导致骶髂关节痛。

## 椎间盘病变

IDD，也叫椎间盘源性疼痛，占机械性下腰痛的 20%～45%，多发于中青年人。疼痛常位于腰背中央，坐位或弯腰时疼痛加重，疼痛可能以神经支配区域分布，放射到下肢。与小关节或骶髂关节介导的疼痛相比，椎间盘源性疼痛的压痛点多位于脊柱中线，而椎旁压痛相对较少。一般根据症状、椎间盘退行性变的影像学表现，以及对小关节或骶髂关节注射无效来综合诊断。椎间盘造影诱发疼痛有时被认作是明确责任椎间盘的"金标准"，但有些患者（如有躯体化和其他形式的精神疾病，或既往有背部手术史）假阳性率比较高。而且有证据表明用针穿刺纤维环会加剧椎间盘退变，并增加突出的风险。

大约 30% 的慢性颈部疼痛患者有外伤史。有外伤史的颈痛患者中，约 20% 仅存在单纯椎间盘病变，另有 40% 的患者可能合并椎间盘病变与小关节病变。20 世纪 70 年代对尸体进行的录影放射学研究表明，车祸致椎间盘损伤达 90%，前纵韧带损伤达 80%。中轴疼痛是 IDD 的主要表现，但患者也可能有各种主诉如枕部头痛、非神经根性上肢痛、面痛、胸壁痛、吞咽困难、视觉障碍和耳鸣。咳嗽、打喷嚏或负重时症状加重，头部有支撑时症状减轻。体格检查时按压棘突有压痛，但并无特异性。MRI 具有无创的特点，可以显示椎间盘高度下降、信号强度和椎间盘膨出，但也无特异性。

唯一被认为能将症状和病理联系在一起的方法是椎间盘造影术，但是该手术有创、有一定风险，与磁共振相比并没有明显改善手术预后。

## 椎间盘突出

椎间盘突出是腰椎神经根病变的常见病因，尤其在年轻人当中，发病高峰在 35～50 岁。患者通常主诉单侧神经支配皮区阵发性的放射性神经痛，腿痛常比腰痛明显。体格检查提示感觉变化、运动乏力或与受累神经根相对应的深部腱反射异常。直腿抬高试验阳性，反映 $L_5$ 或 $S_1$ 神经根病变的敏感性超过 80%；交叉直腿抬高试验阳性，反映腰神经根病变的特异性较高，但敏感性低。电生理诊断检查有助于诊断疑难病例，尤其对腰神经根病变来说特异性很好。磁共振并不是必要的检查，许多椎间盘突出症患者并没有症状。如果出现症状，明显影响到症状突出的位置，最常见的情况是后外侧突出引起下位穿行的神经根受累（如 $L_4$～$L_5$ 椎间盘影响 $L_5$ 神经根，图 17-2）。

颈神经根病的年患病率为（50～83）/10 万人，发病高峰为 50～55 岁。椎间盘突出导致的颈神经根病变患者，常主诉急性上肢发作，而椎间盘退变引起的根性病变，疼痛常逐渐出现。疼痛按神经所支配的皮区分布（尽管许多患者为多个神经根受累），疼痛随着蛛网膜下腔压力的增加而加重，例如咳嗽或打喷嚏的时候。体格检查可以发现肌萎

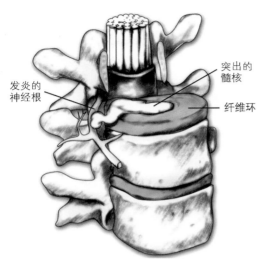

图 17 - 2　突出的髓核压迫神经根。根性症状可以由退变的椎间盘释放的化学介质或机械压迫导致。

缩、乏力，以及受累神经根支配区域的感觉和反射变化。Spurling 试验可能会加重症状，但敏感度为 50% 左右，肩外展试验可缓解症状。如果怀疑脊髓病变，那应该做霍夫曼征试验。磁共振是鉴别和评估颈神经根病变的最佳影像学检查，但由于它特异性低，必须结合症状和体征来做出准确的诊断。电生理诊断检查对颈神经根病变的特异性很高，可以排除其他原因导致的四肢疼痛，也许还有助于制订外科手术方案。

### 椎管狭窄

　　椎管狭窄是一种临床和影像学诊断，常见于 60 岁以上的人群。其特点是椎管变窄，导致下肢单侧或双侧神经病理症状。患者出现典型的神经源性跛行，即小腿或足部疼痛，可以通过前倾（例如当俯身推购物车时，称为"购物车姿势"）或休

息来改善。具体的病因包括椎间盘膨出、黄韧带增厚、小关节肥大、骨赘形成和腰椎滑脱，这些表现在 MRI 上最明显。电生理诊断检查也有助于区分椎管狭窄与神经根性病变，或其他引起下肢疼痛的病因，如神经丛病、周围神经病或多发性神经病变（图 17 - 3 和图 17 - 4）。

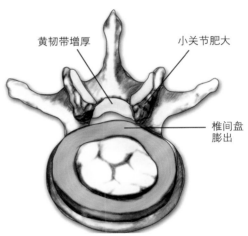

图 17 - 3　椎体轴位显示中央椎管狭窄。除了图示的病理，椎管狭窄的其他原因包括椎间孔狭窄、骨赘形成、脊椎滑脱、术后改变和先天性椎弓根短小。

### 内脏原因/其他

　　内脏痛可放射至下腰部，在下腰痛中比例不到 2%。原因可能包括胃肠道疾病（如炎性肠病或憩室炎）、肾脏疾病（如肾结石）、血管疾病（如腹主动脉瘤）和盆腔内脏疾病（如子宫内膜异位症或前列腺炎）。

### 心因性疼痛

　　慢性疼痛常与心理不良应激密切相

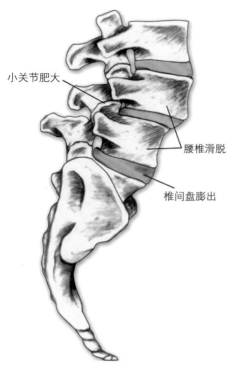

小关节肥大

腰椎滑脱

椎间盘膨出

**图 17 - 4** $L_4 \sim L_5$ 和 $L_5 \sim S_1$ 椎间孔狭窄腰椎矢状面观。

关。精神疾病患者在经历急性疼痛发作后较易发展为慢性疼痛，而慢性疼痛患者更容易出现阳性精神症状。对慢性疼痛患者进行详细的心理评估，有助于确定哪些患者会受益于心理疗法，如认知-行为疗法和程序化干预疗法。

## 治疗

　　大多数没有"红标"症状的急性下腰痛患者会在 4～6 周内自行缓解，超过 70% 的患者在 12 周内好转。24 小时后避免卧床休息，缓慢逐步恢复活动以及可耐受的运动。热疗、冷疗和非处方药物，如对乙酰氨基酚或布洛芬，通常足以控制症状。如果急性疼痛较剧烈，或家庭基础治疗不能改善疼痛，应该考虑其他治疗选择。

### 药物治疗

　　对乙酰氨基酚和非甾体抗炎药是治疗伤害感受性疼痛的一线药物。对乙酰氨基酚被认为是治疗脊柱疼痛最安全的药物，但其疗效不如非甾体抗炎药。非甾体抗炎药疗效显著，但存在天花板效应，长期服用有潜在不良反应，对神经病理性疼痛效果不佳。

　　肌肉松弛剂可能对急慢性脊椎疼痛有益，但对神经病理性疼痛无效。苯二氮䓬类药物对肌肉痉挛有效，但由于不良反应较大，应谨慎使用。

　　对于非甾体抗炎药、对乙酰氨基酚或肌肉松弛剂不能缓解的急性中重度疼痛，可考虑使用阿片类药物。慢性疼痛患者应避免或谨慎使用阿片类药物，并且应该仅在其他药物和非药物疗法失败的情况下使用。长期使用阿片类药物需要定期监测镇痛效果、药物不良反应和机体功能改善情况，以及有无异常行为。

　　三环类抗抑郁药对慢性脊柱疼痛有效，而且三环类抗抑郁药、抗惊厥药（如加巴喷丁和普瑞巴林）和 5-羟色胺/去甲肾上腺素再摄取抑制剂（如度洛西汀）对根性或神经病理性疼痛有效。药物选择通常是基于不良反应来考虑，特别是对于老年患者，使用这些药物时应监测认知和精神运动反应。

## 补充和替代疗法

在过去的几十年中，补充和替代疗法在疼痛治疗中越来越常见。由于相对无创且较安全，被推荐用于治疗背痛。按摩、整脊和小范围的经皮神经电刺激，对急慢性非神经病理性脊柱疼痛有短期效果，尽管很少证据表明这些疗法使机体长期受益。针灸对脊柱疼痛和根性疼痛有效。针灸疗法组与假针灸疗法组相比，研究的矛盾在于：假针灸疗法组是否能作为真正的安慰剂组？草药疗法可能对非特异性腰痛有短期疗效。没有证据表明腰部或颈部牵引对腰痛或颈痛是否有效。

## 运动

运动能缓解慢性脊柱疼痛，尚未证实对急性脊柱疼痛有效。可能力量、灵活性锻炼和有氧运动的结合，能产生相似的益处。根据体格检查中的疼痛部位和发现的一些问题，可以推荐的一些特定运动，包括姿势训练、腰椎稳定/核心区域强化和肩胛骨稳定锻炼。对于不能耐受地面活动的患者，水上运动可能有些益处，如减少重力应激、减轻疼痛，以及减少恐惧回避。

## 介入治疗

急慢性脊柱疼痛有多种介入疗法。硬膜外类固醇注射，可作为根性疼痛的一线治疗，或用于其他治疗无效时。有研究表明，硬膜外类固醇注射可使患者避免手术治疗，尤其对间歇发作、肢体疼痛比脊柱疼痛明显、症状持续时间短（小于 6 个月）的患者效果最好。硬膜外类固醇注射也可用于治疗椎管狭窄引起的疼痛，尽管它对该适应证的疗效较短。

关节腔内、外注射糖皮质激素对骶髂关节引起的疼痛有效，但对小关节源性疼痛效果欠佳，对椎间盘源性疼痛无效（图 17-5）。

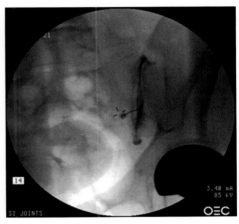

**图 17-5**　前后位透视图显示右侧骶髂关节腔内阻滞。

触发点注射有助于减轻肌筋膜触发点引起的疼痛。干针疗法和局麻药阻滞一样有效，但对缓解术后疼痛，后者效果更好。虽然肉毒毒素对缓解颈部肌肉张力障碍有效，但糖皮质激素或肉毒毒素对肌筋膜疼痛是否有效的证据尚不充分。

随机对照研究显示，射频消融通过热能损毁支配关节的神经，有效治疗颈腰部小关节和骶髂关节导致的疼痛。各种射频技术（如低温射频和液体调控能增加损毁区域）尤其适用于治疗骶髂关节痛。因为支配关节的神经数量和位置

在不同患者、不同侧别以及不同水平存
在差异(图 17 - 6 和图 17 - 7)。

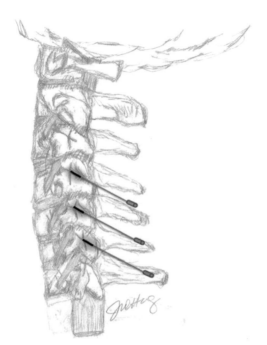

**图 17 - 6** $C_4 \sim C_6$ 颈椎小关节神经射频消融
术的侧面图。

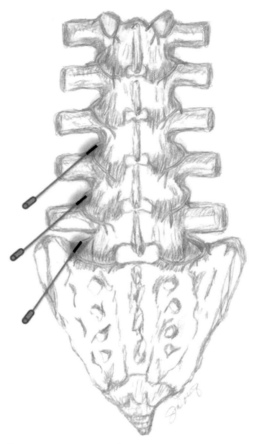

**图 17 - 7** $L_3 \sim L_4$ 内侧支和 $L_5$ 后支的射频消
融术背侧图,这三支神经支配 $L_4 \sim S_1$ 的小
关节。

椎体成形术,包括经皮球囊扩张椎
体成形术或经皮椎体成形术,可用于治
疗药物不能缓解的急性或亚急性椎体压
缩性骨折。虽然缺乏安慰剂组的随机对
照试验来支持椎体成形术对骨质疏松压
缩性骨折有效,但有两项评价椎体成形
术的安慰剂对照研究,没有证实改善存
在统计学差异。需要强调,在椎体骨折
的患者中,小关节压力增大可能是产生
疼痛的主要原因。

经皮椎间盘减压术是根性疼痛手术
的替代方法,能够显著改善患者至少一
年的疼痛。该手术需要严格筛选患者,
适用于椎间盘造影术或进一步的影像学
证实椎间盘突出较小(小于 6 mm)、较局
限的患者。

脊髓电刺激是一种神经调控疗法,
与保守治疗、和伴有根性症状的脊柱手
术失败综合征的再次手术相比,已证实
有效。脊髓电刺激的最佳适应证是那些
四肢疼痛比脊柱疼痛明显的神经病理性
疼痛患者。除了椎板切除术后综合征,
在非对照研究中,脊髓电刺激已被证实
对无手术史和脊柱疼痛较轻的根性疼痛
有效。

## 外科手术

　　一般来说,尽早手术对于治疗椎间盘突出所致的进行性神经根损伤的效果最好。当患者出现"红标"症状,或者体格检查发现运动障碍或反射异常时,应尽早转诊。减压手术为伴有腰神经根病变的患者可提供长达半年以上的症状改善,但大部分研究与保守治疗相比,两年后未表现出显著性差异。对于椎管狭窄或典型椎体滑脱的患者,手术的益处能维持两年以上。对于慢性轴性下腰痛,研究表明仅有 15%～40% 的患者能通过手术显著缓解疼痛和改善功能。对于颈部疼痛,近期系统性综述未能证实手术治疗与保守疗法相比,对机械性颈痛、颈神经根病变或脊髓病的长期疗效有何显著差异。

## 预防

　　由于各种原因,很难对脊柱疼痛进行初级预防,包括首次发作年龄较小、高患病率和复发率,且缺乏已知可调节的危险因素。因此,更多致力于二级预防。

　　运动已被证实可以减少腰痛的发病率,避免颈痛的进展和复发。可惜很多患者和医务人员在使用的其他疗法尚缺乏证据,如调控应激、背部支撑、使用鞋垫和继续教育项目。工作场合训练(如使用辅具)未能明确能否降低腰痛和功能障碍的发生率。

## 总结

　　脊柱疼痛是工业化国家各年龄段人群残障的主要原因,不仅影响个人和社会,还会造成巨大的经济负担。虽然脊柱疼痛的治疗费用在增加,但其发病率和残疾率仍持续上升。较理想的脊柱疼痛治疗需要联合多学科疗法,包括药物治疗、运动,以及心理和介入治疗。

　　　　　　(边文玉　译,范颖晖　边文玉　校)

## 推荐阅读

[ 1 ] Balague F, Mannion A F, Pellise F, et al. Nonspecifc low back pain. Lancet, 2012, 379: 482 - 491.

[ 2 ] Benzon H T, Rathmell J P, Wu C L, et al. Practical management of pain. 5th ed. Philadelphia: Mosby, 2014.

[ 3 ] Bicket M C, Gupta A, Brown C H, et al. Epidural injections for spinal pain. A systematic review and meta-analysis evaluating the "control" injections in randomized control trials. Anesthesiology, 2013, 119: 907 - 931.

[ 4 ] Braddom R L. Physical medicine and rehabilitation. 4th ed. Philadelphia: Saunders, 2011.

[ 5 ] Chung J W, Zeng Y, Wong T K. Drug therapy for the treatment of chronic nonspecifc low back pain: systematic review and meta-analysis. Pain Physician, 2013, 16: E685 - 704.

[ 6 ] Cohen S P, Argoff C E, Carragee E J. Management of low back pain. BMJ, 2008, 337: a2718.

［7］Cohen S P，Huang J H，Brummett C. Facet joint painadvances in patient selection and management. Nature Rev Rheumatol，2013，9：101－116.

［8］Jacobs W C，Rubinstein S M，Koes B，et al. Evidence for surgery in degenerative lumbar spine disorders. Best Pract & Res Clin Rheum，2013，27(5)：673－684.

# 第十八章　关节痛

迈克尔·P.沙弗,梅芮迪斯·科尼亚

**核心理念**

· 超声引导非常有助于提高关节注射的准确性。超声在肌腱、韧带和软组织成像也很有用,但一般不用于诊断软骨撕裂。

· 骨关节炎的X线片典型表现为关节间隙狭窄、骨赘、骨硬化和软骨下囊肿。

· 类风湿关节炎的典型表现为掌指关节和指间关节对称性肿胀。

· 肩痛有许多潜在原因。肩袖巨大撕裂的患者应立即转诊到外科。粘连性肩关节囊炎(冻结肩)早期干预,行皮质类固醇注射和治疗非常重要。

· 大多数肘关节炎是由既往创伤或炎性关节病所导致。

· 上髁炎如行激素注射治疗,长期随访发现可能导致肌腱进一步退化、病情转归不佳。

· 髋关节骨性关节炎,可能表现为腹股沟或臀部疼痛。关节疼痛较容易被误诊为神经根病变,因其疼痛常放射到大腿或小腿。活动度下降,常为髋骨关节炎的最初表现。

· 膝关节积液提示关节腔内病理,如关节炎或半月板撕裂。规律锻炼应作为膝骨关节炎的一线治疗。

· 踝/足关节积液,相对较不常见,须警惕炎性关节病,如痛风和假性痛风。

---

## 简介

肌肉骨骼疼痛,影响肌肉、韧带、肌腱、骨骼和神经。急性(近期发作)或慢性(长期持续),局限或弥散。过度劳损导致的疼痛很常见,影响到33%的成年人。因为肌肉骨骼疼痛的许多病症,如脊椎关节突关节,在其他一些章节有介绍,本章聚焦于四肢关节的疼痛,常源于过度劳损、骨关节炎、类风湿关节炎、创伤。常见症状包括:

· 关节痛:关节损伤和疾病常产生僵硬、酸痛、"关节炎"疼痛。疼痛的程度可能从轻度到重度,关节运动时加重。关节还可能肿胀。关节炎症是疼痛的常见原因。在炎性关节病,疼痛可能非常严重。

· 肌腱和韧带疼痛:肌腱或韧带疼痛常源于损伤,包括扭伤。这类肌肉骨骼疼痛常因受累区域拉伸或移动而加剧。

· 肌肉疼痛:关节周围肌肉拉伤或过度劳损导致疼痛。可能伴有肌肉痉挛和抽筋。肌肉疼痛可源于损伤、自身免疫反应、肌肉供血障碍、感染或肿瘤。

- 骨痛：关节痛可能源于关节范围内的骨。骨痛常部位较深，穿透样或钝痛。最常见的原因是损伤。需要确保骨痛与骨折或肿瘤无关。

- 神经病理性疼痛：神经支配的关节可能发生敏化，因慢性炎症、反复微小创伤、血供障碍或手术瘢痕。因此神经病理性疼痛可能是关节痛的一部分。此外，关节痛可能与神经卡压所致"管道"综合征相关，如腕管综合征、肘管综合征和跗管综合征。这些综合征在别的章节有所详述。

- 疲劳和/或睡眠障碍。

关节痛的诊断，基于全面的病史、判断疼痛来源的手法体格检查，以及必要的辅助检查，可能包括：

- 确认诊断的血液化验，如类风湿关节炎。
- 骨骼 X 线影像。
- 骨 CT 扫描，以获知更多细节。
- 肌腱、韧带和软组织超声成像。
- 磁共振成像，进一步检查软组织，如肌肉、软骨、韧带和肌腱。

关节痛的最佳治疗是进行病因治疗。其他治疗包括：

- 物理或职业治疗。
- 使用夹板稳定受累关节，促进愈合。
- 热疗或冷疗。
- 减少工作负荷、增加休息。
- 通过放松和生物反馈技术，减少应激。

- 针灸或针压法。
- 在痛点或其周围，注射局麻药或抗炎药物。
- 强化和调理训练。
- 伸展训练。
- 脊椎手法调理。
- 治疗性按摩。

## 肩关节痛

肩关节是一个复杂的关节，包括肩胛骨与胸廓连接形成的肩胸关节、与锁骨相连形成的肩锁关节、盂肱关节、转子滑囊、肩峰下滑囊、二头肌腱及其上方覆盖的肌筋膜结构。因此，正确识别肩关节综合征的疼痛来源颇具挑战。所幸注射治疗对于缓解症状、确定疼痛原因都很有帮助。

### 肩锁关节痛

这种综合征很常见，但往往未能确诊。肩锁关节（AC）疼痛倾向于局限在肩关节的上部，但会放射到肩胛骨或前胸，可因举手过头顶、患侧卧或伸展（都与肩峰下滑囊炎类似）而加剧。然而，疼痛的肩锁关节通常很脆弱，患者常有明显的影像学表现，或有肩关节分离的病史。此外，过度抬升过头顶的患者，尤其是健美运动员和举重运动员，会损伤锁骨远端，因此导致继发性肩锁关节疼痛。

### 肩峰下滑囊炎

更确切地说是肩峰下/三角肌下滑

囊,这层滑囊组织和液体在肩袖的上方表面提供缓冲和润滑。肱骨头撞击肩峰的下表面或肩锁关节,会导致滑囊增厚和炎症。与肩袖疾病不同,肩峰下滑囊炎患者通常在被动极度外展和屈曲(撞击体征)时发生疼痛,而肩袖损伤患者则在主动外旋、中立位外展时感到疼痛。但这两种综合征有些类似,二者共存也较为常见。

## 肩袖损伤

肩袖肌腱损伤可能源于慢性累积的过度劳损,但也有可能是某次损伤所致。冈上肌腱最常受累,其次是冈下肌腱。患者在主动外展和/或外旋时出现疼痛和乏力。肩袖如巨大全层撕裂,可在肩峰下间隙和肩胛上方触及萎缩。这些较严重的急性损伤应及时进行外科修复,避免肌腱短缩,导致修复困难。慢性部分增厚或小的肩袖撕裂,一般可保守治疗。

## 盂肱关节紊乱

盂肱关节紊乱包括骨关节炎、盂唇撕裂、粘连性关节囊炎、肩关节不稳定。

## 骨关节炎

盂肱关节骨关节炎常有创伤或脱位病史,但也可能由正常退变所致。患者也可能在肩袖损伤多年后出现这种情况,尤其是肩袖损伤未予治疗者。除了影像学改变,患者的活动度常下降,会有肩关节前面、外侧或后面的深部疼痛,且疼痛常常放散至手臂。

## 盂唇撕裂

运动较多的年轻人若有肩关节半脱位或脱位病史,会普遍存在盂唇撕裂损伤,其疼痛表现与肩袖损伤相似,但特定手法检查有时会引发深部"碰撞"或机械症状。

## 肩关节不稳

肩关节不稳包括两类:多向失稳,这常见于年轻女性患者,有其他关节松弛病史、外伤史;单向失稳,常由损伤导致关节囊和盂唇缺损。总之,多向失稳患者手术效果不佳,而单向失稳患者对手术效果良好。

## 粘连性关节囊炎(又名冻结肩)

冻结肩的出现常无明显原因,可发生在轻微创伤后。糖尿病患者,尤其血糖控制不佳者,患病风险高出 3～5 倍。冻结肩常起病时疼痛剧烈,随后 6 个月逐渐僵硬。冻结肩的自然病程包括 6～12 个月的"冻结"期,然后是"解冻"期,结果 1～2 年内症状改善。早期干预如物理治疗、盂肱关节和肩峰下皮质类固醇注射,会有助于减轻病情的严重程度、缩短症状持续的时间。

## 肱二头肌肌腱炎

这种情况常累及肱二头肌的长头,因其肌腱经肩前部肱骨的二头肌腱沟。它因撞击而加重,易误认为肩峰下滑囊炎或盂肱关节炎。外伤时,肱二头肌腱常与上盂唇同时撕裂,患者会表现为肱骨二头肌腱沟处有压痛、当肩主动前屈时感到疼痛。

### 肩痛的诊断

病史和体格检查获取的信息,通常足以进行初始诊断和治疗。肩关节正确的体格检查需要医师经常练习,并要求操作者在手法检查时详细解释,以明确导致疼痛的病变部位。还应仔细检查颈椎和肌筋膜结构。当患者有明显的肌力下降、萎缩或外伤史,最起码应行 X 线检查,必要时做更进一步的影像检查。

超声检查可诊断肩袖撕裂,但这非常依赖于操作者的水平,经验丰富的操作者才能给出超声诊断。超声既可用于诊断,又可用于注射治疗。磁共振成像(MRI)仍是肩关节结构影像的金标准,尤其对于盂肱关节和盂唇撕裂,磁共振优于超声。MRI 平扫常未能识别盂唇撕裂,因此对于有外伤史的年轻患者,可推荐先向关节腔内注入造影剂,再进行MRI 检查。老年人常并发肩袖和盂唇损伤,MRI 平扫足以核查诊断性关节镜下肩袖修复。

### 肩痛的治疗

导致肩痛的许多病症,其处理原则较为类似。保守措施如冰敷、镇痛药、抗炎药足以应对症状轻微的患者。冰敷尤其适用于肩部症状,而热敷较适用于肌筋膜结构。中度疼痛患者常需要镇痛药

和非甾体抗炎药。对于重度疼痛的患者,皮质类固醇注射最能缓解疼痛,优于前述疗法。运用超声引导,能大大提高了皮质类固醇注射的准确性。

对于所有影响肩部的情况,肩胛骨稳定和校正体位是康复的基础,这包括胸椎的姿势正确,驼背常使肩胛骨过伸导致撞击;而肩部慢性疼痛易使肩胛骨位置不正。当肩胛骨功能正常,肩袖也随之强健,从而使关节稳定。最后,患者可以逐步加强力量训练、肩部稳定和功能运动刺激。

## 肘痛

肘部有三个关节:肱尺关节、肱桡关节、近端桡尺关节,辅助手臂屈曲、伸展、旋后和内旋。当上肢完全外展时,常会出现外翻,女性较明显。

### 外上髁炎

即俗称的网球肘,外上髁炎实际上是一个误称,因为真正的病理生理是肌腱炎。这种肌腱病的特点是退变,而非炎症,由反复手腕伸展和前臂旋前/旋后运动,导致伸肌腱病变,这是肘部疼痛最常见的原因,导致桡侧腕短伸肌(extensor carpi radialis brevis,ECRB)肌腱微撕裂。症状较隐匿,表现为外上髁附着处肌腱和近端肌腱隐痛,伴或不伴远端放射。手腕伸展抗阻会加剧疼痛。有可能握力下降。桡深神经卡压性神经病变也可能出现在该区域,鉴别诊

断时应予考虑。保守治疗包括避免剧烈活动、口服和局部外用非甾体抗炎药、冷冻疗法、富血小板血浆（PRP）疗法。治疗着重于被动拉伸、逐步进行阻力训练和弹力绷带，以及其他方式（包括电刺激和离子导入）。当患者的症状持续存在，可考虑皮质类固醇注射，尽管疼痛缓解时期较短；但这可能导致肌腱进一步退化，长期随访发现病情加重。如其他治疗失败，且症状持续存在，可能需要手术治疗。

### 内上髁炎

　　内上髁炎，也被称为"高尔夫肘"，与外上髁炎具有相同的退行性改变，但其常累及总屈肌腱，源于旋前圆肌（PT）和桡侧腕屈肌（FCR）。患者会出现内上髁压痛，手腕屈曲抗阻和内旋可以复制症状。患者也会有握力下降。还可能发生轻微尺神经病变。保守治疗包括休息、冰敷、口服/外用非甾体抗炎药、治疗/理疗和制动。如须校正人体工程学或投掷力学，也应强调这些。皮质类固醇注射是一种选择，但应谨慎使用，以避免肌腱更加脆弱。鲜少需要外科手术。

### 肘关节炎

　　肘关节受累在类风湿和其他炎性关节病中很常见，但肘关节是受骨关节炎影响最小的关节之一。大多数骨关节炎患者有肘部外伤史（因此可归类为创伤后关节炎）。曾有外伤史的肘关节，韧带失稳、关节应力异常。如果关节内有游离体，患者会主诉疼痛、僵硬和绞锁。在

后期肿胀加重，使尺神经受压增加，导致麻木。X线片常用于诊断，见骨赘、关节腔改变。退变过程早期，最常见伸展受限。保守治疗包括口服非甾体抗炎药（NSAIDs）、物理治疗（PT）、运动康复、皮质类固醇注射。关节镜能通过清除关节内的游离体或退变组织来缓解症状。对于老年人或其他治疗选择失败的患者，可酌情行关节融合术。

### 腕痛/手痛

　　腕管里有八块腕骨（近端排列有手舟骨、月骨、三角骨、豌豆骨；远端排列有大多角骨、小多角骨、头状骨及钩骨），两列之间的关节，即腕管内关节。有五个腕掌（CMC）关节，五个掌指（MCP）关节，四个近端指间（PIP）关节，四个远端指间（DIP）关节，一个拇指指间关节（IP）和一个远端桡尺关节（DRUJ）。三角纤维软骨联合（TFCC）位于尺骨远端和腕骨之间，稳定远端桡尺关节。正常手腕的功能是屈曲、伸展、桡侧及尺侧移动。

### 腕/手关节炎

　　腕和手都会受累于类风湿关节炎和骨关节炎。类风湿关节炎时，滑膜组织的自身免疫反应，导致关节软骨破坏。患者表现为仅掌指关节（MCP）和指间（PIP）关节肿胀、手指向尺侧偏斜、尺侧背面半脱位、尺骨茎突侵蚀，及天鹅颈和纽扣花畸形。X线片见关节周围骨质疏

松、侵蚀和关节间隙变窄。而骨关节炎是一种非炎症过程，导致关节软骨退变和骨边缘的骨赘形成。患者在远端指间（DIP）会出现 Heberden 结节，在近端指间（PIP）出现 Bouchard 结节。受累关节疼痛，活动度下降。平片有助于诊断，见关节间隙变窄，软骨下硬化、软骨下囊肿和骨赘形成。治疗包括生活方式改变、非甾体抗炎药、支具、治疗、慢作用药物/生物制剂（仅用于类风湿）或最终的关节置换。

### 腕掌关节（CMC）骨关节炎

拇指根部的骨关节炎是腕/手部最常见的关节病。第一掌指关节能向多个平面运动，并通过多个韧带与三角骨维持稳定。轴向负荷和韧带松弛，参与该骨关节炎的形成。它会导致疼痛，活动度下降，畸形。保守治疗，以控制症状为主，可选非甾体抗炎药、重建握力、关节内皮质类固醇注射，拇指骨夹板。黏液补充剂（透明质酸）注射可能有作用。对于难治性患者，需考虑韧带重建或关节融合术。

### 髋关节疼痛

髋关节由球形股骨头（球）与髋臼（窝）组成，由髋臼唇、关节韧带滑囊和多组肌肉（包括臀肌、梨状肌、闭孔肌、下孖肌和股方肌）维持稳定，髋部其他肌肉包括股内收肌、股直肌、髂腰肌和肌腱也参与关节稳定和收缩。

### 髋关节炎

髋关节炎很常见，发病率随年龄增长而增加。其他易感因素包括先天性发育不良（包括股骨髋臼撞击）、既往外伤史，股骨头缺血性坏死，以及关节感染。髋关节炎可能引起臀部疼痛或腹股沟疼痛，常向下放射至大腿前部、膝盖。久坐或负重时症状加重，严重者会致残。鉴别诊断应包括由脊柱、腹部、骨盆或关节周围多个滑囊/肌腱附件引起的牵涉痛。一般通过体格检查可做出诊断。最常见活动度下降，也会有关节前方压痛；特征性的"减痛步态"，即 Trendelenburg 步态，常伴髋外展乏力。骨关节炎患者重心偏移，以避免髋外展肌活动引起的疼痛。髋关节骨性关节炎常通过 X 线检查确诊；而关节腔内注射类固醇，有助于区分其他疼痛来源。使用手杖、理疗和减肥都有助于改善症状和功能。也常需要镇痛药物。全髋关节置换术，用于保守治疗无效者，成功率很高，甚至可常规用于较年轻的患者。髋关节表面置换术也可以尝试用于年轻患者，因其恢复期较短，损失的骨组织较少。

### 转子滑囊炎

疼痛局限于髋外侧，大转子上方压痛，称为"滑囊炎"，但其更常源于臀中肌和小肌的插入性肌腱病变。无论何种病因，这种情况一般采用镇痛药物、皮质类固醇注射和/或物理疗法。教练正确的运动技能、提高患者依从性，优于患者自已在家锻炼。近年来，臀肌腱断裂更容易被诊断出来，髋关节镜能有效修复受损肌腱，尤其适合创伤患者。

## 膝关节痛

膝在股骨和胫骨之间形成关节，包括内侧腔室、外侧腔室、前部腔室（髌骨和股骨之间的关节）。骨表面衬有关节软骨，而内侧和外侧半月板由半月板软骨构成。膝关节由内侧、外侧侧副韧带、前后交叉韧带，以及多个较小的韧带和滑囊结构维持稳定，在此不做赘述。膝关节也非常依赖于髋关节和踝关节的动态稳定，以保持对位。很多膝关节的过度劳损与慢性疼痛综合征，采用针对整个肢体稳定性的治疗。

### 膝关节炎

至今膝痛最常见的原因是骨关节炎。在美国，膝关节炎是工作相关残障的首要原因，也是全国主要公共卫生问题之一。膝关节炎的发病率与肥胖和既往关节损伤显著相关。患者常表现为关节僵硬、肿胀和疼痛。最重要的体格检查手法是检测膝关节膨隆，这常源于髌骨上方股四头肌腱两侧肿胀，液体波动感和/或浮球感（有或者无）。X线的典型表现有关节间隙变窄、骨赘、骨硬化、软骨下囊肿（图18-1）。如果存在皮温升高、大量积液或感染病史，应尝试穿刺抽液和化验，有助于确诊并缓解疼痛。然而，膝关节炎常采用保守治疗，强调居

家锻炼、持续有氧运动及减轻体重。二线疗法包括镇痛药物、皮质类固醇或透明质酸钠注射、固定支撑、楔形鞋垫和辅导物理治疗，包括泳池中的锻炼。替代疗法如针灸、电刺激及维生素补充剂，如葡萄糖胺、软骨素和/或甲基磺酰甲烷（MSM）也有些益处，但证据尚存矛盾。关节镜和关节置换术，只在保守治疗失败后考虑。

### 半月板损伤

急性半月板损伤的典型机制是负重时扭转。患者有时主诉关节铰锁、卡滞或失稳。半月板损伤最敏感、最可靠的体格检查手法是关节间隙压痛。其他诱发试验，如McMurray、Apley和Saly试验可能会有所帮助，但应谨慎进行，以避免患者疼痛加剧及半月板撕裂延伸。常需磁共振检查以明确这一诊断。在多数情况下，会伴有骨关节炎，这时较难确定是半月板撕裂还是关节炎导致的症状。如无机械症状或创伤机制，半月板损伤常被认作偶发，应采用骨关节炎保守疗法，而非半月板切除术。幸运的是，半月板损伤的保守治疗与骨关节炎类似。即使是创伤性的，单纯半月板撕裂也可采取保守治疗，除非出现机械症状或保守治疗无效。年轻患者（小于25岁）例外，因其更倾向于关节镜下适当修复、促进半月板愈合。

### 韧带撕裂

膝关节十字交叉韧带或副韧带撕

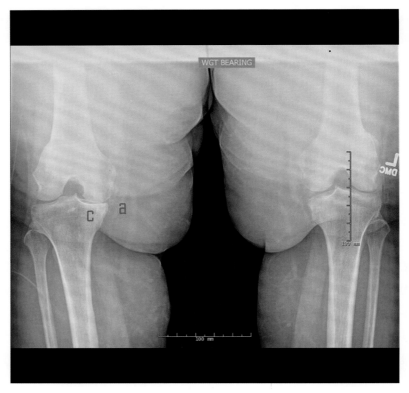

**图 18－1** 膝关节 X 线图像显示骨关节炎典型特征：后前位透视，患者屈膝 45°（也即"凹口"视图）。右膝内侧关节间隙重度狭窄（a），相应的软骨下骨硬化（c）。屈膝位见左膝外侧关节间隙狭窄（b），这在未屈膝的标准承重前后位视图没有看到。关节线见多发小骨赘，并可见髌骨向外侧偏，膝关节轻度内翻（"弯腿"），肥胖患者腿部见脂肪组织较厚。

裂，常与扭伤和内翻/外翻扭转有关，常发生在负重膝关节。女性运动员发生前交叉韧带损伤的概率至少是男性的 5 倍。仔细的体格检查常可明确韧带松弛的程度，但这需要丰富的技巧和经验，尤其在痛膝。检查者应谨记半月板撕裂常并发内侧副韧带和交叉韧带损伤。膝关节严重三联损伤包括：内侧副韧带、内侧半月板、前交叉韧带的撕裂。膝关节损伤后韧带松弛者，都需要关节固定，转诊至运动医学或骨科。膝关节多重韧带损伤（膝关节脱位），存在神经血管功能障碍的风险。

## 髌股关节疼痛

髌股疼痛综合征，也称为"软骨软化症"，最常见于年轻女性和耐力运动员。患者常主诉膝前疼痛，坐位长时间屈膝时加剧（又称为"观影者征"），伸展后缓解。最常见的病因是髌骨扭曲，可由多种因素引起：股四头肌无力、髋外展肌无力、髂胫束紧张、股骨前倾、高位或低位髌骨、髌骨支持带增厚（皱褶综合征）和扁平足。其他如机体活动突然改变，髌骨半脱位损伤或膝前撞击，会引发该症状。体格检查发现包括膝前和髌下脂肪垫肿胀（通常无积液）、髌骨边缘压痛和运动手法检查见对位不良。这种情况最好针对多种易患因素，给予辅助物理治疗。经常需要开具镇痛药物，较少需要进行膝关节注射。髌骨支撑、贴带或足部矫形器常有些益处。

## 膝痛的其他原因

膝关节疼痛的少见原因包括：股四头肌或髌骨肌腱炎、鹅足滑囊炎、腘绳肌腱病变、Baker囊肿和远端髂胫束综合征。疼痛专科医师还要想到，髋关节病变常会导致膝部牵涉痛。其他更为罕见的病因包括：上方腰神经根病变、股骨无血管坏死、骨或滑膜肿瘤以及关节感染。

## 足和踝疼痛

踝关节由距骨（踝）关节和距下关节组成。踝关节扭伤最常累及距腓前韧带，当该区域以外出现疼痛时，创伤科应仔细评估，如患者无法站立或在后踝、第五跖骨底部、跟骨前内侧有压痛，提示需要X线检查。踝关节或距下关节慢性疼痛，常与骨关节炎有关，但肌腱病变也可能长期反复发作。还有很多足踝急性创伤，超出本章范围，另有文献已做出很好的总结（Saleh 2013）。

## 踝关节疾病

踝/足关节积液相对少见，需考虑炎性关节病，尤其痛风和假性痛风，可通过关节抽液（通常在超声引导下）送检分析进行诊断。

## 足跟痛

足底跟痛，常源于足底筋膜炎，包括足底筋膜插入跟骨部位的肿胀。此处偶见骨赘；因此，跟骨有骨刺并不代表症状性筋膜炎。后跟痛常源于跟腱炎，治疗方法类似。

## 足中部疼痛

这种疼痛最常来自跗骨多个小关节的骨关节炎。X线有助于确诊，并排除应力性骨折或其他骨疾病，如骨髓炎和缺血性坏死。足弓关节炎最好使用足部穿戴支具，非甾体抗炎药和运动矫正。即使有导引，该区域的注射操作也存在挑战。

## 前掌疼痛

前掌疼痛病因很多，最常见趾间或"Morton's"神经瘤。鉴别诊断包括跖骨内滑囊炎和跖骨应力性骨折。这些神经瘤常导致2～3或3～4脚趾间压痛，因鞋尖较紧或高跟鞋而加剧，疼痛从神经瘤放射至足尖。宽鞋尖和/或置入跖骨衬垫，有助于减轻该区域负荷。类固醇注射常有些帮助，神经切除术有可能治愈。

## 足底痛

足底前部脚掌疼痛，亦称作"跖骨痛"，常伴跖骨头下方的软组织肿胀和炎症,但也可能源于 MTP 关节、发炎或骨折的足籽骨或足底筋膜远端插入部位。穿着合适的鞋子常能治愈,但也可能需要使用足部矫形器。应避免在跖骨头下注射药物,因存在脂肪垫萎缩和肌腱断裂的可能。

## 足痛的治疗

足和踝治疗的基本原则,包括使用足部支撑穿戴,有/无绑带或矫形器。疼痛医师应与优秀的矫形器专业或足踝支撑专业人员密切合作,他们精通矫形和足踝支具。疑难患者需寻求足科或骨科会诊(足踝亚专业)。理疗运动对拉伸小腿肌肉足底筋膜和稳定踝关节非常重要。类固醇注射有助于多种病症的急性发作;但在一段时期内使用步行靴(凸轮步行机或气动靴)稳定加固,一般就足以改善患者的日常活动。

(王苑 译,范颖晖 边文玉 校)

## 推荐阅读

[1] Ahmad Z, Siddiqui N, Malik S S, et al. Lateral epicondylitis: a review of pathology and management. Bone Joint J, 2013, 95 - B(9): 1158 - 1164. https://doi. org/10. 1302/0301 - 620X. 95B9. 29285. Review. PMID: 23997125 [PubMed - indexed for MEDLINE].

[2] Cheng O T, Souzdalnitski D, Vrooman B, et al. Evidence based knee injections for the management of arthritis. Pain Med, 2012, 13: 740 - 753.

[3] Duckworth A D, Jenkins P J, Roddam P, et al. Pain and carpal tunnel syndrome. J Hand Surg Am, 2013, 38(8): 1540 - 1546. https://doi. org/10. 1016/j. jhsa. 2013. 05. 027. PMID: 23890497 [PubMed - in process].

[4] Gillis J, Calder K, Williams J. Review of thumb carpometacarpal arthritis classification, treatment and outcomes. Can J Plast Surg, 2011, 19(4): 134 - 138. PMID: 23204884 [PubMed].

[5] Kozlow J H, Chung K C. Current concepts in the surgical management of rheumatoid and osteoarthritic hands and wrists. Hand Clin, 2011, 27(1): 31 - 41. https://doi. org/10. 1016/j. hcl. 2010. 09. 003. Epub 2010 Nov 20. Review. PMID: 21176798 [PubMed - indexed for MEDLINE].

[6] Ntani G, Palmer K T, Linaker C, et al. Symptoms, signs and nerve conduction velocities in patients with suspected carpal tunnel syndrome. BMC Musculoskelet Disord, 2013, 14(1): 242. [Epub ahead of print] PMID: 23947775 [PubMed - as supplied by publisher].

[7] Odum S M, Springer B D, Dennos A C, et al. National obesity trends in total knee arthroplasty. J Arthroplast, 2013, 28(8 Suppl): 148 - 151. https://doi. org/10. 1016/j. arth. 2013. 02. 036. Epub 2013 Aug 15.

[8] Papatheodorou L K, Baratz M E, Sotereanos D G. Elbow arthritis: current concepts. J Hand Surg Am, 2013, 38 (3): 605 - 613. https://doi. org/10. 1016/j. jhsa. 2012. 12. 037. Epub 2013 Feb 5. Review. PMID: 23391361 [PubMed - indexed for MEDLINE].

[9] Rao S, Riskowski J L, Hannan M T. Musculoskeletal conditions of the foot and ankle: assessments and treatment options. [Review] Best Pract Res Clin

Rheumatol，2012，26（3）：345 – 368. [Journal Article. Research Support，N. I. H. ，Extramural. Review] UI：22867931.

[10] Saleh A，Sadeghpour R，Munyak J. Foot and ankle update. [Review] Prim Care： Clinics in Office Practice，2013，40（2）：383 – 406. [Journal Article. Review] UI：23668650.

[11] Suarez J C，Ely E E，Mutnal A B，et al. Comprehensive approach to the evaluation of groin pain. [Review] J Am Acad Orthop Surg，2013，21（9）：558 – 570.

[JournalArticle. Research Support，Non – U. S. Gov't. Review] UI：23996987.

[12] Taylor S A，Hannafin J A. Evaluation and management of elbow tendinopathy. Sports Health，2012，4（5）：384 – 393. PMID：23016111 [PubMed].

[13] Wluka A E，Lombard C B，Cicuttini F M. Tackling obesity in knee osteoarthritis. Nat Rev Rheumatol，2013，9（4）：225 – 235. https：//doi. org/10. 1038/nrrheum. 2012. 224. Epub 2012 Dec 18.

# 第十九章　肌筋膜疼痛综合征

杰·P. 莎,尼基·泰科

**核心理念**

• 肌筋膜疼痛综合征(myofascial pain syndrome,MPS),可以为急性,但最常见为慢性疼痛。MPS常与肌肉、结缔组织,包括筋膜的肌筋膜触发点(myofascial trigger points,MTrPs)有关。

• MTrPs可能是活动性、自发性痛性结节,当触诊时会复制出患者的主要疼痛症状。另一方面,潜在MTrPs,仅与触诊时的局部疼痛或牵涉痛有关。MTrPs可以是特发性的,也可继发于损伤、肌肉和/或周围筋膜过度劳损,以及潜在的疾病(如骨骼肌、内脏和代谢性疾病)。

• 组织损伤导致炎性生物化学物质释放,触发机体愈合过程。但这些物质,包括ATP、细胞因子、儿茶酚胺和质子,也会导致局部伤害性感受器敏化、阈值降低、兴奋性增加,这称为外周敏化。

• 伤害感受性刺激由外周传入中枢神经系统,会引起中枢神经疼痛传导通路的神经重塑,包括阈值降低和兴奋性增加,这能引起背根神经节、背角和脊髓上皮质结构的功能异常和结构变化,导致中枢敏化和慢性疼痛。

• 此外,脑皮质结构,如边缘系统和下丘脑,受激素水平波动和应激的影响,可能在MPS的下行启动或持续中,起到一定作用。

• 治疗MPS应该考虑涉及外周(如MTrPs)和/或中枢(如脊髓节段),包括药物和非药物疗法。常见的治疗方法包括MTrPs注射和干针、局部外用药膏、肌肉松弛药、麻醉性镇痛药。

• MPS可长期存在,无肌肉或神经功能障碍。无论哪种来源的并发症,都需要综合考虑,并强调疼痛的充分控制和治疗。此外,长期治疗应包括姿势矫正和锻炼,以改善功能和生物力学,从而预防以后的组织损伤和疼痛复发。

## 流行病学

MPS是一种疼痛病症,可以为急性,但最常见为慢性疼痛。MPS通常与肌肉、结缔组织(包括筋膜)中的肌筋膜触发点(MTrPs)有关。MPS是最常见的肌肉疼痛类型,约占疼痛门诊患者的85%。

### 肌肉劳损或创伤

• MTrPs的病因和影响尚不十分清楚,但有假说提出:肌肉在MTrPs的发生中有一定作用。

· 在肌肉收缩期间，细小的Ⅰ型肌纤维最先被征用，也是最后放松，由此它比粗大肌纤维的代谢负担要重。在高频劳作（例如打字、和其他精细动作、颈部和体位性肌肉劳损）过程中，这些纤维会较易发生肌肉损伤。

· 肌肉持续的收缩，也会阻碍血流，导致局部缺血、缺氧和 ATP 下降。随后导致酸化、钙离子升高、肌小节收缩。有研究提示，这种损伤和功能障碍，能导致 MTrPs 形成，及其相关的局部和涉痛，以及肌肉敏感压痛。

## 神经敏化在 MPS 中的作用

· 刺激活性的 MTrPs，能复制出患者的局部疼痛和牵涉痛，提示外周和中枢敏化在 MPS 中发挥作用。组织损伤导致炎性生物化学介质释放从而触发愈合过程。但这些物质，包括 ATP、细胞因子、儿茶酚胺和质子，也会使局部伤害感受器敏化、降低其活化阈值并增加其兴奋性，这称作外周敏化。

伤害感受性刺激由外周传入中枢神经系统，会引起中枢神经疼痛传导通路的神经重塑，包括活化阈值降低和兴奋性增加，这会导致背根神经节、背角和脊髓上皮质结构的功能异常和结构变化，这些统称为中枢敏化。在外周疼痛传入的相应脊髓节段，发生背角的过度活跃，称为脊髓节段性敏化（spinal segmental sensitization，SSS）。当 SSS 影响与广动力域（WDR）神经元的连接时，即使疼痛来源没有改变，神经敏化也会影响疼痛感受野，扩大至包括起初疼痛传入脊髓水平在内的身体区域。例如，胸段脊髓受累（如 $T_1 \sim T_{12}$），发生 SSS 时，会由于 WDR 神经元，感到持续性腹痛和躯体内脏症状，常与胃肠道疾病类似，如消化道溃疡。

· 初级传入伤害感受性纤维，进入背角时分为三支。一支在脊髓节段水平进入后角，一支上行，一支沿着背角的后缘下行，这会使疼痛的感受野扩大。

· 外周和中枢敏化，一起导致机体对非伤害性刺激（痛觉超敏）和伤害性刺激（痛觉过敏）的反应增强，疼痛感知异常，以及急性疼痛向慢性疼痛的转化异常。

· 激活 MTrPs 与敏化的类似症状相关，这提示敏化机制可能在激活 MTrPs 和 MPS 的疼痛体验中发挥作用。例如，来自活动性 MTrPs 的持续伤害性刺激，引发外周传入神经和背角之间的突触，释放 P 物质和谷氨酸，使突触后钙通道开放。

· 持续传入冲动导致钙离子内流，使背角神经元的兴奋阈值降低，并能激活之前无效突触。钙离子是第二信使，能启动核内基因转录，使突触后膜离子通道增加。这导致神经元敏感性增加，形成一个恶性循环，即刺激、转录和敏化，这可以是长期或永久的变化。

· 钙超载，还能诱发细胞凋亡，如调节疼痛感觉、平衡外周伤害输出的抑制性中间神经元。这种抑制作用的缺失，使伤害感受信号失控，导致疼痛敏感性和强度增加。

- 除了影响神经元的敏感性之外，P物质和其他血管活性生化物质，还能增加血管结构的通透性，使炎性介质容易进入组织。当这导致炎症，该过程被称为"神经源性炎症"。当炎症已经出现，炎性介质会恶化病情。这些都会加重炎症区域的敏感、痛觉超敏和痛觉高敏。由于活性MTrPs经常被炎性介质包绕，这一机制能解释与活性MTrPs相关的临床表现。

- 与潜在MTrPs和正常肌肉相比，活性MTrPs及其周围肌肉的局部内源性生化物质水平升高。缓激肽（Bradykinin，BK）、血清素/5-羟色胺（serotonin/5 - hydroxytryptamin，5 - HT）、去甲肾上腺素（norepinephrine，NE）、P物质、降钙素基因相关肽（calcitonin gene-related peptide，CGRP）、肿瘤坏死因子（tumor necrosis factor-alpha，TNF - α）、白细胞介素 - 1β（interleukin - 1β，IL - 1β）、白细胞介素 - 8（IL - 8）和质子（如偏酸的pH），在活性MTrPs显著升高。这些物质作用于炎症、敏化、细胞间信号传导和持续疼痛状态，这些都与活性MTrPs和MPS有关。

### 情绪和激素在疼痛调节中的作用

- 延髓头端腹核（RVM），连接中脑导水管周围灰质和背角，并提供脊髓与脊髓上疼痛通路之间的重要连接。导水管周围灰质接收来自前脑边缘系统，以及下丘脑（受激素水平影响的情绪中心）的传入信号。因此，RVM作为情绪/激素脑区与脊髓之间的连接，可能调节下行疼痛感知和持续。这可能有助于解释负面情绪、应激和激素水平波动对MPS患者痛觉超敏、痛觉高敏临床表现的影响。

- RVM有两类细胞：ON细胞和OFF细胞。ON细胞增加疼痛感知，在组织损伤中提供有用的保护性疼痛感觉，随组织愈合而逐渐弱化。OFF细胞起抑制作用，并提供抗伤害感觉。因此，ON细胞和OFF细胞之间的平衡，调节背角活性，并控制疼痛感受。

- 在慢性疼痛期间，如MPS，即使最初的损伤或疼痛刺激已经解决，ON细胞和OFF细胞活性的失衡，仍会导致疼痛感受持续。RVM的功能障碍，可导致背角功能障碍，而ON细胞活性下降，会导致神经不良重塑改变，包括背角的神经源性炎症。这会导致机体在没有疼痛刺激的情况下，感到局部组织敏感，而且这种疼痛感知区域可向同侧和对侧扩散。

- 神经元在慢性疼痛的发生和持续中，并不是唯一起作用的神经系统细胞。像背角神经元一样，外周伤害感受器持续激惹，使小胶质细胞和星形胶质细胞活化。小胶质细胞和星形胶质细胞能通过释放促炎生化物质来敏化其四围的神经元。因此，除了背角神经元直接参与中枢敏化，背角胶质细胞能从疼痛通路之外，启动并持续神经敏化。

### 临床表现和诊断

- MTrPs通常与MPS相关，但两者

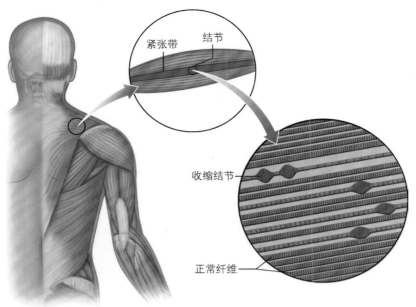

触发点复合体

**图 19-1** 触发点是肌紧张带中的结节，可由一个或多个收缩结节组成（引自 Simons D G，Travell J G. Myofascial pain and dysfunction: the trigger point manual，vol. 1；2nd ed，and Användare: Chrizz.，In: Shah J P，Gilliams E A. Uncovering the biochemical milieu of myofascial trigger points using in vivo microdialysis: an application of muscle pain concepts to myofascial pain syndrome. J Bodyw Mov Ther，2008，12(4)：371-384.）。

的关系尚不清楚。MTrPs 是骨骼肌或筋膜紧张带内、可触及的痛性结节（图 19-1）。MTrPs 与局部疼痛和压痛有关，还常伴有远处的牵涉痛。

· MTrPs 可为活性、自发性、痛性结节，触诊时可复制患者的主要疼痛症状。另一方面，潜在 MTrPs，仅在触诊时与局部疼痛或牵涉痛有关。一般来说，活性 MTrPs 对触诊和压力特别敏感，因为它们与疼痛症状更为密切相关。

· 近期研究已揭示超声诊断影像技术可用于 MTrPs 显像，并客观测量其物理属性。在超声上，MTrPs 表现为局部低回声（较暗）区，伴多相回声质地。它们在弹性成像也表现为振幅减小，提示局部组织比周围软组织僵硬。此外，超声显示 MTrPs 有特殊的血管环境，活性 MTrPs 的局部微循环与潜在 MTrPs 或正常组织的不一样，而且活性 MTrPs 的表面积明显大于潜在 MTrPs。

· MTrPs 可以是特发性的，或继发于损伤、肌肉和/或周围筋膜的过度劳损，以及潜在的疾病（如骨骼肌、内脏和代谢性疾病）。

· 正确的触诊技术，让医师可以充分评估 MPS，并监测治疗方案的效果。触诊能提供的信息包括 MTrPs 的存在、性质，以及敏化的状态。

- 活性 MTrPs 提供了一个持续外周伤害性刺激的来源,会启动敏化和疼痛持续机制,如本章前文所述。MPS 治疗,如果不能解决活性 MTrPs,将导致背角容易再敏化,导致原发疼痛症状再次出现。

- 虽然潜在 MTrPs 不产生自发疼痛,但它们仍是重要的治疗靶点。潜在 MTrPs 会转变为活性 MTrPs,加重和/或产生新的疼痛症状。

- 即使 MTrPs 治疗之后,疼痛也可能因敏化而持续存在。应评估脊髓节段性敏化 SSS,通过检查疼痛皮区、肌区和骨区水平,不仅仅限于疼痛部位,还要包括疼痛来源的周遭和对侧。

- 皮区水平的敏化,可以通过以下方法评估:

——评估痛觉高敏。对伤害性刺激表现为过度疼痛,提示在该脊髓节段有神经敏化。为评估是哪个脊髓节段发生了敏化,可以用一个回形针或瓦滕伯格针轮,沿椎旁皮肤划线。当患者主诉针刺感增加或疼痛,提示该脊髓节段存在痛觉过敏。

——评估痛觉超敏。非伤害性刺激导致疼痛,也提示神经敏化。可以做 pinch-and-roll 试验(图 19 - 2)、用 von Frey 单纤毛,或硬毛刷,沿椎旁皮肤划动。当患者主诉对这些非伤害性刺激有痛感,提示痛觉超敏。

- 影响肌节和骨节的敏化,可通过触诊与疼痛所在的同一脊髓节段支配区域。确认压痛点、紧张带、MTrPs,以及

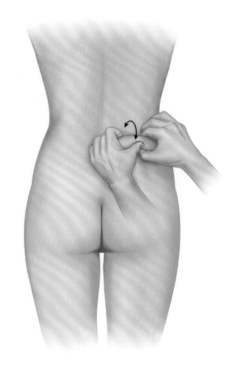

图 19 - 2　在 pinch-and-roll 试验中,用拇指和示指将组织捏紧,与皮区呈垂直滚动,在敏化节段会引发痛觉超敏(引自 advanced techniques in musculoskeletal medicine and physiotherapy. Ed. Fermin Valera Garrido, Francisco Minaya Munoz. Publisher:Eslivier. 2016.“Acupuncture and needling techniques for segmental dysfunction in neuromusculoskeletal pain.”Jay P. Shah, Nikki Thaker. Figure a on page 249. Chapter is on pages 239 - 255.)。

评估相关肌肉组织、肌腱、附着点、滑囊和韧带的疼痛压力阈值(PPT),可揭示由外周和中枢敏化导致的疼痛敏感区域。

- 了解敏化的程度,对描述和正确治疗患者的慢性疼痛非常重要。使用这些客观评估,临床医师可诱发复制出疼痛症状,从而确定患者的敏化水平。

## 治疗

- MPS 是一种复杂的疾病，涉及外周和中枢神经，以及局部和远处肌肉骨骼系统，因此需要综合治疗。尽管治疗需致力于解决 MTrPs，但还应该考虑 MPS 的生化、神经和功能方面。

- 首要的治疗是控制和/或解除疼痛。这可以通过针对 MPS 的结构（如MTrPs）、生化和神经方面来实现。在很好地控制疼痛之后，应研究预防以后疼痛的策略，包括功能锻炼，还可使用矫形器，以改善不良生物力学造成的肌肉应激和疼痛。

- 治疗 MPS 相关的疼痛，应针对外周和中枢疼痛机制。外周水平的治疗包括药物和非药物干预。

- 药理学干预最常用的镇痛药物，包括非甾体抗炎药和麻醉性镇痛药。也可外用乳剂如利多卡因和辣椒素，还有 MTrPs 注射利多卡因和肉毒毒素相关的研究和应用也越来越多。

- 非药物疗干预方法很多。手法治疗、干针和按摩，能为受累组织提供重要的拉伸和强化作用。

干针松解 MTrPs 是有效的非药物疗法（图 19-3）。在干针治疗过程中，患者和医师可以观察到局部抽搐反应（local twitch response，LTR），表明治疗有效。尽管 LTR 的机制尚不清楚，但它能显著降低 P 物质和 CGRP 水平，使其接近正常肌肉。这些生化改变，会有助于减轻干针治疗后常见的局部疼痛。

- 当存在敏化或局部治疗无效时，应该对节段性敏化进行评估，并将其作为治疗目标。SSS 的治疗包括手法治疗、节段干针治疗、透皮/经皮神经电刺激（TENS 或 PENS），以及椎旁注射和干针疗法。

- 放松技术，也能帮助患者关注疼痛的心理社会和情绪方面。如本章前文所述，应激和激素水平波动，能影响脊髓上疼痛通路，形成下行疼痛持续。因此，优化精神心理健康，是成功的疼痛治疗当中，重要的组成部分。

### 棘突旁针刺和椎旁阻滞技术

- 疼痛对其他疗法不敏感、无效，是棘突旁针刺和阻滞的指征。当敏化的皮区、肌区和骨区不重叠时，治疗与疼痛来源最密切的这个节段，能聚焦疼痛的 SSS 成分。和其他肌肉一样，椎旁肌也会有 MTrPs，为中枢神经系统提供伤害感受传入，需要治疗。如果一开始的干针疗法没能缓解疼痛，那就治疗相邻节段水平，能治疗更大范围的疼痛。

- 除了干针，椎旁利多卡因阻滞，也能达到和其他肌肉触发点注射相类似的效果。但还需要更多的研究，来证实椎旁针刺和阻滞技术的效果（图 19-4）。

### 预防

#### 识别和纠正持续因素

MPS 能不伴肌肉和神经功能障碍，而长期存在。各种合并症，无论其来源，

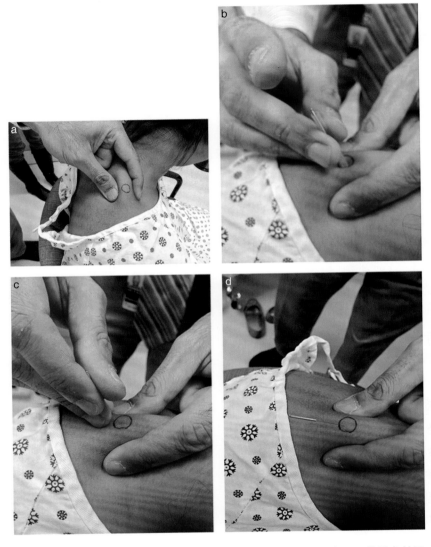

**图19-3** 当找到 MTrP 做干针治疗时,用拇指和示指将它固定(a),将针灸针迅速插入,以尽量减少不适(b)。上下移动干针,医师能定位 MTrP,并引出 LTR (c)。当干针进入 MTrP 内,停留 1～2 分钟(d)[引自 Shah J P, Thaker N, Heimur J, et al. Myofascial trigger points then and now: a historical and scientifc perspective. Phys Med Rehabil, 2015, 7(7): 746 - 761.]。

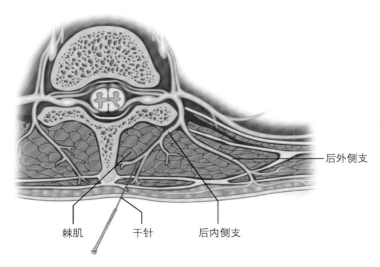

后外侧支

棘肌　　　干针　　　后内侧支

**图 19-4** 在椎旁针刺期间，针灸针插入棘肌。类似于外周 MTrP 的干针技术，针到位后停留 1～2 分钟。椎旁阻滞是在选定节段插入多根针灸针（引自 advanced techniques in musculoskeletal medicine and physiotherapy. Ed. Fermin Valera Garrido, Francisco Minaya Munoz. Publisher：Eslivier. 2016. "Acupuncture and needling techniques for segmental dysfunction in neuromusculoskeletal pain." Jay P. Shah, Nikki Thaker. Figure a on page 251. Chapter is on pages 239-255.）。

必须考虑和关注疼痛获得有效和综合的治疗。影响疼痛感受的常见疾病概括如下：

· 维生素 D 缺乏症，是肌肉骨骼疼痛的常见合并症。它与 II 型肌纤维减少和肌肉萎缩有关。

· 铁是产生能量的重要元素，缺铁会导致能量危机，从而易化 MTrP 的形成。

· 甲状腺功能减退症，产生低代谢状态，可引起激素紊乱，导致疼痛阈值降低、敏感性增加。

· 功能和姿势问题，也会加剧疼痛，并导致肌肉骨骼功能障碍，最终形成 MPS。使用矫形器或特定的拉伸运动或锻炼，能减少这些因素对疼痛的影响。

（边文玉　译，范颖晖　王苑　校）

第五部分
# 神经根性疼痛

# 第二十章　颈神经根性疼痛

罗伯特·W. 赫利,詹妮弗·L. 陈

## 缩写

CT：Computed tomography 计算机断层扫描

EMG：Electromyography 肌电图

MRI：Magnetic resonance imaging 磁共振成像

TNF：Tumor necrosis factor 肿瘤坏死因子

## 核心理念

• 神经根性疼痛和神经根病变是两种不同的概念。神经根性疼痛是神经受激惹,导致沿神经分布皮区的疼痛;而神经根病变,则是由神经通路功能障碍导致的感觉或运动受损。

• 颈神经根性疼痛,是由炎性反应介导,释放磷脂酶 $A_2$、白介素 1 和白介素 6,TNF - α、一氧化氮释放等炎性介质。导致颈神经根性疼痛的常见病因有椎间孔神经根管狭窄、椎间盘突出,或神经根炎。

• 诊断颈神经根痛,可以通过完整的病史、体格检查包括刺激试验如 Spurling 试验,肩外展试验、轴向牵引试验。

• 颈神经根性疼痛常见于 $C_6$ 和 $C_7$。影像学、电生理和诊断性神经阻滞有助于明确病变的确切节段。

• 美国放射学会建议对颈部疼痛的患者进行五个角度的 X 线检查。如患者有神经症状,建议查颈椎磁共振成像(MRI)或计算机断层扫描(CT)多维重建(如存在 MRI 禁忌证)。

• 当患者同时伴有肌筋膜疼痛综合征、或影像检查发现多个节段改变,可通过肌电图(EMG)和诊断性神经阻滞,进一步鉴别导致疼痛的具体神经根水平。

• 神经根病变的 EMG 表现包括肌肉纤颤电位、正性锐波、H 反射和 F 波潜伏期延长。

• 颈神经根性疼痛的保守治疗,包括多模式镇痛方案,有热/冷敷、物理治疗、局部外用药、对乙酰氨基酚、非甾体抗炎药,以及抗神经痛药物。

• 颈部椎板间硬膜外注射类固醇、背根神经节脉冲射频,能有效治疗颈神经根性疼痛。由于文献报道可能发生严重并发症,不再推荐颈部经椎间孔硬膜外糖皮质激素注射。

## 简介

在文献中,颈神经根病变和神经根性疼痛这两个概念常被混淆,因为它们经常共存,但二者间有一条重要的区别:颈神经根病变,定义为感觉或运动神经受损,由单个或多个颈部脊神经根功能障碍所导致;颈神经根性疼痛,是主观的、不愉快的感受,沿神经的皮区分布,因神经受激惹,发生炎症反应,介导磷脂酶 A2、白介素 1 和白介素 6、TNF-α 和一氧化氮等炎性介质释放。

## 流行病学

颈神经根病变和颈神经根性疼痛的发病率尚未明确。一项明尼苏达州罗切斯特市的流行病学研究报道,在 13～91 岁人群中,颈神经根病变的发生率是 83/100 000,50 岁和 54 岁人群的发生率(203/100 000)较高;男性的年龄校正发病率(107/100 000)高于女性(64/100 000);颈神经根病变常发生于 $C_7$ 和 $C_6$。尽管这项试验旨在研究颈神经根病变的发病率,但颈神经根性疼痛的个体其实应该也包括在内了,因为其中报道的感觉和运动受损发生率仅为 33% 和 64%。

## 病理生理学

根据上述流行病学研究,高达 75% 的颈神经根病变,是由关节突关节、钩椎关节退变(图 20-1),以及椎间盘高度下降所导致。这些病变造成椎间孔神经根管狭窄,导致神经卡压。只有 20%～25% 的颈神经根病变源于椎间盘突出(图 20-2 和图 20-3)。

颈神经根性疼痛也可由椎间孔神经根管狭窄、椎间盘突出、神经根炎引起,因此常伴有颈神经根病变。但是神经卡压未必导致颈神经根性疼痛,反之亦然。比如有的患者椎间盘巨大突出,但没有临床症状;也有的患者存在临床症状,但影像学未见神经卡压。颈神经根性疼痛源于炎症反应,释放磷脂酶 A2,白介素 1 和白介素 6,TNF-α 等炎症介质,以及退变的髓核分泌一氧化氮。

## 临床表现和诊断
### 病史

诊断颈神经根性疼痛需要完整的病史和体格检查。关于疼痛部位和性质(锐痛、刺痛、钝痛、酸痛、电击样疼痛)的信息采集很重要,用于鉴别颈神经根性疼痛、颈椎小关节疼痛、肌筋膜疼痛、颈椎间盘源性疼痛。

颈神经根性疼痛患者的典型主述,疼痛始于颈部,沿上肢放射,常越过肘部。疼痛性质常描述为枪击样或电击样。依据受累神经节段,疼痛会沿神经分布区放射,前臂外侧($C_5$),中指($C_6$ 或 $C_7$),第 4 和第 5 手指($C_8$)或上肢内侧($C_8$)(表 20-1)。

颈部小关节疼痛常表现为颈部酸痛,随头部旋转而发生。如果累及上段颈椎小关节,会引起头痛;如果累及下段颈椎小关节,会造成肩部和上臂疼痛。疼痛很少延伸至肘部以下,不沿神经根皮区分布。

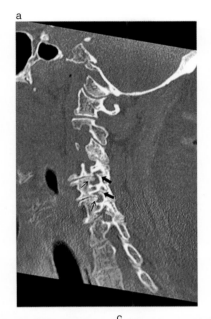

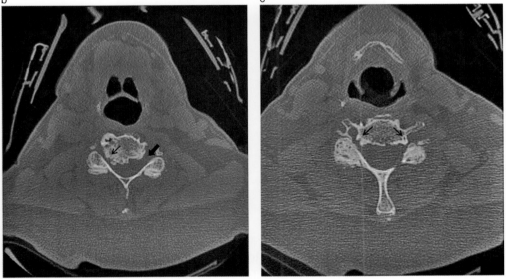

**图 20 - 1**　钩椎关节和关节突关节，骨赘形成导致椎间孔的狭窄。（a）颈椎 CT 平扫，旁矢状面右侧，见钩椎关节骨赘（黑色细箭头）和关节突关节骨赘（黑色粗箭头），导致右 C₄～C₅ 和 C₅～C₆ 椎间孔狭窄。（b）轴位 CT 平扫见 C₄～C₅ 右侧钩椎关节和关节突关节骨赘形成，导致右侧椎间孔严重狭窄（黑色细箭头），而左侧椎间孔直径正常（黑色粗箭头）。（c）轴位 CT 平扫见 C₅～C₆ 双侧钩椎关节和关节突关节骨赘形成，导致双侧的椎间孔狭窄（黑色细箭头）（图片由 UF 健康的 Richard D. Beegie 医师提供）。

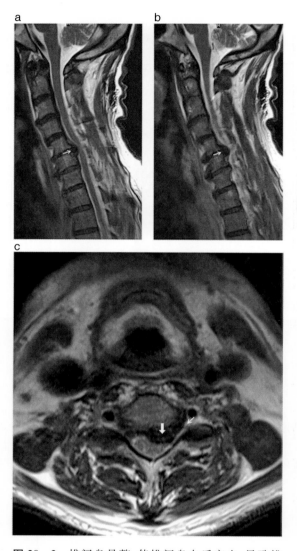

**图 20‑2** 椎间盘骨赘,伴椎间盘向后突出,导致椎管和椎间孔狭窄。(a 和 b) 颈椎磁共振(MR)$T_2$ 加权像,两个连续的左侧旁正中矢状位图像,见 $C_5 \sim C_6$ 中央型椎间盘骨赘,伴椎间盘向后突出(白色细箭头),导致椎管中央型狭窄。(c) 轴位 $T_2$ 加权 MR 图像见 $C_5 \sim C_6$ 中央稍左侧椎间盘骨赘,伴椎间盘向后突出,导致椎管狭窄,并压迫脊髓(白色粗箭头)。左侧椎间孔严重狭窄(白色细箭头)。(图片由 UF 健康的 Richard D. Beegie 医师提供)。

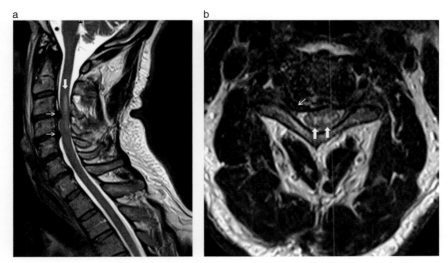

**图 20-3**　椎间盘后方骨赘复合物导致椎管中央型狭窄与脊髓缺血。(a) 颈椎 MR 图像 $T_2$ 加权矢状位,见 $C_3 \sim C_4$ 和 $C_4 \sim C_5$ 椎间盘骨赘复合物导致中央型椎管和椎间孔神经根管狭窄(白色细箭头)。脊髓的 $T_2$ 信号增强(粗箭头),提示脊髓水肿。(b) 轴位 $T_2$ 加权 MR 图像,见 $C_3 \sim C_4$ 椎间盘骨赘复合物在中央偏右和右侧椎间孔区域最严重(白色细箭头),导致脊髓压迫和严重的右侧椎间孔神经根管狭窄。脊髓灰质的 $T_2$ 信号增加,呈"蛇眼"征,提示脊髓梗死(白色粗箭头)(图片由 UF 健康的 Richard D. Beegie 医师提供)。

**表 20-1　颈神经的感觉分布、运动反应与反射**

| | $C_4$ | $C_5$ | $C_6$ | $C_7$ | $C_8$ | $T_1$ |
|---|---|---|---|---|---|---|
| 神经 | 肩胛背神经 | 肌皮神经($C_5 \sim C_6$) | 桡神经($C_5 \sim C_8$) | 桡神经($C_6 \sim C_8$) | 骨间前神经($C_7 \sim C_8$) | 尺神经深支($C_8 \sim T_1$) |
| 感觉 | 肩部 | 前臂外侧,第一和第二手指 | 中指 | 中指 | 第四和第五手指,前臂内侧 | 前臂内侧 |
| 测试肌群 | 肩胛提肌 | 肱二头肌 | 桡侧腕伸肌、长肌、短肌 | 肱三头肌 | 指深屈肌 | 背侧骨间肌 |
| 运动 | 耸肩 | 屈肘 | 伸腕 | 前臂伸展 | 中指屈曲 | 抗阻力手指伸展 |
| 反射 | 无 | 肱二头肌 | 肱桡肌 | 肱三头肌 | 无 | 无 |

颈椎间盘源性疼痛,颈痛模糊而弥散,随颈部屈曲、后伸、旋转而加重。如果椎间盘累及神经根,会出现感觉和运动功能障碍。

了解急性损伤(创伤、挥鞭样、过劳等)、加重和减轻的因素(颈部旋转、屈曲、伸展)、环境因素、疼痛的严重程度,有助于进一步鉴别颈部疼痛的常见病因。颈神经根性疼痛的患者,当头部向患侧倾斜会加剧疼痛,因为这使椎间孔更加狭窄。颈椎小关节病变会发生于急性挥鞭样损伤之后,或因职业性颈部使用过度而逐渐演变而成,如建筑工人。颈椎间盘源性疼痛因颈部屈曲和伸展会加重疼痛,患者常会夜间痛醒。

除了上述颈痛特征,尤需警惕患者病史中的红标信号。发热、寒战、夜间盗汗、体重减轻、肿瘤病史,可能与恶性疾病有关。静脉药物滥用史或 HIV 可能指向感染性原因如骨髓炎(图 20 - 4)或脓肿导致的颈痛。

## 体格检查

体格检查应当包括全面的神经系统检查,包括活动度、强度、感觉以及深部腱反射。诊断颈神经根痛的特殊手法有 Spurling 试验、肩外展试验、轴向牵引试验。

Spurling 试验,患者颈部伸展并向患侧肩部旋转,检查者轴向给头部加压,复制出疼痛,则试验为阳性,证实神经根性疼痛。Spurling 试验的特异性高(特异性>90%),但对于神经根卡压的敏感性较低。肩外展试验是另一项特异性较高的检查(特异性 90%),如果患者将患侧手臂举过头顶,神经根症状缓解,则测试为阳性。轴向手法牵引试验,患者取仰卧位,测试者轴向给予 10~15 kg 的牵引力,如果症状减轻或消失,则为阳性。

在体格检查中警惕红标症状也很重要。当出现虚弱、肠道或膀胱失禁、感觉异常,可能是脊髓压迫或脊髓病的表现,需要外科急诊手术。

## 影像学

除了病史和体格检查,影像学检查

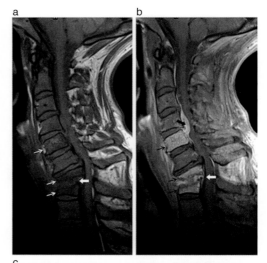

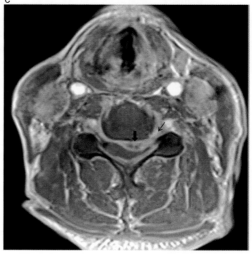

**图 20 - 4** 多节段椎间盘炎/骨髓炎,导致脊髓压迫和椎间孔狭窄。(a) 颈椎 $T_1$ 加权矢状位 MR 平扫,见 $C_5$、$C_7$ 椎体低密度,$T_1$ 椎体还伴有水肿(白色细箭头)。$C_7$ 下方终板、$T_1$ 上方终板破坏,椎间盘不规则(白色粗箭头)。(b) 颈椎 $T_1$ 加权矢状位 MR 图像,静脉注射含钆造影剂,见 $C_5$、$C_7$ 和 $T_1$ 椎体(黑色细箭头)、$C_7$~$T_1$ 椎间盘(白色粗箭头)信号增强。这提示椎间盘炎/骨髓炎。在 $C_4$~$C_5$ 后方有增强显影的硬膜外脓肿,导致椎管中央型狭窄(黑色粗箭头)。(c) 轴位 $T_1$ 加权 MR 图像,增强显影后见 $C_4$~$C_5$ 硬膜外脓肿,导致椎管中央型狭窄,并压迫脊髓(黑色粗箭头)。硬膜外脓肿延伸至 $C_4$~$C_5$ 椎间孔神经根管(黑色细箭头)。(图片由 UF 健康的 Richard D. Beegie 医师提供)。

可以提供进一步的线索。美国放射学会推荐五个体位的 X 线检查（前后位、侧位、张口位以及双侧斜位）作为颈部疼痛患者的基本检查。患者若 X 片正常，颈椎关节强硬或创伤病史，只要没有神经症状就不需要进一步的影像检查。如果存在神经症状或体征，患者就需要颈椎 MRI 检查。与 CT 相比，MRI 能更好地识别神经根病变、脊髓、软组织和椎间盘病变。但是如果患者有起搏器，极度幽闭恐惧症或其他 MRI 禁忌证，推荐颈椎 CT 多维重建。

须谨记影像学改变与疼痛症状也许并不直接相关，有许多"退行性改变"并无临床症状。患者的病程与椎间盘突出的大小也无关系。影像检查的一个局限在于，图像通常不是在直立、负重的姿势下采集的。

## 电生理检查

电生理是肌电图（EMG）和神经传导速度的总称，是确定损伤程度和疼痛解剖部位的附加诊断工具。EMG 是将细针插入肌肉，来评估插入电位、自发电位、运动单位潜伏和募集。神经传导速度是刺激感觉和运动神经，测量反应的振幅、潜伏期和传导速率。电生理检查可进一步明确疼痛的部位是神经根、神经丛、神经肌肉接头，还是肌肉，能帮助区分周围神经病变、神经丛病、神经根病、神经卡压。

神经根病变，肌电图的典型表现包括：出现纤颤电位、正性锐波、H 反射、F 波潜伏期延长。神经根病变发生运动障碍，却不影响感觉神经传导，是因为神经根病变发生于椎管内，邻近背根神经节。与 MRI 相比，EMG 的敏感性较低而特异性较高，对于 MRI 显示多个椎间盘突出的患者，能够分辨究竟是哪个椎间盘造成的神经根病变。

## 诊断性神经阻滞

若患者有多个节段的 MRI 病理性改变，还合并了肌筋膜疼痛综合征，那么诊断性神经阻滞能确定造成疼痛的责任神经根。C 臂机 $25°\sim35°$ 斜位、并向尾端倾斜 $10°$，这样 X 射线与椎间孔轴位相平行。采用同轴技术，针尖靶向椎间孔的尾端，随后旋转 C 形臂至前后位，引导针尖向关节柱的外侧缘进针。用造影剂确认神经，然后注入局麻药。在这个阻滞之后，若疼痛缓解达 50％ 以上，则确认此神经根是神经根性疼痛的来源。

## 治疗

颈神经根性疼痛的保守治疗策略包括多模式镇痛：

- 热/冷敷。
- 局部外用药。
- 对乙酰氨基酚。
- 非甾体类抗炎药。
- 神经病理性疼痛用药，如加巴喷丁、普瑞巴林、卡马西平、奥卡西平（oxycarbamazepine）。
- 物理治疗，尤其需要向患者宣教主动的运动拉伸。

- 循证医学尚无证据阐明机械牵引的效果。

## 介入治疗

颈神经根症状,由脊神经根炎症所导致。硬膜外给予抗炎药物,如糖皮质激素,通过抑制炎性介质,如细胞因子、前列腺素,能够减轻疼痛。

颈部椎板间硬膜外注射,通常在 $C_7 \sim T_1$ 或 $T_1 \sim T_2$ 水平进行。建议查颈部 MRI,看是否存在椎管狭窄或椎间盘突出,导致硬膜受压。在 X 线引导前后位透视下,行颈部椎板间硬膜外注射,消毒铺巾后,C 形臂向尾端稍倾斜,以便椎板间透视,利多卡因表面浸润,Tuohy 针向下位椎体的椎板内侧进针,针尖向上向内侧滑出骨面,针尾连接玻璃注射器,在影像引导下采用阻力消失试验,当测试到阻力消失,注入造影剂来确认硬膜外弥散,然后注入糖皮质激素。如果出现麻痹或脑脊液漏,应停止此项操作。

据报道,颈部椎板间硬膜外注射的并发症 $<1\% \sim 16.8\%$。因硬膜外血肿风险,患者需停抗凝治疗(时长取决于抗凝药)。针尖位置不当,会直接造成神经损伤、硬膜下、鞘内注射。感染并发症很罕见,曾报道的有椎间盘炎、脑膜炎、硬膜外脓肿。过量使用糖皮质激素,会升高血糖、增加感染风险、导致骨质疏松或骨量减少、蛛网膜炎。

经椎间孔硬膜外糖皮质激素注射,因文献报道过发生严重并发症,不再推荐用于颈神经根性疼痛。因局麻药或颗粒型糖皮质激素注入椎动脉或脊髓前动脉分支,会造成短暂或永久瘫痪、脊髓梗死。

除了在颈椎硬膜外注射类固醇,也有报道在背根神经节行脉冲射频治疗。在一项前瞻性研究中,射频后 3 个月时疼痛减轻 75%,6 个月时减轻 50%。但系统性综述认为背根神经节射频治疗与安慰对照组相比,其优势有限,但风险增加。一项随机对照试验表明,脉冲射频治疗比安慰剂对照组更有效,但仍仅限于对标准治疗方式无效的特别病例,因其与颈椎间孔注射存在一样的风险。

背根神经节射频的不良反应,包括受累区域短暂的烧灼感或感觉改变如感觉减退。由于背根神经节毗邻脊髓、硬膜外间隙和椎动脉,有可能发生鞘内、硬膜外、血管内意外注入局麻药。

脊髓电刺激,是将电极植入硬膜外背侧间隙,向脊髓背柱发送电流脉冲。根据闸门控制理论,这些电流抑制疼痛信号的传递,而传递振动感或麻刺感。脊髓电刺激还降低广动力域神经元的兴奋性。这一植入系统可作为颈神经根性疼痛的一个治疗选择,尤其适用于有颈椎手术史的患者。

## 总结

椎间孔狭窄、椎间盘突出和神经根炎,都可造成神经激惹和炎性反应,导致颈神经根性疼痛。病史、体格检查、电生理诊断、影像学和诊断性神经阻滞,能帮助诊断颈神经根性疼痛。治疗方式包括保守治疗和介入治疗,如硬膜外类固醇注射、背根神经节脉冲射频、脊髓电刺激。

（王苑　译,范颖晖　王苑　校）

## 推荐阅读

[ 1 ] Anderburg L, Annertz M, Rydholm B L, et al. Selective diagnostic nerve root block for the evalu- ation of radicular pain in the multilevel degenerated cervical spine. Eur Spine J, 2005, 15: 794 - 801.

[ 2 ] Carette S, Fehlings M G. Cervical radiculopathy. N Engl J Med, 2005, 353: 392 - 399.

[ 3 ] Cohen S P, Bicket M C, Jamison D, et al. Epidural steroids: a comprehensive, evidence-based review. Reg Anesth Pain Med, 2013, 38: 175 - 200.

[ 4 ] Daffner R H, Weissman B N, Angevine P D, et al. Expert Panel on Musculoskeletal Imaging. ACR Appropriateness Criteria® chronic neck pain. [online publication]. National Guideline Clearinghouse Available at http: //www. guideline. gov/ content. aspx? id=23823.

[ 5 ] Keyes R D. Nerve conduction studies and electromy- ography. Can Fam Physician, 1990, 36: 317 - 320.

[ 6 ] Maus T P. Radiologic assessment of the patient with spine pain. In: Benzon H, Rathmell JP, Wu CL, et al. Practical man- agement of pain. Philadelphia: Elsevier Mosby, 2014.

[ 7 ] Radhakrishnan K, Litchy W J, O'Fallon W M, et al. Epidemiology of cervical radiculopathy: a population-based study from Rochester, Minnesota, 1976 through 1990. Brain, 1994, 117: 325 - 335.

[ 8 ] Van Zundert J, Huntoon M, Patijn J, et al. Cervical radicular pain. Pain Pract, 2009, 10(1): 1 - 17.

# 第二十一章　胸神经根性疼痛

布莱恩·R.门罗,卡洛斯·A.品诺

**核心理念**

• 虽然胸神经根性疼痛不如腰或颈神经根性疼痛常见,但转诊到疼痛门诊的胸神经根性疼痛患者达5%。

• 开胸手术:是高风险因素,行后外侧入路开胸术的患者,在术后1年,逾80%仍有持续性疼痛。

• 胸神经根性疼痛的诊断,主要基于外伤或手术史,但某些潜在或特发病例,应考虑其他因素,如肿瘤或中枢神经系统疾病。

• 椎间盘突出是胸神经根性疼痛较不常见的原因。与腰椎和颈椎椎间盘突出不同的是,胸椎间盘突出常导致锥体束症状,而非神经根性疼痛。

• 类固醇激素可全身给药,或通过介入注射技术给药,进行胸神经根性疼痛的症状治疗。当重复使用,应注意观察不良反应。

• 神经调节剂,如加巴喷丁和三环类抗抑郁药,是治疗胸神经根性疼痛的一线用药。

• 阿片类药物仅适于特定患者短期应用。

• 对于没有肌肉痉挛/僵直的患者,肌肉松弛药没有任何益处。如需使用,建议短期使用。

• 物理治疗对胸神经根性疼痛没有明显疗效,但可能对这些患者的其他并发症有所帮助。

• 介入治疗的研究数据有限,支持或反对其使用尚无定论,但其风险相对较低,应予考虑。

• 如果没有明确的病理或脊髓病变体征,手术干预的预后不佳。

## 流行病学

胸壁疼痛是临床常见的疾病,有研究表明门诊患者的发生率高达5%。尽管胸壁疼痛鉴别诊断的范围很广,但完整的病史通常可以厘清病因。胸神经根性疼痛,指放射至肋间神经支配区域的疼痛。通常,这种疼痛是单侧的,覆盖区域很少超过1个节段。胸神经根性疼痛常发生于胸腔内和胸腔外手术之后,包括CABG、乳房切除术,尤其开胸术。28%心脏术后患者出现持续性疼痛。女性发生开胸术后疼痛的风险较高。术后疼痛控制,使用硬膜外镇痛,有助于降低风险,但未表明更适用于哪种手术。最近一项回顾性研究发现,超过80%行后外侧入路开胸术的患者,在术后1年仍存在持续性疼痛，84％的患者表示疼痛对日常生活造成负面影响。带状疱疹后神经痛是胸神经根性疼痛的常见原因（见第二十四章）。

## 解剖

胸壁由 12 节胸椎、12 对肋骨，以及相关肋软骨和胸骨组成。其次，在后方，前 10 根肋骨分别与椎体侧缘以及横突连接。在前方，前 7 根肋骨与胸骨相连，称之为"真肋"。第 8～10 肋彼此相连并在胸骨下缘连接第 7 肋，称之为"假肋"。连接胸骨的关节是真的滑膜关节，使得胸廓随呼吸而运动。第 11 和 12 肋没有前面的关节并、被称为"浮肋"。大概有 5％的患者在 $C_7$ 水平多一根肋骨。

肋间神经由 $T_1$ 至 $T_{11}$ 神经根的前支组成，含有运动和感觉的成分。这些神经在胸壁的肋间隙内走行。这个间隙是由三组肌群组成：肋间外肌、肋间内肌以及肋间最内肌。肋间最内肌与胸壁筋膜包括壁层胸膜并行。肋间神经和动脉、静脉在每根肋骨下缘的肋间沟伴行。静脉在最上面，中间是动脉，最下面是神经。第 12 肋前支穿过腹壁形成肋下神经。此外，$T_1$ 有分支加入臂丛，$T_2$ 有分支分布于臂内侧皮支，这可以解释源于胸部的手臂牵涉痛。

## 病理生理学

胸神经根性疼痛的病因，包括神经病理性疼痛综合征、肌肉骨骼疾病、皮肤病、胸腔外疾病、心因性疼痛。神经病理性疼痛的病因，可能包括脊髓病理生理机制，神经根损伤引起的神经根病变或外周神经病变。带状疱疹后神经痛是神经源性胸神经根性疼痛的常见原因。肌肉骨骼疼痛，包括胸椎病变如压缩性骨折导致的神经根卡压、肋骨病变、转移病灶导致神经压迫或者直接侵犯神经。开胸术后常见肌肉和骨的损伤。皮肤病也可引起神经根性疼痛，但这常与外伤或手术操作导致肋间神经周围瘢痕形成有关。胸壁疼痛的胸外因素也很常见，但很少造成神经根痛。胸椎间盘突出引起的病理学改变很罕见，在所有髓核突出者发生率低于 1％。与腰椎间盘突出压迫神经根不同，低位颈椎和胸椎椎间盘突出常造成锥体束症状，而非胸神经根症状。最后，胸神经根性疼痛也可能是心因性疼痛的一个症状。

## 临床特征

胸神经根性疼痛主要表现为胸壁一侧、沿着单根肋间神经走行的放射性疼痛。疼痛可在手术或创伤后迅速起病，也可以像肿瘤一样隐匿起病。由于病因不同，患者对疼痛的描述多种多样。疼痛可能被描述为持续性、间断性、钝性、刺痛、锐痛、电击样或灼痛。这些描述可提示神经病理性或伤害感受性疼痛的性质。

## 诊断和影像

临床诊断胸神经根性疼痛，常基于

胸部手术或外伤后持续性疼痛。即使有明确的病史支持诊断，也应当排除其他严重的病因。咳嗽、咯血和体重减轻，可能提示有肿瘤可能。脊髓病变症状、下肢乏力以及肠道或膀胱功能改变，或锥体束症状，可能提示脊髓直接损伤或压迫，根据症状病程，需要及时进行手术评估。

体格检查会各不相同。而胸神经皮节部分重叠，体格检查时难以区分单个神经节段。肌肉功能障碍也因此难以发现。胸骨局部压痛，可以区分胸骨痛与神经根痛，但在肋骨病变压迫神经根，也会引起疼痛。

如果病因不明或存在红标信号，需要进一步检查，来确定疼痛的原因。X线是评估患者骨非常简单而有效的方法，包括椎体压缩性骨折和肋骨骨折。如疑似神经病理性疼痛、脊髓病或肿瘤，需要胸椎 MRI 检查。

诊断性神经根或肋间神经阻滞，可用于识别或确认单个神经根或肋间神经受累的情况。诊断性阻滞常用于可疑节段、上个节段或下个节段，以覆盖重合区域。这些阻滞常在门诊透视下或超声引导下进行，以确认解剖结构、最小化并发症（如气胸）的风险。

## 治疗

存在多种治疗方法，但可惜胸神经根性疼痛常较难控制。最大型的一项研究特别关注了开胸术后疼痛，而关于其他病因治疗的研究非常有限。一般认为，如果患者没有脊髓病，应开始保守治疗，包括药物治疗（表 21-1）和可能的微创介入治疗。

**表 21-1　常用于神经病理性疼痛的药物**

| 药　物 | 剂　量 |
| --- | --- |
| 加巴喷丁 | 300～1 200 mg TID |
| 阿米替林 | 50～75 mg QHS |
| 度洛西汀 | 60～120 mg QD |
| 文拉法辛 | 37.5～225 mg QD |
| 普瑞巴林 | 75～300 mg BID |
| 可乐定 | 0.1～0.3 mg BID |

## 药物

### 类固醇

类固醇可以口服或通过介入技术局部使用。虽然关于类固醇用于胸神经根性疼痛的数据很少，但是基于腰神经根性疼痛的研究，表明其有助于减轻神经根性疼痛。泼尼松和甲泼尼龙是最常见的口服类固醇。甲泼尼龙可以作为剂量包，服用 6 天以上，起始剂量为 24 mg/天，并且每日递减 4 mg。泼尼松的剂量范围各异，从数日至数周不等。单剂类固醇可充分减轻炎症引起的疼痛，但是治疗非炎性疼痛的机制不明。已知糖皮质激素受体位于脊髓背角 1 层和 2 层。日常开处方时，须常规提醒类固醇使用剂量，即便仅用于短期冲击治疗。类固醇对于骨骼、皮肤、肌肉、脂肪、血压、血糖、精神状态、情绪，以及免疫抑制的影响，可导致严重的并发症。此外，外源性糖皮质激素会抑制下丘脑-垂体-肾上腺轴。单次神经轴注射可以导致长达 3 周的抑制，一系列的注射可使抑制时间长达 3 个月。

## 对乙酰氨基酚

对乙酰氨基酚可以单独使用、或与其他药物联用。虽已于 1873 年提纯并在临床上使用了 1 个世纪，但是对乙酰氨基酚的作用机制仍未完全清楚。对乙酰氨基酚是一种微弱的前列腺素合成抑制剂，在大脑中起到退热的作用。但这不是镇痛的机制。对乙酰氨基酚的作用理论包括调节一氧化氮通路，或可能存在 COX - 3 酶，在中枢潜在抑制 COX - 1 和 COX - 2。在健康患者中可以安全使用对乙酰氨基酚。当患者合并营养不良、肾脏疾病、酗酒和肝脏疾病的时候，应权衡对乙酰氨基酚的风险和益处。单次剂量超过 7.5 g，以及慢性剂量 3～4 g/天，与严重的肝脏毒性相关。

## NSAIDs

这是世界上最常用的药物之一。其作用在于抑制前列腺素合成通路中的 COX。在炎性神经根性疼痛的病例中，如急性神经卡压，单用这些药物就能提供充分的镇痛。包括布洛芬和萘普生在内的很多药物都可以在药店买到。新型 NSAIDS 药物，包括选择性 COX - 2 抑制剂如塞来昔布，只能凭处方获得。NSAIDS 药物在有胃肠道出血史、肾病以及心脏疾病的患者需慎用。对于急性损伤和炎症，短效药物如布洛芬较合适；

对于轻中度疼痛，可以每 4～6 小时按需给药 200～400 mg；个别剂量超过 400 mg，并未进一步改善疼痛，但是大剂量可以提供更多的抗炎作用。如果需要长时间使用，可选用长效药物，萘普生可以在柜台购买并且一天两次有效；可以 250～500 mg，每日两次给药；但每日最大剂量不超过 1 500 mg；还有一种萘普生缓释剂，每日一次使用。美洛昔康是只能每日一次使用的处方药。起始用药 7.5 mg/天，而后逐渐滴定至 15 mg/天。

## 加巴喷丁

抗惊厥类药物中最常用的两个药，是加巴喷丁和普瑞巴林。加巴喷丁作用于中枢神经系统 $\alpha_2 - \delta 1$ 电压门控式钙离子通道亚单位，抑制谷氨酸、P 物质的释放，以及下调脊髓的 N 型钙离子通道。如果维持稳定生物血药水平，加巴喷丁的效果最好。可以每日 3 次，或使用长效剂型。普瑞巴林可以每日 2 次，或每日 3 次。加巴喷丁和普瑞巴林都可能发生严重的不良反应，最常见的是镇静。

如果患者对一个药不耐受，可以调低剂量，或换药，使不良反应最小化。这些药物最常用于治疗神经痛，对于躯体痛的疗效还未证实，但已证明可以降低皮肤痛感和中枢痛敏，这可能在慢性躯体痛中有重要作用。

## 抗惊厥药

有大量的抗惊厥药物用于治疗神经病理性疼痛和神经根性疼痛，但其确切的药理机制还知之甚少。上述的加巴喷丁就是常用的处方药。也可考虑传统的抗惊厥药，但亟须长期监测以避免严重的不良反应。目前还没有研究评估这些药对胸神经根性疼痛的疗效。最常用的抗惊厥药包括卡马西平、苯妥英钠、拉莫三嗪和托吡酯。

## 抗抑郁药

抗抑郁药常用来治疗神经病理性疼痛和神经根性疼痛。确切的作用机制还不明确，但它被认为与在下行抑制通路中，抑制突触前膜 5-羟色胺和去甲肾上腺素再摄取有关。其他理论还包括中枢和外周钠离子通道的改变、对 NMDA 受体的阻断，以及对 H1,5-HT 和毒蕈碱/烟碱受体的作用。用于镇痛的剂量一般远远低于治疗抑郁所需的剂量。研究最多的治疗神经病理性疼痛的药物，是一种三环类抗抑郁药，阿米替林。三环类药物有显著的抗胆碱能不良反应如镇静，并且避免在有室性心律失常的患者使用这些药物。当处方这类药用于镇痛时，镇静的不良反应会有益于因疼痛而影响睡眠的患者。夜间 10～20 mg 低剂量有益。剂量应当缓慢滴定，以最小化不良反应。

另一类有效的抗抑郁药是 5-羟色胺-去甲肾上腺素再摄取抑制剂（SNRI），包括文拉法辛和度洛西汀。研究表明度洛西汀每日用药超过 60 mg 无任何镇痛作用，但高剂量也用于合并抑郁或焦虑的患者。其他抗抑郁药，如安非他酮、选择性 5-羟色胺再摄取抑制剂（SSRIs），尚未证明对慢性疼痛有效。

## 肌肉松弛药和抗焦虑药

没有证据证明肌肉松弛药包括，苯二氮䓬类药物，对神经根性疼痛有效。除非是明确的肌肉紧张和痉挛引起的筋膜疼痛，才可以使用这些药物。虽然还没有关于这些药对胸神经根性疼痛的研究，但基于腰椎的研究表明这些药物并不优于 NSAIDs、对乙酰氨基酚。如需使用，仅短期使用（1～2 周），并用最低剂量，使药物滥用的风险最小化。每日总剂量为 10～80 mg 巴氯芬，或 1 000～4 500 mg 美索巴莫，对于肌肉痉挛有效。

## 阿片类药物

阿片类药物直接作用于脊髓突触前和突触后神经元，起到镇痛的作用。突触前细胞有 $\mu$、$\delta$ 和 $\kappa$ 受体，并且降低钙离子水平和神经递质的释放。突触后细胞有 $\mu$ 受体，一旦被激活则增加钾离子电传导，而导致超极化和抑制突触后电位。阿片类药物长期以来被认为是镇痛的"金标准"。但近年来阿片类药物用于慢性疼痛变得颇有争议，许多专家警告对于非癌性疼痛的患者，使用不能超过 3 个月。2012 年美国疼痛介入医师协会（ASIPP）指南关于阿片处方，概述文献支持短期使用阿片类来控制疼痛、改善生活质量是"可以的"，但使用超过 3 个月对于镇痛和生活质量都是"有限的"。短期使用阿片类，提供的益处包括镇痛、抗焦虑、镇咳、幸福感和镇静。常见的不良反应和风险包括便秘、呼吸抑制、恶心、呕吐、瘙痒、耐受、依赖性、成瘾性、肠梗阻、胆道痉挛、精神恍惚，以及尿潴留。长期使用阿片类药物，会加剧痛觉敏感、中枢性呼吸暂停、增加催乳素的水平、而降低皮质醇、促黄体激素、促卵泡激素、睾酮和雌激素水平。死亡的风险随药物剂量的增加而增加。免疫细胞上也发现了阿片受体，并且研究表明其抑制自然杀伤细胞的活性、有丝分裂诱导的淋巴细胞增殖和减少炎性因子的激活。对于急性的胸痛，可以短期使用阿片类药物，可以作为患者从保守治疗到手术治疗的过渡。长期阿片类药物仅用于保守治疗失败者，并向患者充分阐明风险和益处。

### 抗交感神经药

可乐定是最常用的 $\alpha_2$ 抗交感药物。在脊髓背角，可乐定与 $\alpha_2$ 受体结合，从而降低钙离子水平，从而直接抑制 C 和 $A\delta$ 纤维的传导。有研究提示，可乐定增加脑脊液中乙酰胆碱的水平，从而抑制疼痛信号的传递。由于它是一种强效的降压药，可乐定需要缓慢滴定直到患者能够耐受。通常开始剂量是 0.1 mg BID，然后每周增加 0.1 mg 每日，直至到达 0.3 mg BID，并且患者能够耐受。

### 物理治疗（PT）和无创治疗

虽然增加体力活动、力量和耐力训练，可以从多方面给患者带来好处，胸神经根性疼痛患者对物理治疗的耐受性很差，并且无明显益处。按摩和脊柱推拿也尚未证明是否有益。研究表明替代疗法如针灸，效果有限。心理治疗可能有助于合并抑郁和焦虑的患者。已证实心理因素与开胸术后疼痛的发生，存在相关性。

### 介入治疗

对继发于压缩性骨折的疼痛患者，椎体后凸成形术、椎体成形术也许有效。最近两项大型研究没有发现这些手术操作与安慰对照组的长期差异。这些手术存在广泛的争议，但是一些学者认为对于急性或亚急性压缩性骨折的患者，这些治疗具有实质性的益处。

肋间神经阻滞可以作为诊断工具或介入治疗手段（图 21 - 1、图 21 - 2 和图

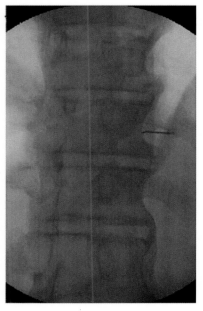

**图 21 - 1**　选择性胸椎神经根注射。这张斜图表示神经根在肋骨头下方的椎位间孔。

21－3)。这些注射使用的药物可以加入类固醇激素,以减轻神经的炎症、肿胀和刺激症状。但没有文献支持或反对在胸椎做这些注射的有效性。

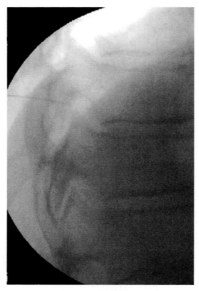

**图 21－2**　选择性胸椎神经根注射的侧面观。

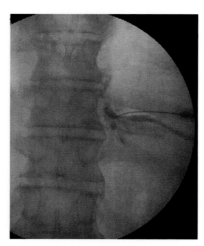

**图 21－3**　造影剂用于确认针的位置。在这里造影剂沿着肋间神经在肋间神经沟内流动。然后可以注入局麻药和类固醇用于治疗性和诊断性神经阻滞。

硬膜外类固醇注射,也可用于中轴或椎间孔源性疼痛。可采用经椎板间、或经椎间孔硬膜外穿刺技术。最近的文献回顾发现这个技术是"合理、有限的"。

射频消融术(RFA)可用于肋间神经或背根神经节(DRG)。这个操作是微创的,可在门诊进行。操作是在神经或DRG上放置电极并加热。其作用机制尚不清楚,但是有些小型观察性研究报道了它的临床有效性。

脉冲射频(PRF)也可以使用。和RFA相似,放置电极在DRG或肋间神经附近,提供一系列脉冲刺激,而非持续加热。小型研究已证明其有效。还没有关于RFA和PRF的头对头研究。

**手术治疗**

胸部疼痛的手术选择因病而异。一般来说,当存在明确病损或脊髓病变时,进行手术干预是合适的。根据病因,手术可能包括:椎板切除术、融合术、椎间盘切除术、肋骨切除术。但很多胸椎手术经前胸入路,而后路胸椎手术的数据很少。对于胸神经根性疼痛,患者常会随保守治疗和时间推移,症状改善;而手术治疗效果并不明确。对于开胸术后疼痛,可行瘢痕修复术,但是效果不佳,还有可能导致疼痛增加。

(王苑　边文玉　译,范颖晖　王苑　校)

## 推荐阅读

[ 1 ] Benyamin R M，et al. A systematic evaluation of thoracic interlaminar epidural injections. Pain Physician，2012，15(4)：E497 - 514.

[ 2 ] Haroutiunian S，et al. The neuropathic component in persistent postsurgical pain：a systematic literature review. Pain，2013，154(1)：95 - 102.

[ 3 ] Mongardon N，et al. Assessment of chronic pain after thoracotomy：a 1-year prevalence study. Clin J Pain，2011，27 (8)：677 - 681.

[ 4 ] van Kleef M，et al. The effects of producing a radiofrequency lesion adjacent to the dorsal root ganglion in patients with thoracic segmental pain by radiofrequency percutaneous partial rhizotomy. Clin J Pain，1995，11：325 - 332.

[ 5 ] van Kleef M，et al. Thoracic pain. Pain Pract，2010，10(4)：327 - 338.

# 第二十二章　腰骶神经根性疼痛

肯特·H.诺瑞，萨拉哈丁·艾迪

**核心理念**

- 腰骶神经根性疼痛，定义为刺激腰骶神经根引起的疼痛，导致感觉和/或运动神经纤维功能障碍，以及腰或骶部皮区的放射痛。

- 腰骶神经根性疼痛的最常见原因，是椎间盘突出，移位突出的椎间盘组织压迫神经根出口。另一个导致腰骶神经根性疼痛的主要原因是椎管狭窄，无论是中央管还是椎间孔狭窄。

- 腰骶神经根病的临床症状，包括疼痛加剧为锐痛、电击样痛或烧灼感，伴或不伴麻木，沿神经根分布皮区受累。

- 腰骶神经根性疼痛的诊断，也是一种排除法。如果需要影像诊断，可选择 MRI。

- 选择性神经根阻滞，已成为诊断的"金标准"，尤其对于影像检查结果阴性、但临床上有神经根刺激症状的患者有用。

首先建议保守治疗，包括物理治疗和抗炎药物治疗。如果症状仍持续，介入治疗如选择性神经根阻滞、或 X 线引导下经椎间孔硬膜外穿刺，注射类固醇和局麻药的复合液，可以提供治疗益处。

## 流行病学

腰骶神经根性疼痛，定义为腰骶神经根受到刺激，引起疼痛，造成感觉和/或运动神经纤维功能障碍、并导致腰或骶部神经根支配皮区的放射痛。运动神经纤维受累，表现为不同程度的麻痹、反射减弱、乏力和抽搐。感觉神经异常为主，会有感觉异常、感觉迟钝和相应皮区疼痛。据大量研究报道，腰骶神经根性疼痛的发生率占人群的 $9.9\% \sim 25\%$，最常见的高危因素为男性、肥胖、吸烟、抑郁，以及需要弯腰举重物的劳动者。神经损伤以椎间盘突出为主要病因者，见于 50 岁以下人群；而继发于椎管狭窄和椎间盘变性者，常较年长。大多数主诉腰骶疼痛的患者，确实在 3 个月内未经任何治疗而缓解，这一比例在人群中达 60%。

## 病理生理学

解剖上，腰和骶神经根在蛛网膜下腔走行，在椎管内形成马尾，经椎间孔穿出。有三个解剖元素，是腰和骶神经根易受损伤的不利因素。首先，是缺乏提供张力、从而形成扩散隔膜的神经束膜，而这是外周神经所拥有的特性。其次，神经外膜也不充分，使神经本身的抗压能力较弱。最后，淋巴引流不畅，无法清除炎性因子，导致神经处于成纤维细胞侵犯、和神经内纤维化的风险较高。

有众多解剖异常会造成腰骶神经根性疼痛。最常见的原因是椎间盘突出，移位的椎间盘在神经根出口处卡压神经。这造成炎性反应，从而增加敏感性、由此对轻微生物力学刺激的"点燃"阈值降低。超过静息长度仅 10%～15% 的拉伸，足以造成神经生理功能障碍。另一引起腰骶神经根性疼痛的主要原因，是椎管狭窄，无论是中央管还是侧方狭窄。椎体滑脱或椎体前倾，使得脊柱本身偏离腰骶轴，拉紧神经根使之受损。造成腰骶神经根性疼痛的少见解剖因素，包括炎性关节突关节、伴骨赘形成、和/或小关节肥大导致神经出口卡压、小

关节囊肿、黄韧带损伤/肥厚、椎体骨质增生、甚至肿瘤压迫造成激惹。

## 临床体征和症状

神经根的临床体征，包括加剧的锐痛、电击样痛或烧灼感，伴或不伴麻木，皮区分布沿受累神经根支配为特征（图22 - 1）。这种疼痛在下肢比腰椎本身还要剧烈。如果源于腰椎间盘突出，则起病较快，随弯腰、久坐、Valsalva 试验而加剧。如果继发于脊椎退行性病变所致椎管狭窄，则起病较隐袭，疼痛会随背伸活动而增加，包括行走、久站，会引起下肢麻木、软弱、乏力和沉重感。

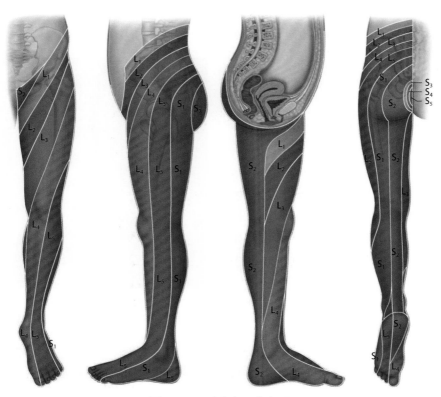

**图 22 - 1** 下肢皮区分布图

## 诊断

腰骶神经根性疼痛的诊断，也是一种排除法，很多脊椎和下肢疼痛综合征需要进行鉴别诊断。临床医师需要做好准备，排除继发于小关节病变、骶髂关节炎、椎管内韧带损伤、腰骶神经丛病变，以及马尾综合征等脊椎疼痛。下肢疼痛可能源于髋或膝的关节病、梨状肌综合征、感觉异常性股痛（股外侧皮神经综合征）。炎症因素使得诊断更为复杂，包括强直性脊柱炎、Paget 病、蛛网膜炎、和脊柱肉状瘤病等，都需要适当的医学评估和检查。

用于诊断腰骶神经根性疼痛的体格检查没有特异性，但较敏感。详查主诉的皮区分布，可提供神经根受累的证据，因为感觉异常是提示受累腰骶神经根区域的较好指标。如图 22 - 1 所示，$L_3$ 包括大腿内侧到膝盖，$L_4$ 位于膝到足底、胫骨嵴内侧，而 $L_5$ 位于小腿至足背、胫骨嵴外侧，$S_1$ 覆盖外踝、足外侧和足掌。可以进行直腿抬高试验（又称为 Laseque 试验），患者取仰卧位，患侧下肢被动抬高，从 $20°\sim60°$，并保持膝关节伸直。如果直腿抬高试验引出疼痛，则是继发于神经张力，因为在此 $20°\sim60°$ 弧内，没有解剖学神经根运动。如果当对侧下肢抬高同样引起疼痛（又称为交叉直腿抬高试验），可能源于鞘内占位性病损，例如椎间盘突出。直腿抬高试验的敏感性与特异性，分别为 0.91 和 0.26，而交叉试验的敏感性为 0.29、特异性为 0.88。如果患者只能坐位而不能平躺，可采用改良版直腿抬高试验。

如果进行影像学检查，增强 MRI 是一个选择，因其对神经损伤高度敏感，尽管无特异性（图 22 - 2 和图 22 - 3）。Boden 等研究了无症状患者，发现有 28% 的患者存在某种 MRI 异常。Jensen 等做的另一项关于无症状患者的研究，发现 64% 的患者有某种椎间盘病变，52% 患者有椎间盘膨出，27% 有椎间盘突出，1% 患者有椎间盘脱出。CT 可以用于不适于 MRI 检查的患者，并对描述骨的细节有优势，例如椎管狭窄或椎骨病理改变引起的神经根疼痛。对于不适于 MRI 和 CT 检查的患者来说，脊髓造影是最后的手段，但是其准确度低至 24%。

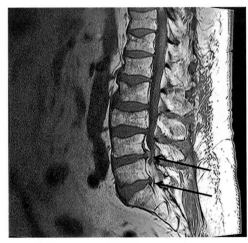

**图 22 - 2**　61 岁男性腰骶 MRI（$T_1$ 加权像）。$L_{4/5}$ 和 $L_5/S_1$ 椎间盘突出的矢状面观（箭头）。

神经生理学测试，包括肌电图和神经传导研究，可辅助未能明确的影像检查，尤其适合明确运动康复的预后。他

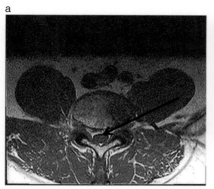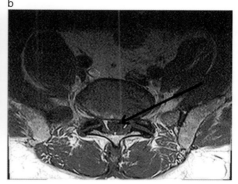

**图 22 - 3**　61 岁男性腰骶 MRI（$T_2$ 加权像）。(a)和(b)是 $L_{4/5}$ 和 $L_5/S_1$ 椎间盘突出的轴向图和椎管狭窄。

们适用于验证外周因素为主的疼痛。如果发现肌肉乏力，椎旁深部肌群将会出现正性锐波和纤维肌颤。继发于轴突炎的瓦氏变性，表现为患侧肌肉比健侧肌肉的诱发振幅减小。在最初的 1 个月内，出现早期多相运动电位，这表明自发的轴突电活动触发了相邻的轴突。H 反射作为神经传导研究，用于跟腱肌伸反射弧，也可区分 $L_5$ 和 $S_1$ 的神经根病变。如果神经电生理试验中，诱发电位的振幅比对侧未受影响的肌肉大 50％，则仅用保守治疗就能使运动功能很好的康复。

选择性神经根阻滞，已成为诊断的"金标准"，特别适合那些影像学检查阴性、但有神经根激惹临床体征的患者。如果操作得当，则选择性神经根阻滞的特异性为 87％～100％。必须谨慎阻滞，以避免注射药液弥漫至硬膜外间隙或相邻的神经组织，因为药液流动至窦椎神经或后内侧支，会混淆结果。窦椎神经是脊神经的感觉分支，分布于脊髓被膜、后纵韧带、神经根鞘和相邻椎间盘纤维环的外 1/3。后根的内侧支，提供小关节的感觉传入。药液外溢至上述结构，会影响阻滞的特异性。研究表明，注射 0.5 ml 造影剂，会有 30％的病例到达毗邻节段；注射 1 ml 造影剂，有 67％的病例，药液到达相邻节段。因此推荐使用 0.25～0.5 ml 的局麻药，加或不加类固醇，进行选择性神经根阻滞。

## 治疗

一般建议保守治疗，因为不到 15％的腰骶神经根性疼痛患者，需要手术干预。作为一线治疗，推荐物理疗法，着重于腰骶部稳定、矫正活动和通过"返校"康复，加强核心力量。如果神经根性疼痛源于椎管狭窄，推荐 Williams/屈曲运动。若源于椎间盘突出，则推荐 McKenzie/伸展运动。药物包括 NSAIDs,和/或抗惊厥药，是保守治疗中辅助物理治疗的一线用药。

介入治疗的选择，包括选择性神经

根阻滞、和 X 线引导经椎间孔硬膜外穿刺、注射类固醇和局麻药的复合液（图 22－4）。对于椎间盘突出引起的亚急性神经根性疼痛，经椎间孔注射的疗效相对较好。经椎板间硬膜外注射，曾经是腰骶神经根性疼痛介入治疗的金标准；但研究发现，经椎间孔由侧方靶向受累神经根，药液弥散至背根神经节和硬膜外前间隙，疗效更好。Abdi 等在 2007 年发表的一项细致的系统性综述，发现经椎间孔硬膜外激素注射，在短期内优于经椎板间硬膜外注射。但是硬膜外类固醇注射治疗脊椎疾病、包括腰椎神经根性疼痛，仍存争议。最近 Friedly 在 NEJM 上发表的文章使得争议更加激烈。

粘连松解术也作为一种介入治疗手段，通过松解被压迫的神经根，尤其如果这一病情发生于术后。手术选择包括椎间盘切除术，虽然曾经是主要的治疗方式，但是现在有病例报道认为它会有严重的神经根损伤，导致神经功能缺陷，包括运动异常或保守治疗无效的长期慢性疼痛。有研究发现对腰椎间盘突出行椎间盘切除，在术后 2 年，腰骶神经根性疼痛的症状改善，与保守治疗效果相当，且高达 70％ 的患者在术后残余神经功能异常。研究表明对于腰骶神经根病变，脊髓电刺激优于反复手术，也适用于一线保守治疗无效的背部手术失败综合征。

## 总结

腰骶神经根性疼痛仍存在挑战，由于众多解剖异常作用其中，包括椎间盘突出和椎管狭窄。通过关注临床症状，并运用恰当的诊断和治疗方案，医师能够有效、安全地治疗这个群体，以缓解不适、并预防继发于疼痛的功能障碍。

（王苑　边文玉　译，范颖晖　王苑　校）

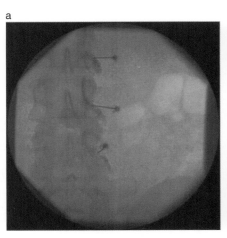 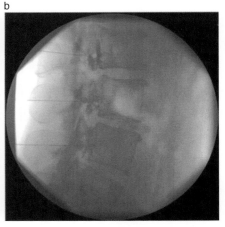

**图 22－4**　（a）选择性 $L_2$、$L_3$ 和 $L_4$ 神经根注射的前后位观。（b）选择性 $L_2$、$L_3$ 和 $L_4$ 神经根注射的侧位观。

## 推荐阅读

［1］Abdi S，Datta S，Trescot A M，et al. Epidural steroids in the management of chronic spinal pain：a system-atic review. Pain Physician，2007，10(1)：185 – 212.

［2］Boden S D，Davis D O，Dina T S，et al. Abnormal magnetic-resonance scans of the lumbar spine in asymptomatic subjects：a prospective investigation. J Bone Joint Surg，1990，72A（3）：403 – 408.

［3］Bradley K E. Stress-strain phenomena in human spinal nerve roots. Brain，1961，84：120.

［4］Devillé W L，van der Windt D A，Dzaferagić A，et al. The test of Lasègue：systematic review of the accuracy in diagnosing herniated discs. Spine，2000，25(9)：1140 – 1147.

［5］Friedly J L，Comstock B A，Turner J A，et al. A randomized trial of epidural glucocorticoid injections for spinal stenosis. N Engl J Med，2014，371：11 – 21.

［6］Furman M B，Lee T S，et al. Contrast flow selectivity during transforaminal lumbosacral epidural steroid injections. Pain Physician，2008，11：855 – 861.

［7］Goodard M D，Reid J D. Movements induced by straight leg raising in the lumbosacral roots，nerves and plexus，and in the intrapelvic section of the sciatic nerve. J Neurol Neurosurg Psychiatry，1965，28：12.

［8］Guigui P，Cardinne L，Rillardon L，et al. Pre- and postoperative complications of surgical treatment of lumbar spinal stenosis. Pospective study of 306 patients. Rev Chir Orthop Reparatric Appar Mot，2002，88：669 – 677.

［9］Haueisen C，Smith B，Myers S R，et al. The diagnostic accuracy of spinal nerve injection studies. Their role in the evaluation of recurrent sciatica. Clin Orthop，198(198)：179 – 183.

［10］Herron L D. Selective nerve root blocks in patient selection for lumbar surgery – surgical results. J Spinal Disord，1989，2：75 – 79.

［11］Jensen M C，Brant-Zawadzki M D，Obuchowski N. Magnetic resonance imaging of the lumbar spine in people without back pain. N Engl J Med，1994，331：69 – 73.

［12］Johnson E W，Fletcher F R. Lumbosacral radiculopathy：review of 100 consecutive cases. Arch Phys Med Rehabil，1981，62(7)：321 – 323.

［13］Johnson E W，Melvin J L. Value of electromyography in lumbar radiculopathy. Arch Phyl Med Rehabil，1971，52(6)：239 – 243.

［14］Keegan J J. Relations of nerve roots to abnormalities of lumbar and cervical portions of the spine. Arch Surg，1947，55(3)：246 – 270.

［15］Murphy R W. Nerve roots and spinal nerves in degenerative disc disease. Clin Orthop Rel Res，1977，129：46 – 60.

［16］Ng L，Chaudhary N，Sell P. The efficacy of corticosteroids in periradicular infiltration for chronic radicular pain：a randomized，double-blind，controlled trial. Spine，2005，30：857 – 862.

［17］Schulz H，Lougheed W M，Wortzman G，et al. Intervertebral nerve-root in the investigation of chronic lumbar disc disease. Can J Surg，1973，16：217 – 221.

［18］Seimon L P. Low back pain：clinical diagnosis and management. Norwalk：Appleton-Century-Crofits，1983：3 – 114.

［19］Tarulli A W，Raynor E M. Lumbosacral radiculopathy. Neurol Clin，2007，25：

287 - 405.

[20] Taylor R S, Van Buyten J P, Buchser E. Spinal cord stimulation for chronic back and leg pain and failed back surgery syndrome: a systematic review and analysis of prognostic factors. Spine, 2005, 30: 152 - 160.

[21] van Akkerveeken P F. The diagnostic value of nerve sheath infiltration. Acta Orthop Scand, 1993, 64: 61 - 63.

[22] Weber H. The natural course of disc herniation. Acta Orthop Scan Suppl, 1993, 251: 19 - 20.

[23] Weinstein J N, Tosteson T D, Lurie J D, et al. Surgical vs nonoperative treatment for lumbar disk herniation: the spine patient outcomes research trial (SPORT): a randomized trial. JAMA, 2006, 296(20): 2441 - 2450.

[24] Yildirim K, Kataray S. The effectiveness of gabapentin in patients with chronic radiculopathy. Pain Clin, 2003, 15: 213 - 218.

[25] Younes M, Bejia I, Aguir Z, et al. Prevalence and risk factors of disc-related sciatica in an unrban population in Tunisia. Joint Bone Spine, 2006, 73: 538 - 542.

# 第六部分

# 疼痛病症：
# 神经病理性疼痛

# 第二十三章　复杂区域疼痛综合征

麦克尔·斯坦顿·赫科斯

**核心理念**

• 复杂区域疼痛综合征（CRPS），曾被称为反射性交感神经萎缩症（RSD）、灼性神经痛、反射性神经血管萎缩症（RND）。在 1993 年举行的专题研讨会上，确定采用 CRPS，其特征为剧烈疼痛伴有肿胀和皮肤改变的慢性系统性疾病。这一词条没有涉及发病机制。

• 一项大规模人群的调查表明，每年 CRPS 的总发病率约为 26.2/10 万人。女性发病率至少是男性的 3 倍。女性高发期是 61～70 岁，上肢比下肢多发，骨折是最常见的诱因，尽管 CRPS 可由各种损伤导致，或甚至是自发性的。

• CRPS 是一种痛性炎症，最多发于肢端轻微创伤后。交感神经系统参与了它的病理生理机制。皮肤感觉末梢逆行性释放神经肽、P 物质和 CGRP，引起组织肿胀和蛋白渗出，导致红、热、肿的体征，被称为"神经源性炎症"。

• 诊断主要基于四个不同的诊断类别：感觉（感觉过敏、痛觉高敏、痛觉超敏）、血管舒缩（温度不对称和/或皮肤颜色改变和/或皮肤颜色不对称）、出汗/水肿（水肿和/或出汗改变和/或出汗不对称）和运动/营养（运动功能障碍和/或营养改变）。但不需要每位患者都符合以上所有特征。

• 目前推荐的治疗原则，包括神经病理性综合征的标准医疗，以及可能需要的针对当时病理生理机制的其他干预措施。

原先这一综合征叫做"反射性交感神经萎缩症（RSD）"由 Evans 提出于 1946 年。当时认为，交感神经亢进导致了该病的症状和体征。但许多患者对交感神经阻滞并没有反应，也没有证据支持反射机制，而且神经萎缩仅发生在极少患者中。于是在 1993 年举行的专题研讨会上，将 RSD 更名为 CRPS，这一词条不提示发病机制。由于一些患者的患肢采用交感神经阻滞治疗有效，因此称为交感神经维持性疼痛（sympathetically maintained pain，SMP）。如果疼痛未能缓解，则称为非交感神经依赖性疼痛（sympathetically independent pain，SIP）。但 SMP 和 SIP 在不同程度上可共存于同一患者（图 23-1）。

## 流行病学

在荷兰进行的一项 10 万人大型研究，发现 61～70 岁是发病高峰期。这一年龄组较高，很可能是由于老年人容易

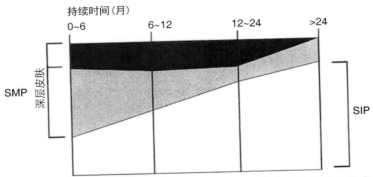

**图 23 - 1**　CRPS 病程中交感维持性疼痛（SMP）与交感非依赖性疼痛（SIP）的关系。该图也显示了深部躯体交感神经支配（深部 SMP）与表浅组织 SMP 的组分。（With permission: Wolters Kluwer Health, Inc., Jörn Schattschneider, Andreas Binder, Dieter Siebrecht, et al., Complex regional pain syndromes: the influence of cutaneous and deep somatic sympathetic innervation on pain. *Clin J Pain*. 2006; 22(3): 242, Fig. 1)

发生骨折，而它与扭伤是导致 CRPS 的最常见病因。2012 年一项对 596 名患者的研究发现：7％的患者在受伤后出现Ⅰ型 CRPS，一年后症状均未消失。最近两项研究发现，没有与Ⅰ型 CRPS 发病相关的心理因素或人格特质。

## 病理生理学

CRPS 可描述为一种痛性炎性，多数发生在肢体骨折或扭伤之后，偶有肢体轻伤导致的病例。目前认为，交感神经系统以某种方式参与了发病机制。外周神经损伤或炎症后，DRG 神经元 $\alpha_1$-肾上腺素受体的 mRNA 表达上调，尤其见于Ⅰ型 CRPS。$\alpha_1$-肾上腺素受体，在Ⅰ型 CRPS 患者痛觉高敏的皮肤中，也有所增加。炎症通常以免疫细胞的典型反应为指标，如淋巴细胞、吞噬细胞、肥大细胞。他们分泌促炎细胞因子。CRPS 患者的促炎细胞因子：TNF-α、IL-1β、IL-2 和 IL-6，在局部水肿液、循环血浆和脑脊液（CSF）中的表达增加。促炎细胞因子刺激伤害感受器，并能诱导长期外周敏化，还发现降钙素基因相关肽（CGRP）有所增加。

目前已知神经肽、P 物质和 CGRP 从皮肤感觉末梢逆行性释放，引起组织肿胀和蛋白渗出，导致红、热、肿的体征，被称为神经源性炎症。神经肽在 CRPS 病理机制中的重要性，在于最近发现的与降压药血管紧张素转换酶（ACE）抑制剂治疗的相关性。ACE 负责将缓激肽和 P 物质代谢为无活性产物，而抑制 ACE，造成神经肽的组织水平、CRPS 患病风险都有增高的可能。最近针对来那度胺和沙利度胺的研究，强调了炎症对 CRPS 代谢过程的影响。

患肢的自由基产物，可能导致了在 CRPS 患者身上所观察到的内皮细胞功能障碍，这是表层和深层组织营养变化的主要致病因素。组织酸中毒后，总是会发生伤害感受性传入的敏化和活化，从而产生自发性疼痛感觉。伤害感受活性增加，会触发中枢敏化，从而导致痛觉超敏和痛觉高敏。过度的伤害感受性刺激（尤其在脊髓背角），使更多的 CNS 神经元过度激活，是 CRPS 患者发生慢性疼痛的机制之一。此外，由于患肢反复受到伤害性热刺激和机械刺激，CRPS 患者的时间总和作用显著增加。

N－甲基－D－天冬氨酸（NMDA）受体也作用于中枢敏化，因此氯胺酮可用于镇痛。中枢敏化的另一个因素，是胶质细胞活化，尤其小胶质细胞和星形胶质细胞，它们是中枢神经系统的免疫活性细胞，能够驱动和维持痛觉高敏与痛觉超敏。胶质细胞释放许多促炎因子、一氧化氮（NO）、兴奋性氨基酸、前列腺素和 ATP。CRPS 患者的脑脊液中，促炎因子（IL－6、IL－β）、胶质纤维酸性蛋白（glial fibrillary acidic protein，GFAP）、MCPL、NO 代谢物、谷氨酸和钙的水平升高。CRPS 患者的感觉、躯体运动和自主神经变化，可能是 CNS 信号通路紊乱的结果。针对躯体感觉皮层（$S_1$）影像研究，证实了重组，这与疼痛的严重程度相关，尤其在 CRPS 发现的机械痛敏。在 I 型 CRPS 患者身上，还发现了其他与运动系统相关的皮质变化，特别是在与运动功能障碍程度有关的初级运动皮区和辅助运动皮区。

## 有趣的临床表现

CRPS 包括连续的阶段，传统表述如今已被三个临床表现所取代（表 23－1，Bruehl 等），但疼痛的强度，与按引发事件预期的疼痛并不成比例。三种血管失调的表型如下：

- 暖调节型——通常在急性期或 6 个月以内。与患肢的灌注增加有关（与健侧相比）。
- 冷调节型——慢性期，患侧皮肤的温度和灌注低于健侧。
- 中间型——皮肤温度和灌注高低，取决于交感神经功能障碍的程度。

**表 23－1　临床表现**

| | |
|---|---|
| 1 | 血管舒缩和运动/营养改变 |
| 2 | 疼痛和感觉异常<br>特别是痛觉超敏/痛觉高敏 |
| 3 | 综合征的所有方面<br>疼痛可能为 SMP 或 SIP<br>二者经常以不同方式共存 |

引自：Bruehl S，Harden RN，Galer BS，Saltz S，Backonja M，Stanton-Hicks M. Complex regional pain syndrome：are there distinct subtypes and sequential stages of the syndrome? *Pain* 2002；95：119－124.

水肿在急性 CRPS 很常见，虽然机制尚未明确，但已证实 I 型 CRPS 患者在腰麻后，水肿消失，这提示交感神经活动可能维持了水肿。交感神经传入偶联，使无髓鞘纤维的肽能传入神经元释放肽类物质，导致血管舒张、血浆渗出。

前瞻性研究评估发现 97% 的 CRPS 患者有运动功能障碍，包括震颤、乏力、活动度下降、肌张力障碍、动作不协调。典型的下肢肌张力障碍，表现为马蹄足畸形，上肢表现为手指弯曲。

广泛感觉迟钝患者，对机械、冷、热、伤害性热刺激的阈值升高。这些现象源于 CNS 的变化。半数 CRPS 患者，可证实存在这些感觉变化，分布于同侧象限或半侧躯体。

Maleki 描述了 I 型 CRPS 的三种散布模式——连续的、独立的、非连续的如镜像播散。Vander Laan 等报道，在 1 006 例患者中，有 7% 发生了严重的下肢并发症，包括溃疡、水肿、肌阵挛和肌张力障碍。

## 诊断

1994 年国际疼痛研究学会（IASP）发布诊断标准，后来进行了修订，包括以下四项不同的诊断分类：感觉（感觉过敏、痛觉高敏、痛觉超敏），血管运动（温度不对称，和/或皮肤颜色改变，和/或皮肤颜色不对称），出汗/水肿（水肿、和/或出汗改变和/或出汗不对称）和运动/营养（运动功能障碍，和/或营养改变）（表 23 - 2）。如果诊断分类中的体征，符合二个或以上，且 4 个分类中至少在 3 类各有一个症状，则诊断 CRPS 的敏感度和特异度分别为 0.84 和 0.69。这些修订的诊断标准（布达佩斯标准）至今有效。国际疼痛研究学会（IASP）的慢性疼痛疾病分类委员会，已接受将其作为临床和研究的诊断标准（表 23 - 1）。一些其他检查，可能也有助于支持上述临床诊断标准。因为出汗异常相对比较常见（24%），可以通过临床检查来评估。表 23 - 3 列出了一些有助于排查 CRPS 病理异常的实验室检查。

### 表 23 - 2　Budapest 标准

| 分　类 | 症　状 | 体　征 |
|---|---|---|
| 感觉 | 痛觉过敏，痛觉超敏 | 痛觉高敏，痛觉超敏——机械性/热性/深部 |
| 血管舒缩 | 皮肤/颜色变化 温度变化 | >1℃ 皮肤颜色 |
| 出汗 水肿 | 出汗/水肿变化 | 出汗/水肿 |
| 运动 营养 | 运动功能障碍 ROM 下降 营养变化 | 运动功能 ROM 下降（乏力、肌张力障碍、震颤）/营养不良 |

在 4 个分类中，至少三个分类各有一个症状，并且符合 2 个或以上诊断分类的各有一个体征（敏感度和特异度分别为 0.84 和 0.69）。引自：Harden et al. *Pain* (2010)；150：268 - 274.

### 表 23 - 3　CRPS 的补充检查

| 检　查 | 敏感度 | 特异度 | 益　处 |
|---|---|---|---|
| 1. X 线平片（疾病晚期）Gradl 等（2003） | 73 | 57 | 无 |
| 2. 3 相骨扫描（疾病早期）Wuppenhorst 等（2010） | 97 | 86 | 可能有益 |

续　表

| 检　查 | 敏感度 | 特异度 | 益　处 |
|---|---|---|---|
| 3. 温度侧别<br>Wasner et al (2002) | 76 | 93 | 交感受累刺激时 |
| 4. 定量感觉测试<br>Rommel et al (2001) | 高 | 低 | 不实用,除非用于研究 |
| 5. 激光多普勒闪烁扫描术 | 高 | 高 | 实用(如果有设备) |
| 6. 定量发汗轴突反射试验<br>(QSART) | 高 | 一般 | 需要特殊的实验室 |
| 7. 磁共振 MRI<br>Koch et al (2007) | 91 | 17 | 无 |
| 8. 皮质重组 FMRI<br>Maihofner et al (2007) | 研究中 | | |
| 9. 脑磁图描记术<br>Pahapill et al (2013) | 研究中 | | |

## CRPS 的治疗手段

发病机制尚不明确,应遵循多学科治疗理念,采用任何针对病理生理的治疗方法,并达到功能康复。已凭证据或经验证实的传统疗法,可用于治疗 CRPS。但仍缺乏基于循证的疗法。许多治疗是汲取来自其他神经病理性疼痛综合征(如带状疱疹后神经痛、糖尿病神经病变)治疗的经验。采用物理治疗的三大障碍是痛觉超敏,痛觉高敏和运动障碍。

图 23-2 阐明了康复的重要性,这是 CRPS 的核心治疗。本质是通过去除敏化、提供满意的疼痛控制,得以重新激活受累组织,启动功能恢复。因疼痛由病理性运动和机械感受器功能障碍所诱发,因此可能有必要在尝试患侧关节运动之前,采用静力训练。一旦达到了早期的活动,应逐渐增加阻力(rROM),被动运动可能会对功能康复起反作用。有时可能需要镜像疗法、和镜像视觉反馈(mirror visual feedback,MVF)。已发现对于上肢和下肢,采用单侧训练运动并成像,是成功的疗法。运动前区皮质,会变得活化,而不涉及其他运动皮区。有时可能需要结合分级运动想象(graded motor imagery,GMI)。GMI 可能需要使用 6 周以上。这些疗法的理论基础仍在不断进展。

CRPS 的治疗应在多学科联合中心进行,经常需要心理学疗法,辅助患者进行治疗。认知行为疗法(cogni-tive behavioral therapy,CBT)有必要在疾病的早期就开始进行。认知行为疗法与分级运动想象疗法联合使用,有助于儿童加快功能康复。应该遵循以下三个原则:

·　为患者和家属提供关于疾病属性的宣教。

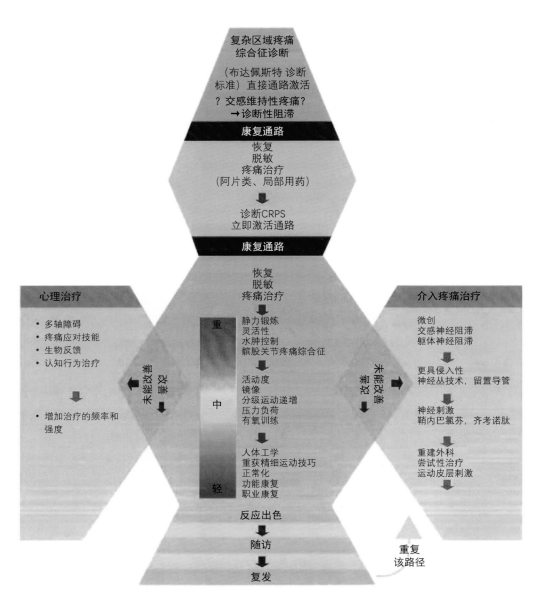

**图 23-2** 修订后的 CRPS 多学科疗法。用时间上的先后顺序,将各种疗法纳入康复治疗流程。严重程度,是整个功能恢复过程中,是否需要使用不同功能疗法的指标(With permission: John Wiley and Sons, Michael D. StantonHicks, Allen W. Burton, Stephen P. Bruehl, Daniel B. Carr, R. Norman Harden, Samuel J. Hassenbusch, Timothy R. Lubenow, John C. Oakley, Gabor B. Racz, P. Prithvi Raj, Richard L. Rauck, Ali R. Rezai. An updated interdisciplinary clinical pathway for CRPS: report of an expert panel. *Pain Practice*. 2002;1-16, Fig. 1)。

- 如患者病情超过 2 个月，应进行心理评估，考虑是否使用认知行为疗法。

- 应查明精神疾病或其他应激因素。

## 药物治疗

用于 CRPS 的任何治疗药物，都应基于症状、或已知的病理机制来选择。这些药物应有助于患者进行物理治疗。目前尚无 FDA 批准的 CRPS 药物。如前所述，目前治疗 CRPS 的许多药物，是已经证实对其他神经病理性疼痛有效的药物。以下药物将按证据级别分类（表 23-4）。

**表 23-4　证据分级**

| 级　别 |
| --- |
| 1　系统评价或荟萃分析的结果 |
| 2　一个或多个随机对照研究 |
| 3　回顾性研究、开放实验、试验研究 |
| 4　轶事、病例报道、临床经验 |

- 尽早试用糖皮质激素——CRPS 发病后几周开始。剂量递减，使用 10 天，能迅速改善症状。

- 关于阿片类在 CRPS 的使用，尚无研究报道。这些药物能缓解急性疼痛，许多研究支持它用于带状疱疹后遗神经痛（PHN）。盲法交叉研究表明：曲马多、吗啡、羟考酮和左啡诺，用于 CRPS 比安慰剂有效（2 级证据）。但无阿片类药物长期用于神经病理性疼痛的研究。即便使用此类药物，应该只是作为多学科治疗的一部分。

- 降钙素常用于治疗与骨吸收或破骨细胞活性增加有关的骨紊乱。它已被证实用于减轻 CRPS 患者的疼痛（一项系统荟萃分析，1 级证据）。

- 已发现双膦酸盐能为早期 CRPS 提供一些镇痛作用（2 级证据）。不良反应导致其耐受性较差。

- 临床应用自由基清除剂（抗氧化剂）已有约 20 年，其使用依据在于自由基造成了深部和表层组织损伤。二甲基亚砜（DMSO）是脂肪乳的组分，在一项纳入 32 位患者的小型研究中发现有效。

- 预防性使用维生素 C，可降低 Colles 骨折患者发生 CRPS 的概率。

- 有些研究提及 $\alpha_1$ 肾上腺素受体拮抗剂。苯氧苄胺（二苄基）对 40 例患者有效。

- 抗惊厥药在 CRPS 的治疗中应用最为广泛。其中最常用的是加巴喷丁和普瑞巴林，托吡酯是有效替代品，因前二者会导致体重增加不良反应，在托吡酯通常较轻。

- 抗抑郁药（TCAs），主要是三环类抗抑郁药，已被广泛用于治疗各种神经病理性疼痛，例如糖尿病性神经病变（2 级证据）。地西帕明，是一种选择性去甲肾上腺素拮抗剂，可减轻 PDN 和 PHN 的疼痛（1 级和 2 级证据）。但目前还没有 TCAs 或五羟色胺再摄取抑制剂（SSRI）用于 CRPS 的研究。抗抑郁药作为抗惊厥药的辅助药，具有一定的协同作用，包括其镇静和抗抑郁属性。

- γ 氨基丁酸（GABA）受体激动剂，可能有效治疗运动异常，尤其 CRPS 患者的震颤或肌张力障碍。苯二氮䓬类和巴氯芬（GABA－A 和 GABA－B 激动剂）都可用于治疗 CRPS 患者的运动障碍。巴氯芬仅鞘内输注有效。

- NMDA 受体阻滞剂可有效缓解 2 型或 1 型 CRPS 的症状。氯胺酮、右美沙芬和美金刚，已证实能有效治疗糖尿病性神经痛。目前尚无右美沙芬用于 CRPS 的前瞻性研究。研究表明亚麻醉和麻醉剂量的氯胺酮用于 CRPS，疗效确切。

- 可乐定已有经皮、硬膜外或鞘内、口服给药剂型。透皮可乐定有效，在一项小型队列研究获得了 3 级证据。

- 局部外用利多卡因，有 2 级证据支持其用于 PHN 和 PDN。此药也已用于 CRPS 的研究（3 级证据）。

# 介入疗法

## 交感神经阻滞

颈胸或腰交感链阻滞，可使近 80% 的患者获得完全的疼痛缓解。如本章前文所述，这主要是一项诊断性治疗，用以明确患者是否为 SMP 或 SIP。需要强调的是，技术上成功的交感神经阻滞，只能通过温度测量（手指或脚趾指腹温度升至 34℃以上）或激光多普勒扫描来确定。目前还不支持持续交感神经阻滞用于治疗 CRPS。然而，如果接受交感神经阻滞的患者，获得 1 周或更长时间的疼痛缓解，则再进行一次阻滞，可能有助于开始物理治疗。成功的交感神经阻

滞——意味着患者有 SMP-2 级证据的研究支持。

## 神经电刺激术

脊髓电刺激（SCS）能有效治疗神经病理性疼痛，自 1987 年以来，已用于治疗 CRPS 的疼痛。SCS 通过局部 GABA 能机制，抑制脊髓背角兴奋性氨基酸、谷氨酸和天冬氨酸的释放。SCS 在广动力神经元（WDR）还有 β 纤维介导的抑制。此外，背柱神经纤维的逆向激活，诱发 WDR 神经元的突触前抑制。有三项随机对照试验和六个长期随访研究，支持将 SCS 用于 CRPS。

- 引用最多的一项研究，由 Kemler 等完成。研究随机分组，36 名患者接受 SCS 复合物理治疗，另外 18 名患者仅有物理治疗。如一期测试有效，则进行二期植入。虽然功能没有实质性改变，但所有患者的生活质量（QOL）均有所改善，而且 2 年后随访发现，SCS 复合物理治疗组患者的 QOL 与单纯物理治疗组相比，改善显著。

- 英国国家卫生与健康照护优化署（National Institute for Health and Care Excellence，NICE）主导了一项卫生技术评估，在 2009 年发布报道，确认 SCS 治疗神经病理性疼痛、1 型 CRPS、缺血性疾病的经济-效益比值和临床疗效。结果发现 SCS 疗效优于保守疗法（CMM），而且显著节省了医疗支出。

- SCS 已用于儿童多学科镇痛，可帮助运动锻炼。因为严重的痛觉超敏，会

妨碍物理或职业疗法，数周的 SCS 一期延长测试，用于帮助儿童参与治疗项目。

· 周围神经电刺激（PNS），也用于辅助 CRPS 多学科治疗。在许多案例中，SCS 未能提供充分的局部镇痛，那么可以考虑 PNS。

## 鞘内药物输注

当 CMM 和神经电刺激都未能缓解或改善症状时，可能需要考虑鞘内给药。单独使用阿片类，如吗啡、氢吗啡酮、芬太尼、舒芬太尼，或联用局麻药，如布比卡因或罗哌卡因。当 CRPS 患者存在上肢肌张力障碍或严重运动紊乱时，可以考虑使用巴氯芬。有一项研究发现，巴氯芬可成功治疗 CRPS 患者的肌张力障碍。

近来，鞘内给予齐考诺肽，一种 N 型钙通道阻滞剂，能有效治疗神经病理性疼痛。尽管齐考诺肽的不良反应限制了它的使用，但该药可成功应用于少数患者（约 35%），而且当其他疗法失败时，可用其进行测试。齐考诺肽测试，可单次注射，或通过细小的鞘内导管持续输注 3～7 天。

## 高压氧

当 CRPS 患肢的无痛性水肿、皮肤破溃、开放性水疱，对所有治疗措施都无效时，应考虑高压氧治疗。一项 RCT 研究证实所有患者的关节活动和疼痛均有显著改善，该作者发现，有成人和儿童患者的类似临床表现，获得完全缓解。

## 手术

那些 CRPS 导致肌腱挛缩、关节 ROM 受限、营养不良改变的患者，会无法接受治疗，无法获得功能的彻底康复，就可能需要手术治疗。例如，如发生足部的马蹄足畸形，可能需要进行肌腱延长术；上肢也类似。尽管治疗策略中不推荐截肢，但如果病变太严重，已不可能维系生理功能，或一旦发生了骨髓炎，那必须考虑截肢。这些手术可在区域麻醉下进行，有临床经验认为这样能避免 CRPS 的加剧。

## 总结

CRPS 的治疗，需要在症状出现后，尽早采用多学科、多模式疗法。机体功能的维护或康复，是治疗的主要目标，IMMPACT 推荐，已对此做出了界定并确认。治疗旨在重获功能、减少肌肉痉挛、并使用最合适的任何措施，去控制相关的严重疼痛。药物治疗针对特定的病理生理或当前的症状。肌筋膜功能障碍，表现各异，伴有痛觉超敏和/或痛觉高敏，会影响物理或职业疗法，需要使用肌肉松弛药、镇痛药、抗抑郁药。重度痛觉超敏可能需要尝试抗惊厥药、脱敏疗法或一些介入治疗，如 SCS。如果神经电刺激治疗失败，可能鞘内使用齐考诺肽还有效。

根据这些症状对患者个体的影响程度，可能需要进行间断或持续的心理治疗。理解病理生理机制，有助于选择合适的药物和方法,最小化 CRPS 受累组织(严重缺血、轴突病变、萎缩、皮肤破溃、中枢神经系统功能障碍)的永久损害。

儿童 CRPS 患者,需要更着重强调行为治疗。只有极少数情况下需要介入治疗(低于 6%)。然而,不能忽视难治性痛觉超敏/痛觉高敏和机体功能恶化,会严重阻碍生理功能的持续康复。上述疗法都可获得一定疗效。

(边文玉　译,范颖晖　王苑　校)

## 推荐阅读

[1] Beerthuizen A, Stronks D L, van't Spijker A, et al. Demografc and medical parameters in the development of complex regional pain syndrome type I: prospective study on 596 patients with a fracture. Pain, 2012, 153: 1187 - 1192.

[2] Bruehl S. An update on the pathophysiology of complex regional pain syndrome. Anethesiology, 2010, 113: 713 - 725.

[3] Bruehl S, Harden R N, Galer B S, et al. Complex regional pain syndrome: are there distinct subtypes and sequential stages of the syndrome? Pain, 2002, 95: 119 - 124.

[4] Cui J G, O'Connor W T, Ungerstedt U, et al. Spinal cord stimulation attenuates augmented dorsal horn release of excitatory amino acids in mononeuropathy via a GABAergic mechanism. Pain, 1997, 73: 87 - 95.

[5] Daly A E, Bialocerkowski A E. Does evidence support physiotherapy management of adult complex regional pain syndrome type one? A systematic review. Eur J Pain, 2009, 13: 339 - 353.

[6] de Mos M, de Bruijn A G, Huygen F J, et al. The incidence of complex regional pain syndrome: a population-based study. Pain, 2007, 129(1 - 2): 12 - 20.

[7] de Mos M, et al. The association between ACE inhibitors and the complex regional pain syndrome: suggestions for a neuro-inflammatory pathogenesis of CRPS. Pain, 2009, 142: 218 - 224.

[8] Evans J. Reflex sympathetic dystrophy. Surg Clin N Am, 1946, 26: 780 - 790.

[9] Flor H, Fydrich T, Turk D C. Effcacy of multidisciplinary pain treatment centers: a meta-analytic review. Pain, 1992, 49 (2): 221 - 230.

[10] Harden R N, Bruehl S, Perez R S, et al. Validation of proposed diagnostic criteria (the "Budapest criteria") for complex regional pain syndrome. Pain, 2010, 150: 268 - 274.

[11] Hassenbusch S J, Stanton-Hicks M, Schopa D, et al. Long-term results of peripheral nerve stimulation for reflex sympathetic dystrophy. J Neurosurg, 1996, 84(3): 415 - 423.

[12] Kingery W S. A critical review of controlled clinical trials for peripheral neuropathic and pain complex regional pain syndromes. Pain, 1997, 73: 123 - 139.

[13] Kiralp M Z, Yildiz S, Vural D, et al. Effectiveness of hyperbaric oxygen therapy in thetreatment of complex regional pain syndrome. J Int Med Res, 2004, 32: 258 - 262.

[14] Lohnberg J A, Altmaier E M. A review of psychosocial factors in complex regional pain syndrome. J Clin Psychol Med Settings, 2013, 20: 247 - 254.

[15] Moseley G L. Graded motor imagery for

pathologic pain: a randomized controlled trial. Neurology, 2006, 67: 2129 - 2134.

[16] North R, Shipley J, Prager J, et al. American Academy of Pain Medicine. Practice parameters for the use of spinal cord stimulation in the treatment of chronic neuropathic pain. Pain Med, 2007, (8 Suppl 4): S200 - 275.

[17] Sanford M. Intrathecal ziconotide: a review of its use in patients with chronic pain refractory to other systemic or intrathecal analgesics. CNS Drugs, 2013, 27: 989 - 1002.

[18] Schattschneider J, Hartung K, et al. Endothelial dysfunction in cold type complex regional pain syndrome. Neurology, 2006, 67: 673 - 675.

[19] Schwartzman R J, Alexander G M, Grothusen J R, et al. Outpatient intravenous ketamine for the treatment of complex regional pain syndrome: a double-blind placebo controlled study. Pain, 2009, 147: 107 - 115.

[20] Stanton-Hicks M. Plasticity of complex regional pain syndrome (CRPS) in children. Pain Med, 2010, 11: 1216 - 1223.

[21] Stanton-Hicks M, Janig W, Hassenbusch S, et al. Reflex sympathetic dystrophy: changing concepts and taxonomy. Pain, 1995, 63: 127 - 133.

[22] Turk D C, Dworkin R H, Allen R R, et al. Core outcome domains for chronic pain clinical trials: IMMPACT recommendations. Pain, 2003, 106(3): 337 - 345.

[23] Uceyler N, et al. Differential expression patterns of cytokines in complex regional pain syndrome. Pain, 2007, 132: 195 - 205.

[24] van Hilten R, van de Beek W, Hoff J, et al. Intrathecal baclofen for the treatment of dystonia in patients with reflex sympathetic dystrophy. N Engl J Med, 2000, 343: 625 - 630.

[25] Watkins L R, Milligan E D, Maier S F. Glial activation: a driving force for pathological pain. Trends Neurosci, 2001, 24: 450 - 455.

[26] Xu J, Yang J, Lin P, et al. Intravenoustherapies for complex regional pain syndromes - a systematic review. Anesth Analg. 2015. (In press).

[27] Zollinger P E, Tuinebreijer W E, Kreis R W, et al. Effect of vitamin C on frequency of reflex sympathetic dystrophy in wrist fractures: a randomized trial. Lancet, 1999, 354: 2025 - 2028.

# 第二十四章　带状疱疹与带状疱疹后遗神经痛

程建国，理查德·W. 罗森圭斯特

**核心理念**

- 带状疱疹，是因潜伏的水痘-带状疱疹病毒（varicella zoster virus，VZV）再次激活所致。当水痘痊愈，VZV 仍潜伏在背根神经节和颅神经节内，有可能在以后再次激活，导致带状疱疹。美国成年人约有 95％ 曾患水痘，因此也可能产生带状疱疹。它主要好发于老年人，但在免疫缺陷的患者也会发生。大多数人一生只得 1 次带状疱疹，但是也可能患 2 次甚至 3 次。

- 带状疱疹后遗神经痛（PHN），定义为受累皮区的疼痛在发皮疹后 1 个月，依旧存在。10％～40％ 的带状疱疹患者会发展为 PHN，其发生率随年龄而增加。

- 带状疱疹疫苗含减毒水痘-带状疱疹病毒，其浓度至少是水痘疫苗的 14 倍，能有效预防带状疱疹和带状疱疹后遗神经痛。单次注射疫苗，可以减少 50％ 的患病风险。年龄大于 60 岁的成年人接种带状疱疹疫苗，应成为医疗保健常规的一部分。

- 诊断带状疱疹可以根据特征性皮肤损害、疼痛和受累皮区瘙痒。鉴别诊断包括接触性皮炎和单纯疱疹病毒感染。

- 在急性期，抗病毒药有助于减轻疼痛、并发症、缩短病程。抗病毒药应尽早使用，通常在皮疹发出的 72 小时内口服给药。

- 诊断 PHN 可以根据带状疱疹病史，典型沿皮区分布的疼痛，以及体格检查时的痛觉高敏和/或痛觉超敏。

- 有大量药物已用于治疗 PHN，但食品和药品监督管理局（FDA）批准用于 PHN 的只有利多卡因贴剂、普瑞巴林、加巴喷丁和 8％ 辣椒素贴剂。经常需要联合用药。

- 对于难治性病例，可以考虑介入治疗，如硬膜外注射、椎旁阻滞、选择性神经根阻滞、交感神经阻滞、肋间神经阻滞、三叉神经阻滞、脊髓电刺激，以及鞘内治疗。

## 带状疱疹

### 流行病学

带状疱疹是一种由水痘-带状疱疹病毒再次激活，导致的痛性水疱样皮疹，引起水痘的也是该病毒。约 95％ 的美国成人有水痘病史，因此有可能发生带状疱疹。美国每年有 1 百万人发生带状疱疹。人群中估计有 1/3 的人，会在人生中有带状疱疹发作。带状疱疹可发生于任何年龄组，但主要发生于：① 高龄（年龄＞60）；② 1 岁前发过水痘；③ 由药物或疾病引起的免疫缺陷人群。若没有发过水痘、或未接种过水痘疫苗的成人或儿童，在直接接触带状疱疹皮疹后，会发水痘，而非带状疱疹。

## 病理生理学

带状疱疹是因背根神经节和颅神经节内的水痘病毒，从潜伏状态再次激活，并沿传入神经播散至皮肤，在很多病例中还播散至脊髓背角。病毒突然再次活跃的原因还不明确。通常，这个情况只发生 1 次，但也有可能发生 2 次甚至 3 次。

## 临床症状和诊断

急性带状疱疹最初的症状通常是单侧疼痛、刺痛或灼痛。疼痛和烧灼感会很剧烈，常出现于皮疹发出之前。大部分患者皮肤出现红疹，随后进展为水疱。水疱破裂，形成小的溃疡，然后变干和结痂。2～3 周后结痂脱落。瘢痕很罕见。皮疹通常从脊柱绕行向前达腹部或胸部的狭窄皮区内分布。胸部皮区是最常受累的部位，占所有病例的 50％～70％。其他部位的带状疱疹包括头颅、颈、腰和骶区。皮疹可能侵犯面部、眼部（眼带状疱疹）、口腔和耳朵。其他症状包括麻木和运动障碍，通常在病毒发作后 2 周内发生，尤其在颈、腰骶部皮区（图 24-1）。除了急性带状疱疹，还有一些临床变异。

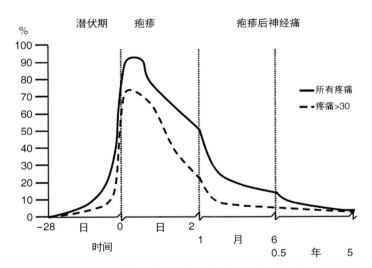

图 24-1 带状疱疹神经痛和带状疱疹后神经痛时间进程（数据来源于 van Wijck AJM et al. *Pain Practice*，2011，11：88-97；with kind permission from Elsevier，Richard J. Whitley，Antonio Volpi，Mike McKendrick，Albert van Wijck，Anne Louise Oaklander，Management of herpes zoster and postherpetic neuralgia now and in the future，*J Clin Virol*. 2010；48）。

## 亚临床疾病

无症状的病毒复制,通过检测带状疱疹抗体滴度,以及通过聚合酶链反应(PCR)检测脑脊液中带状疱疹病毒DNA来证实。

## 疱疹前神经痛

患者在发疹前 7～21 天感到疼痛、瘙痒和麻木。这个阶段也可长达 100 天以上。

## 无疱型带状疱疹(ZSH)

无疱型带状疱疹,指仅出现沿皮区分布的疼痛或运动障碍,但无前驱皮疹。当 PCR 提供明确的病毒学证据时,ZSH 后来成为一种独特的疾病。建立诊断通过 VZV 滴度增高,CSF 中提取 VZV 的DNA,以及病毒分离。

带状疱疹的诊断可以通过观察皮疹和病史采集。患者主诉各异,从皮区的轻度瘙痒、刺痛、至剧烈疼痛。典型的带状疱疹很独特,其他相似的疾病很少。当带状疱疹的临床诊断不明确,可能需要实验室化验来确诊。血液化验可能表现为白细胞升高以及水痘病毒抗体升高,但不能确定这些皮疹就是带状疱疹。鉴别诊断包括接触性皮炎和单纯疱疹病毒感染。当带状疱疹的表现不典型或较复杂,有必要请合适的专科医师会诊。这尤其适用于涉及三叉神经眼支皮区的活动性带状疱疹,这可能导致角膜溃疡和视力丧失。

## 治疗

抗病毒药有助于减轻疼痛和并发症,并缩短病程。理想的给药时机,应从感受到疼痛或烧灼的 24 小时内开始,最好在水疱出现之前。通常在出现皮损后的 72 小时内,口服给药。除非泛昔洛韦和伐昔洛韦没药,才处方阿昔洛韦,因为阿昔洛韦复杂的剂量方案降低了患者的依从性,且其药代动力学指标较泛昔洛韦和伐昔洛韦差。

- 泛昔洛韦(500 mg,口服,每日 3 次,持续 7 天)
- 伐昔洛韦(1 g,口服,每日 3 次,持续 7 天)
- 阿昔洛韦(800 mg,口服,每日 5 次,持续 7 天)

静脉滴注阿昔洛韦(10～15 mg/kg,每 8 小时,静脉滴注)适用于中枢神经系统受累的患者,尤其脊髓炎。对于严重带状疱疹眼病的患者,也推荐静脉阿昔洛韦作为起始治疗。

其他常用于治疗带状疱疹的药物包括:

- 类固醇激素(如泼尼松),用于减轻水肿、降低持续疼痛的风险。
- 抗组胺药物,减轻瘙痒(口服或局部使用)。
- 镇痛药以缓解疼痛。
- 辣椒素乳膏(Zostrix),一种含辣椒素的乳膏,用于降低 PHN 的风险。
- 早期使用三环类抗抑郁药,会降低

PHN 的风险。

可考虑的非药物干预如下：
- 冷湿敷可用于减轻疼痛。
- 舒缓的沐浴液和乳液，可能有助于减轻瘙痒和不适。
- 卧床休息直到退热。
- 保持皮肤清洁，不重复使用污染物。
- 非一次性物品，再次使用前，应沸水煮洗或其他方式消毒。
- 患者应当隔离，防止病灶渗出液感染从未患过水痘的人群，特别是孕妇。

可考虑的介入治疗方法如下：
- 硬膜外注射或靶神经阻滞，可能有助于减轻疼痛。
- 重复的椎旁神经阻滞，可能不仅减轻疼痛，还降低 PHN 发生的风险

## 预防

- 避免接触带状疱疹、水痘患者的皮疹和水疱。
- 带状疱疹疫苗与水痘疫苗不同，前者含有减活的水痘病毒，其浓度是水痘疫苗的至少 14 倍。
- 60 岁以上的成人应接种带状疱疹疫苗，作为常规医疗保健的一部分。
- 单次疫苗注射能将罹患带状疱疹的风险减少约 50%。也有助于预防 PHN 和眼带状疱疹。
- 由于疫苗含有活病毒，因此不能用于免疫系统较弱的患者。

# 带状疱疹后遗神经痛

## 流行病学

带状疱疹后遗神经痛，是一种皮损发生后 1 个月，依旧存在的疱疹相关性疼痛。10%～40% 的急性带状疱疹，发生 PHN。PHN 的可能性随年龄而增加，好发于 60 岁以上人群。据估计美国 PHN 患者有 50 万至 100 万人。

## 病理生理学

带状疱疹爆发、神经受损后，发生 PHN。它是损伤后常见的并发症，可能累及背根神经节和颅神经节、脊髓或分散于躯体节段的表皮。

## 临床特征和诊断

PHN 的主要症状，是疼痛位于发过带状疱疹的区域。疼痛程度从轻度到重度不等。疼痛可为持续性，或逐渐消失。疼痛常被描述为深部酸痛、烧灼痛、刺痛或者电击样感觉。沿受累皮区的皮肤色素沉着很常见（图 24 - 2）。受累区域常对触摸或温度改变非常敏感（痛觉超敏），并常表现出对针刺的疼痛反应增加（痛觉高敏）。在有些外周感觉丧失的病例，患者会感到麻木不适。诊断基于带状疱疹病史，典型沿皮区分布的疼痛，以及体格检查发现痛觉高敏和/或痛觉超敏。

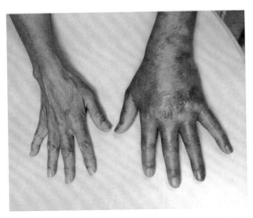

**图 24-2** 带状疱疹后遗神经痛患者皮肤色素沉着。一位 69 岁男性患者，左侧 $C_6$ 支配的左手背带状疱疹后皮肤色素沉着（图片由 Kenneth D. Candido 博士提供）。

## 治疗

药物治疗是 PHN 治疗的基础。大量药物已被研究并应用于临床，但食品和药品监督管理局（FDA）批准用于治疗 PHN 的，只有利多卡因贴剂、普瑞巴林、加巴喷丁和 8% 辣椒素贴剂：

• 抗惊厥药会减轻神经损伤的疼痛。加巴喷丁和普瑞巴林最常用。

• 5% 利多卡因贴剂，可减轻一段时间内的部分疼痛。

• 8% 辣椒素贴剂已证实有效。

• 抗抑郁药，如阿米替林有助于减轻疼痛，也助睡眠。

• 镇痛药，如对乙酰氨基酚、非甾体抗炎药（NSAIDS）、曲马多和阿片类药物也常使用。

• 常需要联合疗法。

• 介入治疗选择，如硬膜外注射、椎旁阻滞、交感神经阻滞、脊髓电刺激，以及鞘内注射，可考虑用于难治性疼痛病例。

• 心理支持对于疼痛慢性持续的病例有所帮助。

（王苑　边文玉　译，范颖晖　校）

---

## 推荐阅读

[1] Baron R，Wasner G. Prevention and treatment of postherpetic neuralgia. Lancet，2006，367：186-188.

[2] Center for Disease Control and Prevention [Internet]. 1600 Clifton Rd. Atlanta，GA 30333，USA. Shingles（herpes zoster）：Available from http：//www.cdc.gov/shingles/hcp/clinical-overview.html.

[3] Cotton D，Taichman D，Williams S. Herpes zoster. Ann Intern Med，2011，154：ITC31-15.

[4] Dworkin R H，Schmader K E. Herpes zoster and postherpetic neuralgia. In：Benson H T，Raja S N，Molloy R E，et al. Essentials of pain medicine and regional anesthesia：Elsevier；Philadelphia，Pennsylvian 19106. 2005. p. 386-393.

[5] Ji G，Niu J，Shi Y，et al. The effectiveness of repetitive paravertebral injections with local anesthetics and steroids for the prevention of postherpetic neuralgia in patients with acute herpes zoster. Anesth Analg，2009，109：1651-1655.

[6] van Wijck A J M，Wallace M，Mekhail N，et al. Evidence-based interventional pain medicine according to clinical diagnoses. 17. Herpes zoster and postherpetic neuralgia. Pain Pract，2011，11：88-97.

# 第二十五章　周围神经病变

丹尼尔·C.凯尔拉汗

## 核心理念

· 周围神经病变是外周神经系统的功能障碍或病变。它可能是遗传性或获得性的；潜在或迅速进展的；累及感觉、运动或自主神经；可仅影响特定神经或多个神经、所有神经（多发性神经病）。

· 周围神经病变是一种广义的分类，包括对称性多发性神经病（糖尿病性神经病）、单发性神经病（三叉神经痛、神经根病、带状疱疹后神经痛等）和多发性单神经病（多发性单神经炎）。

· 周围神经的分类，按功能（感觉神经、运动神经、混合神经）、按神经纤维直径（A-α、A-β、A-δ和C纤维）或按有/无髓鞘来分。特定的周围神经病变，以某种神经纤维受累为主，因此必须明确受累的神经纤维类型，以进行鉴别诊断。

· 导致周围神经病变的病理过程包括：创伤、代谢、缺血、感染、营养缺乏、副肿瘤、辐射、遗传、毒性环境暴露、特发。外周神经功能障碍，是几种病理变化的结果，包括沃勒变性、脱髓鞘、轴索变性。

· 广泛性对称性多发性神经病，主要的症状和体征从肢体远端向近端进展，是疼痛门诊最常见的周围神经病变。

· 糖尿病在美国是广泛性对称性多发性神经病最常见的病因。糖尿病性周围神经病，通常用于描述广泛性对称性的远端多发性神经病。糖尿病性多发性神经病会累及粗大的神经纤维、和/或细小的神经纤维轴突，取决于病程长短，其症状和体征由远端向近端进展。

· 起病、进展、解剖分布、体格检查、电生理诊断，有助于明确受累神经的类型。

· 用于评估周围多发性神经病的诊断方法包括实验室检查、肌电图（EMG）、神经传导检查（NCS）、外周神经活检、皮肤活检和定量发汗轴突反射试验（QSART）。

· 明确和治疗多发性神经病尚能纠正的病因，对预防疾病进展至关重要。

· 治疗痛性对称性多发性神经病以药物为主，包括三环类抗抑郁药（TCAS）、选择性五羟色胺-去甲肾上腺素再摄取抑制剂（SNRI）、抗惊厥药（AED）、外用药物。

## 对称性多发性神经病变

### 概述

周围神经病变，是描述外周神经系统功能障碍或病变的术语。虽然它包括多

发性神经病、单发性神经病和多发性单神
经病,但通常指对称性多发性神经病变。

## 流行病学

神经功能障碍的病因来源多、分类
宽泛,较难获取流行病学数据。周围神
经病变在总体人群的患病率为 2.4%,
而 55 岁以上人群的患病率高达 8%。发
病率与病程长短直接相关,这可以解释
为何老年人群的患病率较高。痛性对称
多发性神经病最常见的病因是糖尿病、
酒精中毒、艾滋病。在美国,糖尿病性周
围神经病变是周围神经病变的最常见原
因。高达 50% 的糖尿病患者有周围神
经病变,在世界范围内约 2 亿人患病。
该病在美国每年花费的医疗费用约 110
亿美元。

## 病理生理学

累及周围神经的病理过程包括创
伤、代谢、缺血、感染、营养缺乏、副肿瘤、
辐射、遗传、毒性环境暴露、特发。神经
损伤的部位,发生在轴突、施旺细胞、髓
鞘,或这三者复合。神经纤维根据其功
能、大小、有/无髓鞘进行分类。运动纤
维是直径最粗的有髓纤维。感觉纤维
(Aβ 纤维)传导本体感觉、振动觉、腱反
射和轻触觉,为粗大的有髓纤维。感受
痛觉、温度觉和瘙痒感的,是细小的有髓
(Aδ 纤维)或无髓纤维。自主神经纤维
是细小的无髓纤维。由于特定病变倾向
于累及特定的神经纤维类型,因此明确
受累神经纤维的类型,具有重要的临床

意义。

疼痛,作为周围神经损伤的结果,存
在多因素作用的多重机制。在细小神经
纤维病变中,外周神经损伤可导致细小
纤维轴突的钠通道表达增加,从而导致
早期去极化和自发痛。在粗大神经纤维
的病变中,Aβ 纤维(振动觉、本体感觉)
受损后,脊髓抑制性伤害感受神经元-中
间神经元的传入信号减少,使疼痛信号
传导脱限制。外周神经由多种神经纤维
组成。当一个外周神经受损时,其余未
受损神经纤维的 α 肾上腺素受体表达增
加,使得 C 纤维对交感神经系统激活做
出反应,表现为疼痛。

## 临床特征和诊断

尽管周围神经病变的病因很多,但
可以通过主要的临床特征来明确诊断。
详细的病史、体格检查,以及全面了解受
损神经纤维的类型和临床形态(感觉、运
动和自主神经),对正确诊断和治疗周围
神经病变至关重要(表 25 - 1)。这一点
要特别强调,因为早期识别和治疗,对预
防疾病进展非常关键。周围神经病变可
根据起病、进展、受累神经的分布,以及
相关症状来分类,例如,自主神经体征和
症状。

广泛性对称性多发性神经病变,是
最常见的周围神经病变之一,最常因糖
尿病所致,可累及粗大的神经纤维和/或
细小神经纤维。神经轴突受累与病程相
关,表现出由远端向近端进展的症状和
体征。

**表 25-1　痛性多发性神经病：临床特点**

| 疾病 | 慢性发作 | 急性发作 | 粗纤维 | 细纤维 | 受累神经 | 轴突受累 | 髓鞘受累 | 受累范围 |
|---|---|---|---|---|---|---|---|---|
| **代谢性疾病** | | | | | | | | |
| 糖尿病 | ++++ | ++ | ++++ | ++ | S>M>A | ++++ | + | 对称性>>多发性 |
| 酒精 | ++++ | + | + | ++++ | S>M>>A | ++++ | + | 对称性 |
| 甲状腺 | ++++ | + | ++++ | + | M>S | ++++ | + | 对称性 |
| 营养[a] | ++++ | + | ++++ | + | S>M | ++++ | + | 对称性 |
| **感染性疾病** | | | | | | | | |
| 麻风病[b] | ++++ | +++ | + | ++++ | A>S>>M | ++++ | + | 对称性>多发性 |
| 艾滋病病毒 | ++++ | ++ | ++++ | ++ | S>A>M | ++++ | + | 对称性>多发性 |
| 莱姆病 | ++ | ++++ | ++++ | ++ | S>M>A | ++++ | ++ | 多发性>对称性 |
| **自身免疫性疾病** | | | | | | | | |
| 狼疮 | ++ | ++++ | ++++ | ++ | S>M>A | ++++ | ++ | 对称性>>多发性 |
| 干燥综合征 | ++ | ++++ | + | ++++ | S>M>A | ++++ | + | 多变的 |
| AIDP[c] | - | ++++ | ++++ | - | M>>A>S | - | ++++ | 对称性>>多发性 |
| **中毒性疾病** | | | | | | | | |
| 砷 | + | ++++ | ++++ | + | M>S>A | + | ++++ | 对称性>>多发性 |
| 铅 | ++++ | ++ | ++++ | + | M>>>S | + | ++++ | 对称性>>多发性 |
| **遗传性疾病** | | | | | | | | |
| 法布里病 | ++++ | + | - | ++++ | S>A>>M | ++ | +++ | 对称性>>多发性 |
| CMT[d] | ++++ | - | ++++ | + | M>>S>>A | - | ++++ | 对称性 |

＋,有；－,无。
[a] 维生素 $B_1$,维生素 $B_6$,维生素 $B_{12}$。
[b] 麻风病是美国以外地区周围神经病变最常见的病因。
[c] 急性炎症性脱髓鞘性多发性神经病(格林-巴利综合征)。
[d] Charcot-Marie-Tooth；腓骨肌萎缩症。
S 感觉神经,M 运动神经,A 自主神经。

• 症状起始于足,由脚趾缓慢潜袭进展到小腿,称为"袜套式"分布。缓慢进展是一个重要的临床表现,将它与由不同疾病导致的急性发作、快速进展的多发性神经病区分开来。

• 在广泛性多发性神经病变中,最常见的是运动和感觉功能受累,但在个体常以一种神经功能受损(感觉或运动)为主。在糖尿病性多发性神经病变患者中,感觉功能受累,比运动功能受累常见。

- 感觉症状被描述为灼痛、刺痛、电击样疼痛、针刺感和麻木。在有运动功能问题者,本体感觉(关节位置觉)功能障碍,可引起感觉性共济失调。

- 运动症状通常比较轻微,在病变晚期可能发生肢体远端肌肉萎缩和/或乏力。

- 细小神经纤维受累引起的自主神经功能障碍,可导致静息状态下心动过速、消化道/膀胱功能改变、肢体远端短暂性肿胀和/或颜色变化、多汗症、无汗症等。

体格检查对明确受累的神经纤维类型、功能类别(运动、感觉、自主)和神经功能障碍的分布范围,非常重要。

- 振动觉比其他感觉更常受累。粗大的感觉神经纤维功能障碍,导致振动觉和关节位置觉减弱,可用音叉进行测量。与髌骨相比,脚趾或踝关节的振动觉降低,客观提示了症状由远端向近端进展。

- 尽管最常见主诉是麻木,但体格检查中常发现针刺和温度感觉的变化。针刺和温度感觉减弱,提示细小神经纤维受累。

- 与膝反射相比,踝深肌腱反射减弱。

- 在病变晚期可出现肢体远端乏力和萎缩。如果运动和感觉症状不相称,应该考虑其他诊断。

- 颜色改变、远端肢体毛发减少、多汗、无汗、静息状态下心动过速、失代偿

性心动过速的直立性低血压,是自主神经功能障碍的客观体征,提示细小神经纤维受累。

实验室检查应基于周围神经病变的可疑病因,由病史、体格检查和电生理检查的结果所指引。

- 首先基本的实验室检查包括血红蛋白 A1 - C(糖尿病)、TSH(甲状腺功能减退症)、CBC、ESR、CRP(炎症因素)、类风湿因子(胶原血管疾病)、维生素 $B_{12}$、维生素 $B_6$、叶酸(巨细胞增多症)、血清蛋白电泳、尿蛋白电泳(单克隆丙种球蛋白病、淀粉样变性)、HIV - 1 抗体(艾滋病)。

- 如果上述检验为阴性,进一步化验包括尿重金属(铅、汞、砷中毒)、乙型和丙型肝炎抗原(多动脉炎)、尿液胆色素原(急性间歇性卟啉症)、抗中性粒细胞胞质包涵体(韦格纳肉芽肿病)、伯氏疏螺旋体抗体(莱姆病)、水痘带状疱疹抗原、巨细胞病毒抗体、血管紧张素转换酶(结节病)、抗 Hu 和抗 GM1 抗体(副肿瘤)。

- 某些情况下可能需要进行脑脊液(CSF)分析来明确周围神经病变的原因。脑脊液检查包括脑脊液蛋白(格林-巴利综合征,慢性炎症性脱髓鞘性多发性神经病)、脑脊液莱姆病病原体滴度(莱姆病)、白细胞计数。

包含肌电图和神经传导功能的电生理检查,具有重要的诊断价值。这些检

查提供了神经系统体格检查难以发现的、神经功能障碍的客观证据。而且，它们提供了有价值的信息，利于鉴别诊断，并有助于指导进一步的检查。电生理检查可以识别感觉和/或运动神经受累、区分轴索和脱髓鞘病变、评估轴索损害和髓鞘脱失的程度、识别慢性和急性神经功能障碍、并对病变部位进行定位。神经传导检查还能区分遗传性和获得性周围神经病变。例如，糖尿病性周围神经病变的电生理检查显示：感觉和运动神经功能障碍，主要是轴索的病理生理改变，以及对称性的由远端逐渐向近端发展的神经功能障碍。电生理检查只能检查粗神经纤维，因此，应该注意的是糖尿病也会导致细小神经纤维病变，但肌电图和神经传导检查正常。

有时候需要进行神经活检来诊断某些外周神经病变，它包括取样周围神经组织进行病理检查，最常用腓肠神经。神经活检仅用于低侵入性检查无法明确病因的特定情况。腓肠神经活检，用于检查组织病理学改变，有助于确诊，如淀粉样神经病、血管炎、结节病。

皮肤活检是一种安全、可重复和有效的方法，用于鉴别电生理检查中不明显的细小神经纤维病变。免疫组化染色能提供在周围神经病早期发生的表皮内细神经纤维（IENF）密度和形态变化的诊断信息，有时也用于监测疾病的进展。定量发汗轴突反射试验（quantitative sudomotor axon reflex testing，QSART），是一种客观评价外周交感胆碱能神经系统的无创检查。该试验用乙酰胆碱的离子电渗疗法，刺激支配汗腺的细神经纤维，并测量出汗来进行。这将细小纤维神经病变的诊断率，从 38% 提高到 66%。定量发汗轴突反射试验的作用有限，更多用于实验研究。

## 治疗

影响多发性神经病治疗效果的最重要因素，是明确并尽可能纠正潜在病因。在糖尿病性神经病变中，维持接近正常的血糖水平，是预防疾病进展的唯一治疗方法。纠正甲状腺激素水平、改善营养不良、戒酒、减少毒性物质接触（铅、砷、汞、化疗）是其他需要考虑的重要因素。

药物治疗疼痛，是大多数周围神经病变的基本治疗方式。多种药物成功用于治疗周围神经病变，但只有度洛西汀（cymbalta）、普瑞巴林（lyrica）和他喷他多缓释片获得 FDA 批准。其中有些药物需要定期进行实验室监测。

- 抗惊厥药/膜稳定剂，如加巴喷丁（neurontin）、普瑞巴林（lyrica）、托吡酯（topamax）和奥卡西平（trileptal），常用于治疗神经病理性疼痛。卡马西平（Tegretol）和苯妥英（Dilantin）由于不良反应而很少使用。

- 阿米替林（elavil）、去甲替林（pamelor）、丙咪嗪（tofranil）和地昔帕明（norpramin）属于三环类抗抑郁药

（TCA），用于减轻神经病理性疼痛。TCAs 通常受剂量依赖性不良反应的限制。在这类药物中，阿米替林是最常用的，而地昔帕明的不良反应最小。

- 五羟色胺-去甲肾上腺素再摄取抑制剂（SNRI），如度洛西汀（cymbalta）和文拉法辛（effexor）也很常用。它们以五羟色胺和去甲肾上腺素为靶点，减轻糖尿病性周围神经病变引起的疼痛。度洛西汀被认为是治疗多发性神经病变的首选药物。

- 他喷他多缓释片（nucynta）是一种作用于中枢的合成镇痛剂。它可能既作用于 μ 阿片受体，也是去甲肾上腺素再摄取抑制剂，但确切机制尚不明确。它是唯一一经 FDA 批准用于治疗糖尿病性周围神经病变的阿片类药物。

- 曲马多是一种弱 μ 阿片受体激动剂，是选择性五羟色胺再摄取抑制剂。平均每日 210 mg 曲马多分次给药，治疗糖尿病性周围神经病变有效。

- 利多卡因是局部麻醉药，可作为乳膏、贴剂和软膏使用。在一些小型试验中，已证实它对糖尿病性周围神经病变有效。

- 辣椒素霜可作为外用乳膏使用，已证明对痛性糖尿病性周围神经病变有一些益处。辣椒素是辣椒中的活性成分，它与细神经纤维上的 TRPV1 受体结合，后者通常由热激活。随着时间的推移，TRPV1 受体的持续激活，会导致 P 物质的消耗，而 P 物质是引起疼痛的主要神经递质之一。

经皮神经电刺激（TENS），是一种利用电流刺激周围神经，以减轻疼痛的装置。它是一种便携式电池设备，使用两个或多个电极贴片与皮肤相连。经皮神经电刺激减轻疼痛的作用机制，是通过激活皮肤低阈值有髓神经纤维，来抑制突触前水平的伤害感受性信号的传入。通过激活粗大有髓神经纤维的传入信号，使细小无髓 C 纤维所携带的伤害性刺激被抑制，从而导致疼痛信号不能到达皮质（门控理论）。一些小样本随机对照试验已证明，经皮神经电刺激对糖尿病性周围神经病变患者减轻疼痛有一定的益处。

脊髓电刺激是一种介入治疗方法，已证明对糖尿病性周围神经病变有效。它通过电刺激背柱的脊髓背角来缓解疼痛。由于它是一种植入性装置，因此仍可用于对药物治疗无效的难治性神经理性疼痛。

## 急性痛性周围神经病变

### 概述

疼痛科就诊的神经病理性疼痛患者，绝大多数为本章前文所述的广泛性对称性多发性神经病变。其主要临床特征是对称性、起病隐匿和进展缓慢，它与一种不太常见但比较重要的外周神经病变相反。这种外周神经病变起病急，在疾病表现和进展上各不相同。急性起病，症状在数天到数周内进展，而慢性起病常为数月到数年逐渐发生。三叉神经痛和带状疱疹性神经痛，就是急性痛性周围神经病，本书的其他章节有详细介绍。

## 流行病学

关于周围神经病变的发病率和患病率的大型人群研究很少。尚缺乏急性痛性周围神经病的流行病学数据。

## 病理生理机制

大多数急性痛性外周神经病变，由缺血（血管炎、糖尿病）、传染病（带状疱疹、HIV、莱姆病）、免疫介导（神经痛性肌萎缩、格林-巴利综合征）所致。

## 临床特征和诊断

急性痛性周围神经病的分布，比慢性周围神经病更多变，可累及神经根、臂丛、单个或者多个外周神经、颅神经。急性周围神经病变有很多，本章仅提及少数几种。

**HIV 神经病变** HIV 引起的周围神经病变表现各异，最常见远端对称性多发性神经病。足底急性发作灼热感，应怀疑艾滋病。它是一种常见的细小纤维神经病变，艾滋患者中约有 30% 发作。以感觉神经病变为主，体格检查和电生理检查一般正常。

**神经痛性肌萎缩（Parsonage Turner 综合征）**是一种特殊的综合征，表现为急性肩带疼痛。绝大多数为单侧，伴感觉异常，偶有夜间痛醒。典型的临床特征，是肩痛数天后疼痛消失，随后出现严重的肌无力。它可由感染、外科手术和接种疫苗引起，常被误认为是术中手臂位置放置不当和区域麻醉阻滞引起。体格检查提示三角肌、前锯肌（肩胛骨的肌肉）、肱二头肌乏力和反射减弱。它有自限性，几周后会自行改善。

**多发性单神经炎**是一种疼痛性、不对称性、急性或亚急性发作的周围神经病变，累及多个不同的周围神经。周围神经可同时或依次受累，例如，患者会出现左上肢正中神经病变（腕管综合征）和右下肢腓神经病变。大多数情况下，受累部位在运动和感觉神经的轴突。多发生于全身性疾病、感染、风湿病、肿瘤和糖尿病。患者主诉受累神经分布区域出现疼痛和感觉异常，随后出现感觉缺失和运动乏力。体格检查发现肌力下降、感觉缺失、受累神经分布区域反射减弱或消失。

可以通过体格检查进一步鉴别诊断。急性起病的外周神经病变常见反射不对称、受累神经分布区域感觉减弱、近端乏力、颅神经受累。实验室检查指标根据可疑病因来选择。脑脊液分析和周围神经活检在这类疾病中起重要作用。

## 治疗

如同慢性对称性多发性神经病变，治疗以药物为主，与缓解神经病理性疼痛的药物一样。急性周围神经病变常需要风湿病学、肿瘤学、传染病、疼痛治疗和神经病学等多学科联合，以明确和治疗潜在的疾病。

（边文玉 译，范颖晖 王苑 校）

## 推荐阅读

[ 1 ] de Vos C C, Rajan V, Steenbergen W, et al. Effect and safety of spinal cord stimulation for treatment of chronic pain caused by diabetic neuropathy. J Diabetes Complicat, 2009, 23: 40 – 45.

[ 2 ] Dyck P J, Kratz K M, Karnes J L, et al. The prevalence by staged severity of various types of diabetic neuropathy, retinopathy, and nephropathy in a population-based cohort: the Rochester diabetic neuropathy study. Neurology, 1993, 43(4): 817 – 824.

[ 3 ] Finnerup N B, Attal N, Haroutounian S, et al. Pharmacotherapy for neuropathic pain in adults: a systematic review and meta-analysis. Lancet Neurol, 2015, 14 (2): 162 – 173.

[ 4 ] Harati Y, Gooch C, Swenson M, et al. Doubleblind randomized trial of tramadol for the treatment of the pain of diabetic neuropathy. Neurology, 1998, 50: 1842 – 1846.

[ 5 ] Jin D M, Xu Y, Geng D F, et al. Effect of transcutaneous electrical nerve stimulation on symptomatic diabetic peripheral neuropathy: a meta-analysis of randomized controlled trials. Diabetes Res Clin Pract, 2010, 89(1): 10 – 15.

[ 6 ] Martyn C, Hughes R. Epidemiology of peripheral neuropathy. J Neurol Neurosurg Psychiatry, 1997, 62: 310 – 318.

[ 7 ] National Institute for Health and Excellence (NICE). Neuropathic pain: the pharmacological management of neuropathic pain in adults in non-specialist set tings. NICE Guidelines, 2010, 96: 1 – 155.

[ 8 ] O'Connor A B, Dworkin R H. Treatment of neuropathic pain: an overview of recent guidelines. Am J Med, 2009, 122 (10 Suppl): S22 – 32.

[ 9 ] Preston D, Shapiro B. Electromyography and neuro muscular disorders: Elsevier; Philadelphia, AP, 2005. p. 389 – 420.

[10] Ropper A, Brown R. Adam's and Victor's principles of neurology: McGraw Hill; New York, NY, 2005. p. 1110 – 1177.

[11] Thaisetthawatkul P, Fernandes Filho J A, Herrmann D N. Contribution of QSART to the diagnosis of small fiber neuropathy. Muscle Nerve, 2013, 48 (6): 883 – 888.

[12] The Diabetes Control and Complications Trial Research Group. The effect of intensive treatment of diabetes on the development and progression of long term complications in insulin-dependent diabetes mellitus. N Engl J Med, 1993, 329(14): 977 – 986.

[13] Wulff E A, Wang A K, Simpson D M. HIV-associated peripheral neuropathy: epidemiology, pathophysiology and treatment. Drugs, 2000, 59(6): 1251 – 1260.

[14] Zhang W Y, Po A L W. The effectiveness of topically applied capsaicin: a meta-analysis. Eur J Clin Pharmacol, 1994, 46: 517 – 522.

# 第二十六章 周围神经痛与卡压性神经病变

贾斯汀·T.德拉蒙德,谢里夫·扎科,萨利姆·M.哈耶克

## 核心理念

· 周围神经痛可起源于多种病因。确定诱发因素,对制订适宜的治疗计划非常重要。但经常是基于不够全面的数据结果,做出的临床诊断。

· 神经损伤可导致神经病理性疼痛,是因为神经系统的兴奋性过高。

· 神经病变通常对阿片类药物反应不佳,最好采用多模式疗法。如果明确了受累神经有机械性卡压,手术探查并解除致病因素,能够改善病情。

## 简介

神经痛是指神经受到激惹或损伤,引起的剧烈灼痛或刺痛。神经痛常伴有神经结构损伤,这可导致非典型放电、神经瘤形成、神经纤维连接的重组或引起中枢神经重塑,导致慢性神经病理性疼痛。神经痛的医学概念,最初由 Francois Chaussier 于 1801 年提出,用"nevralgie"表示,指由一个或多个神经引起的疼痛,常为间歇性,但往往比较剧烈。外周神经痛和卡压性神经病变,常基于临床表现做出诊断。由于存在着多因素的病因,针对其中的病理生理改变,有多种治疗方法。下文将讨论常见的外周神经痛和卡压性神经病变。

## 感觉异常性股痛

### 解剖

股外侧皮神经,是单纯的感觉神经,来自腰丛的分支($L_2$ 和 $L_3$),从腰大肌外侧缘发出,斜行穿过髂肌,在髂前上棘(ASIS)前行,经过腹股沟韧带深面,越过缝匠肌表面,在其内侧为缝匠肌、外侧为阔筋膜张肌、深面为股直肌的腔隙内下行(图 26-1),随后分为前支和后支,存在多种解剖变异。

### 病理生理学

股外侧皮神经(LFCN)炎症和激惹,会导致感觉异常性股痛(MP)。病因可能是代谢性或机械性(髂前上棘或腹股沟韧带压迫)的,也可能与解剖变异和后天发生的神经瘤有关。

### 诊断

"Meralgia"一词源于希腊语,"meros"

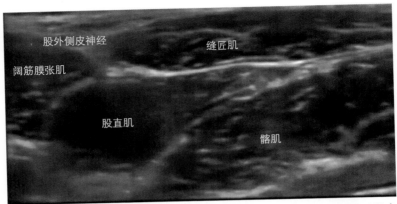

**图 26-1** 股外侧皮神经超声影像。股外侧皮神经所在的间隙,在缝匠肌内侧和阔筋膜张肌外侧之间。将超声探头平行放置在腹股沟下方可以显示该间隙,沿缝匠肌在其外侧,上下扫描以优化图像。

意为"大腿","algos"意为"疼痛"。患者典型主诉为大腿外侧或前外侧的烧灼感、刺痛感,也可放射至臀部、大腿前方和膝关节以下。患者常抱怨久坐或下车时疼痛加重。体格检查发现大腿外侧痛觉超敏,也可能出现感觉减退甚至对针刺无感觉。触诊腹股沟韧带也会出现上述症状,在压痛部位/靠近股外侧皮神经处,注射局麻药后症状消失,可进一步明确诊断。

### 治疗

保守治疗经常有效,解除压迫物,如腰带、石膏或腰部支具。推荐短期服用非甾体类抗炎药7~10天,复合冰敷可减轻急性神经卡压导致的炎症反应。提倡控制体重和避免臀部过伸,直到症状改善,也能提供疼痛的短期缓解和长期解决。这些措施可以缓解约50%的症状。在压痛部位盲打或使用超声引导(图26-1),在神经附近注射局麻药,含或不含激素,也能缓解疼痛,但有可能需

要反复注射。如果出现顽固性疼痛,可行手术探查和切除股外侧皮神经分支,并将神经埋入筋膜或骨膜,复发率极低。但神经定位有一定的难度,因股外侧皮神经存在较多解剖变异。神经刺激对于控制股痛有效。神经冷冻消融也曾获得成功。

## 髂腹股沟神经痛

### 解剖

髂腹股沟神经由第12胸神经根($T_{12}$)和腰丛第一个分支($L_1$神经根)汇聚,随后分为髂腹股沟神经和髂腹下神经。髂腹股沟神经从深部腹膜处发出,在腰大肌表面的外侧缘走行,穿过髂嵴前的腹横肌,进入腹内斜肌和腹横肌之间的筋膜层(图26-2)。该神经常伴行旋髂深动脉,发出运动纤维支配腹内斜肌。髂腹股沟神经随后进入精索,出腹股沟管外环。感觉分布包括阴阜、大阴唇、阴囊前上部、阴茎根部和大部分大腿

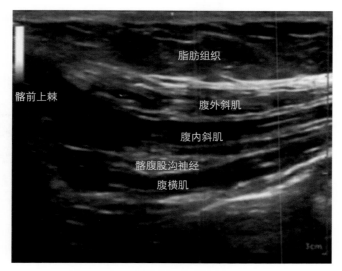

脂肪组织

髂前上棘

腹外斜肌

腹内斜肌

髂腹股沟神经

腹横肌

3cm

**图 26 - 2**　1 例腹部外科术后,髂腹股沟神经卡压的超声影像。

上内侧区域的皮肤。

## 病理生理学

损伤最常见于髂腹股沟神经穿过髂前上棘附近的腹横肌处,通常与外科手术对神经的直接损伤相关,如开放性腹股沟疝修补术、腹腔镜手术,会导致神经激惹的典型症状。

## 诊断

和其他慢性疼痛一样,诊断髂腹股沟神经痛的重要工具,是详细的病史和体格检查。患者常主诉下腹部烧灼痛,还可累及大腿上内侧和阴囊。诱发试验可鉴别生殖股神经痛和髂腹股沟神经痛,通过叩击压痛点复制出髂腹股沟神经支配区的疼痛以及嘱患者伸髋。由于神经支配有重叠,因此针对特定神经进行局麻药注射,有助于进一步明确诊断。

## 治疗

如果神经阻滞能缓解疼痛症状(最好做 1 次以上),可考虑手术探查病变神经。如果与既往手术相关,如放置过网片,可能需要更换或取出网片。有些情况下,可能需要行神经切除,有研究表明能够缓解疼痛,不良反应少(提睾反射消失)。如果保守治疗失败,可考虑在成功的神经阻滞之后,行冷冻消融术、脉冲射频消融、脊髓电刺激、外周神经电刺激或甚至在难治病例行鞘内治疗。支持这些方法的研究证据尚较局限或仅为案例报道。

# 生殖股神经痛

## 解剖

生殖股神经起源于腰丛的 $L_1$ 和 $L_2$ 腰神经根,形成感觉和运动纤维。感觉分布最终沿腹股沟韧带分为股支和生殖支,分别支配各自的区域。股支在髂筋膜表面走行,进入阔筋膜深面,支配股三角上方、大腿内侧(图 26 - 3)。生殖支进入腹股沟管内环,在男性支配提睾肌运动和阴囊皮肤的感觉;在女性股支与子宫圆韧带伴行,支配阴阜和大阴唇区域的感觉。

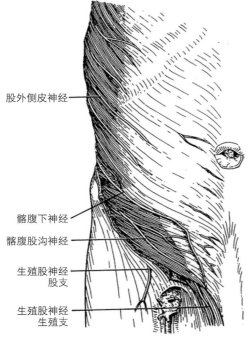

股外侧皮神经

髂腹下神经
髂腹股沟神经
生殖股神经
股支
生殖股神经
生殖支

**图 26 - 3** 腹股沟区,主要由 $L_1$ 神经的分支——髂腹下神经和髂腹股沟神经支配。这些神经支配髂嵴上方(髂腹下神经外侧支)、耻骨上区(髂腹下神经前支)以及阴囊前外侧和大腿内上方(髂腹股沟神经出腹股沟管后)的皮肤(With permission: Mahadevan V. Essential anatomy of the abdominal wall. In: Kingsnorth A N, LeBlanc K A, editors. *Management of abdominal hernias*. London: Springer; 2013. p. 25 - 53, Fig. 2.7)。

**病理生理学**

在生殖股神经走行的任何地方都可能发生损伤,其病理生理机制与上述髂腹股沟神经类似。

**诊断**

生殖股神经痛患者,常主诉腹股沟区烧灼痛,放射至大腿上内侧和外阴。体格检查时,嘱患者伸展臀部或向前弯腰,会复制出疼痛。患者可能会说平卧或屈曲大腿时疼痛不适有所减轻。由于该神经与髂腹股沟神经的支配区域有重叠,神经阻滞可能有助于进一步明确病因。

**治疗**

可以先行局麻药诊断性阻滞,以证实生殖股神经痛的诊断。在成功的神经阻滞之后,生殖股神经痛的后续治疗,与髂腹股沟神经痛类似,因二者的解剖和病理生理机制相近。

# 腕管综合征

## 解剖

腕管位于手腕的掌侧,以指深屈肌腱、指浅屈肌腱为界,拇长屈肌伴随正中神经走行其中,腕管周围包绕骨骼和肌肉(图 26 - 4)。

## 病理生理学

正中神经可被任一肌腱或周围的组织压迫而导致水肿,最终出现腕管综合征的临床表现。

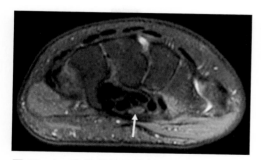

**图 26 - 4**　腕管磁共振横断面影像,显示腕管内正中神经的一个分支(箭头所示)(From Pierre-Jerome C, Smitson R D, Shah R K, et al. MRI of the median nerve and median artery in the carpal tunnel: prevalence of their anatomical variations and clinical signifcance. With permission: Springer, Surgical and Radiologic Anatomy, MRI of the median nerve and median artery in the carpal tunnel: prevalence of their anatomical variations and clinical signifcance, 2009, 32(3): 315 - 322)。

### 诊断

　　患者常主诉在正中神经支配区,反复发作疼痛,伴麻刺感。尽管有一项报道:临床诊断腕管综合征的患病率为 3.8%,并研究了它作为最常见的神经卡压病变,对社会经济学的影响,但至今仍没有明确的诊断标准。体格检查的发现很有限,且已证实它与神经传导检查不相关。观察大鱼际肌形态,对于鉴别脊髓病很重要。据一项系统综述报道,最敏感的一种诊断方法,是屈腕和腕部压迫试验,敏感性达 89%。Tinel's 神经叩击试验,和 Phalen's 试验,敏感性分别为 75% 和 43%~83%,随神经受压的严重程度有所变化。正中神经的神经传导检查,经常用于诊断腕管综合征;但在系统综述中,也有感觉和运动神经潜伏期异

常的病例,仍存在变异和争议。温度会影响神经传导速度,并因此干扰检查结果。

### 治疗

　　由于腕管综合征的诊断标准尚存疑问,选择某种治疗方法或手术干预,仍比较棘手。常用的保守疗法,包括使用腕部夹板,78% 的患者能部分或大部分改善症状;另一个选择,是短期使用 NSAIDs 类药物,据报道可改善 74% 的症状;联合使用腕部夹板和 NSAIDs 类药物,85% 的腕管综合征患者可改善症状。腕管注射局麻药复合激素,可获得短期或中期的症状缓解。在难治性病例,手术解压肯定是一个选择,经常在作电生理检查之前,与患者进行讨论。一项前瞻性随机研究表明,开放或内窥镜腕管松解术,均能改善疼痛和麻木,有效率分别为 98% 和 99%,但开放手术组康复至返回工作岗位,所需要的时间更长。

## 胸廓出口综合征
### 解剖

　　由锁骨下血管和臂丛神经组成的神经血管束,穿过肌间沟三角(以前、中斜角肌、第一肋为界),进入肋锁三角(以锁骨中 1/3、第一肋和肩胛骨上部为界),最终止于喙突下区,进入胸小肌肌腱深部。导致胸廓出口综合征的神经症状,90% 与臂丛($C_5 \sim T_1$)的解剖有关,因臂

丛的不同分支走行于胸廓出口,出现相应的症状。胸廓出口综合征的静脉因素,与锁骨下静脉有关,它所在的腔隙由前斜角肌、肋锁韧带和锁骨下肌构成,可因肥大或炎症导致闭塞。最后,TOS 的动脉因素,与前斜角肌解剖变异或颈椎/第一肋变异,导致邻近的锁骨下动脉受压。

### 病理生理学

在锁骨上窝和肋锁间隙内,神经血管压迫包括臂丛、锁骨下动静脉或椎动脉受压,可继发于创伤、占位性病变或结构变异如前斜角肌肥大、颈肋压迫或解剖异常,以及上肢的重复运动劳损。病因常与创伤和解剖变异有关,偶尔也可能是特发性的。

### 诊断

胸廓出口综合征是一种临床诊断,最常见的主诉,是手部麻木和刺痛。症状常随着手臂外展而加重,导致枕部头痛、握力下降、眩晕和手部冰冷。胸廓出口综合征的创伤病因,会误诊为颈椎劳损或颈椎间盘综合征,因患者也会主诉颈部疼痛和僵硬。可通过肩部外展复制出胸廓出口综合征的症状,因为这个动作导致了内部压力作用于臂丛。检查双侧上肢的脉搏强度,尤其在做过度外展试验时,有助于诊断。常发现举臂试验易出现肢体疲劳和感觉异常。可行影像学检查如 X 线平片,寻找椎间盘退行性疾病、颈肋和骨赘形成等。CT 或 MRI

可发现斜角肌异常、臂丛压迫或占位病变(如 Pancoast 瘤)。此外,电生理检查有助于诊断胸廓出口综合征的神经病变。前斜角肌局麻药诊断性阻滞,能放松肌肉,从而减轻疼痛。

### 治疗

治疗包括肌肉松弛药、非甾体抗炎药和物理治疗,有一定疗效。物理治疗应着重于姿势校正和颈部拉伸。斜角肌内注射肉毒毒素,可以缓解肌张力过高导致的压迫症状。手法治疗和针灸的疗效较少。经皮神经电刺激(TENS)可以暂时缓解部分症状。与其他压迫导致的神经痛一样,一旦保守治疗无效,应建议行锁骨上颈臂神经血管减压术,能立即改善中到大部分症状,但手术潜在并发症的风险,如臂丛神经炎、罕见膈神经损伤。

## 腓总神经卡压

### 解剖

坐骨神经在大腿后方下行,分为腓总神经和胫神经。这一分叉通常发生在腘窝,但也有可能高达臀下。腓总神经(common peroneal nerve, CPN)随后在腘窝下行,向外侧走行,在腓骨颈表面浅行于由比目鱼肌、腓长肌形成的间隙。在此间隙,CPN 容易受到压迫损伤。随后 CPN 在腓骨颈的远端分为腓深神经和腓浅神经。

## 病理生理学

腓神经在腓骨头水平卡压，是下肢最常见的卡压综合征，由于腓神经容易受到外部压迫，比如全麻下某些体位垫放置不当、跷二郎腿、老年人睡眠时、减肥后等。

## 诊断

一个简单的检查方法，观察患者足跟站立时，是否能将前脚掌抬离地面。如果不能做到，往往伴有胫骨前外侧的感觉减退。Tinel's 征可为阳性，当叩击腓骨颈部的腓神经时，产生腓神经支配区的疼痛和麻刺感。一项重要的鉴别诊断，是累及 $L_5$ 神经根的病变。$L_5$ 损伤的特征表现包括：下腰部疼痛，伴下肢外侧放射痛，以及足内翻、外翻、背屈障碍。另一项重要的鉴别诊断是椎管狭窄，患者主诉腰臀部疼痛，放射至下肢，当行走下坡时疼痛加重，而弯腰或坐位时减轻。脊椎 MRI 有助于明确诊断，电生理检查可鉴别腓神经卡压。在神经卡压病例，当病变较轻，可存在脱髓鞘传导阻滞；当病变较严重，可出现继发于轴索变性的幅度下降。

## 治疗

由于这些病变主要由外部压力造成，因此解除压迫、和足部支具等保守疗法，可有助于运动障碍在 3～6 个月之内的病例。当保守疗法无效时，可选择外科解压术。

# 莫顿神经瘤（Morton's neuroma）

## 解剖

第三趾总神经（the third common digital nerve，TCND），是莫顿神经瘤最常累及的神经，它由内侧和外侧跖神经组成，日常生活中足底的反复摩擦容易导致该神经受损（图 26－5）。该神经位于跖骨间横韧带的下方，毗邻趾长和趾短屈肌。由于 TCDN 相对固定，与活动频繁的第 4 跖骨相邻，容易产生抗剪应力。穿高跟鞋时，使该神经与跖骨间横韧带的距离更加靠近，因此进一步加剧受力。

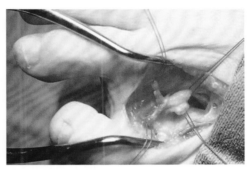

**图 26－5**  典型的跖间莫顿神经瘤。手术切开显示跖总神经增厚和发炎（With permission：J. D. Heckman et al. （eds.），*Current Orthopedic diagnosis & treatment* © Current Medicine，Inc. 2000）。

## 病理生理学

莫顿神经瘤导致神经痛的病理生理学理论，包括缺血、跖间滑囊炎和神经卡压。压迫和拉伸会导致局灶性缺血和神经损伤，造成动脉硬化和狭窄。滑囊炎理论，基于在第 2 和第 3 跖间隙背侧，发现跖间滑囊炎症,导致纤维化和神经激惹。最后,卡压理论认为,行走的站立期,跖间韧带和足底受压,导致趾神经压迫;该理论通过手术松解跖间韧带前缘,并不切除神经瘤,产生迅速和持续渐进的症状缓解,而得到证实。

## 诊断

中年女性会主诉足前部持续疼痛和麻木,放射至脚趾。患者常描述当穿高跟鞋或尖头鞋走路时,出现疼痛,脱鞋后疼痛缓解。鉴别诊断应包括滑囊炎或滑膜炎,偶有弥散疼痛,包绕踝部。其他鉴别诊断包括腰神经根病变、应力性骨折、类风湿关节炎和周围神经炎或神经病变。除了病史和体格检查,超声检查可用于发现跖间的低回声包块。在压痛点注射局麻药,可能有助于诊断,从而避免了更多检查如 MRI。

## 治疗

保守治疗如温水泡脚、按摩、避免穿高跟鞋和尖头鞋,以及足部抬高,可缓解症状。在足趾和硬底鞋之间放足垫,已证实有效。尚未证实抗炎药有效,但可尝试在局部网状间隙注射激素和局麻药,再考虑选择手术,如神经切除术、跖间韧带松解术(伴或不伴神经毁损)。

（边文玉　译，范颖晖　王苑　校）

---

## 推荐阅读

[ 1 ] Alam C, Merskey H. What's in a name? The cycle of change in the meaning of neuralgia. Hist Psychiatry, 1994, 5(20): 429 - 474.

[ 2 ] Atroshi I, Gummesson C, Johnsson R, et al. Prevalence of carpal tunnel syndrome in a general population. JAMA, 1999, 281(2): 153 - 158.

[ 3 ] Benzon, Raja, Fishman, Liu, Cohen. Essentials of pain medicine. 3rd ed. Elsevier. Philadelphia.

[ 4 ] Benzon, Rathmell, Wu, Turk, Argoff, Hurley. Practical management of pain. 5th ed. Elsevier. Philadelphia.

[ 5 ] Brown R A, et al. Carpal tunnel release. A prospective, randomized assessment of open and endoscopic methods. J Bone Joint Surg Am, 1993, 75 (9): 1265 - 1275.

[ 6 ] Dellon A L. Somatosensory testing and rehabilitation. Bethesda: American Occupational Therapy Association, 1997: 84.

[ 7 ] Dellon A L, Ebmer J, Swier P. Anatomic variations related to decompression of the common peroneal nerve at the fbular head. Ann Plast Surg, 2002, 48(1): 30 - 34.

[ 8 ] Hassouna H, Singh D. Morton's metatarsalgia: pathogenesis, aetiology and current management. Acta Orthop Belg, 2005, 71(6): 646.

[ 9 ] Homan M M, Franzblau A, Werner R A, et al. Agreement between symptom surveys, physical examination procedures and electrodiagnostic fndings for the carpaltunnel syndrome. Scand J Work Environ Health, 1999, 25(2): 115 - 124.

[10] Huang J H, Zager E L. Thoracic outlet syndrome. Neurosurgery, 2004, 55(4): 897 - 903.

[11] Kimura J. Electrodiagnosis in diseases of nerve andmuscle. Philadelphia: FA Davis, 1983: 83 - 84.

[12] Massy-Westropp N，Grimmer K，Bain G. A systematic review of the clinical diagnostic tests for carpaltunnel syndrome. J Hand Surg，2000，25（1）：120‑127.

[13] Rab M，Ebmer J，Lee Dellon A. Anatomic variability of the ilioinguinal and genitofemoral nerve：implications for the treatment of groin pain. Plast Reconstr Surg. 2001；108（6）：1618‑1623.

[14] Ryan W，et al. Relationship of the common peronealnerve and its branches to the head and neck of the fbula. Clin Anat，2003，16（6）：501‑505.

[15] Starling J R，Harms B A. Diagnosis and treatment of genitofemoral and ilioinguinal neuralgia. WorldJ Surg，1989，13：586‑591.

[16] Taylor-Gjevre R M，et al. Treatments for carpal tunnelsyndrome who does what，when... and why? Can Fam Physician，2007，53（7）：1186‑1190.

[17] Williams P H，Trzil K P. Management of meralgia paresthetica. J Neurosurg，1991，74（1）：76‑80.

[18] Woods W W. Thoracic outlet syndrome. West J Med. 1978；128（1）：9.

[19] Wu K K. Morton's interdigital neuroma：a clinicalreview of its etiology，treatment，and results. J Foot Ankle Surg，1996，35（2）：112‑119.

# 第二十七章　三叉神经痛

*萨米尔·纳劳兹*

**核心理念**

• 原发性三叉神经痛，单侧发病，瞬时电击样疼痛，发作和结束都很突然，疼痛分布限于三叉神经的单支或多支区域。它由神经血管压迫所致，最常见为小脑上动脉。

• 痛性三叉神经病变，曾称作症状性三叉神经痛和继发性三叉神经痛。它继发于疾病或损伤，而非神经血管压迫，如创伤、带状疱疹、肿瘤和多发性硬化。

• 除了病史和体格检查，有必要检查MRI 来诊断三叉神经痛。

• 原发性三叉神经痛一般用药物治疗有效（至少在早期）。首选药物为卡马西平或奥卡西平。继发性三叉神经痛的药物治疗效果欠佳。

• 当药物治疗无效或无法耐受时，可考虑介入治疗，其成功率常较高。可选择三叉神经节射频消融、经皮微球囊压迫三叉神经节、伽马刀（立体定向放射治疗）、经皮酚甘油注射、外科微血管减压术。

## 简介

三叉神经痛是老年人最常见的颜面部神经病理性疼痛，年发病率为(4～5)/10 万，女性患者约为男性患者的 1.5 倍。

国际头痛疾病分类第三版（ICHD‐3β 版)将三叉神经痛描述为原发性三叉神经痛，或痛性三叉神经病变（表 27‐1）。

**表 27‐1　三叉神经痛的分类**

| |
|---|
| 13.1 三叉神经痛 |
| 　13.1.1 原发性三叉神经痛 |
| 　　13.1.1.1 原发性三叉神经痛，阵发性 |
| 　　13.1.1.2 原发性三叉神经痛伴持续性颜面痛 |
| 　13.1.2 痛性三叉神经病变 |
| 　　13.1.2.1 急性带状疱疹性三叉神经痛 |
| 　　13.1.2.2 带状疱疹后遗三叉神经痛 |
| 　　13.1.2.3 创伤后三叉神经痛 |
| 　　13.1.2.4 多发性硬化性三叉神经痛 |
| 　　13.1.2.5 占位性病变性三叉神经痛 |
| 　　13.1.2.6 痛性三叉神经病变 |

## 原发性三叉神经痛

以往此类被称为"痛性抽搐、原发性三叉神经痛和特发性三叉神经痛"。

## 病理生理学

原发性三叉神经痛，由神经血管压迫导致，最常见的血管为小脑上动脉。后颅窝探查和磁共振检查可证实：大多数患者存在迂曲或畸形血管，压迫三叉神经根。应做磁共振检查排除继发病变。

## 症状描述

原发性三叉神经痛，是单侧、突发突止的、短暂电击样疼痛，分布局限于三叉神经支配的一支或多支区域。疼痛常由轻微的刺激引起，包括洗脸、剃须、吸烟、说话和刷牙（触发因素）。鼻唇沟和/或下巴的局部区域，尤易突发疼痛（触发区域）。常会频繁出现自发痛。疼痛常不定期缓解。

## 诊断标准

A. 单侧颜面部疼痛发作至少 3 次，并符合标准 B 和 C。

B. 疼痛位于三叉神经的一支或多支区域，不放射至三叉神经支配区域之外。

C. 下列 4 项疼痛特征中至少包含 3 项：

1. 反复发作的阵发性疼痛，持续一秒至 2 分钟。

2. 疼痛程度达重度。

3. 疼痛性质为电击样、枪击样、刀割样或锐痛。

4. 非伤害性的刺激，会诱发患侧面部疼痛突然发作。

## 临床表现

· 原发性三叉神经痛多发于第 Ⅱ 或第 Ⅲ 支（V2～V3），累及面颊或下颌。少于 5％的患者第 Ⅰ 支（V1）受累。

· 疼痛呈单侧，右侧∶左侧发病比率为 3∶2。罕见双侧发病，需要考虑中枢病变，尤其对于年轻女性需考虑多发性硬化。

· 疼痛发作后，通常会出现一段不应期，不会触发疼痛。疼痛常引起患侧面部肌肉的痉挛（痛性抽搐）。

· 有必要常规对原发性患者进行神经系统体格检查。与继发性三叉神经痛不同，后者的神经系统存在缺陷，三叉神经痛只是其他疾病的症状，如多发性硬化，或小脑脑桥角肿瘤。

· 可出现轻微的自主神经症状，如流泪和/或眼睛发红。

· 在疼痛发作期间，大多数患者没有症状；但在伴有持续面痛的原发性三叉神经痛亚型，受累区域存在长期的背景疼痛，被称为"非典型三叉神经痛"或"2型三叉神经痛"，此类三叉神经痛对保守治疗和神经外科手术反应不佳。

## 检查

有必要查磁共振，明确神经血管压迫（特发性 TN），排除其他病变如多发性硬化和后颅窝肿瘤（继发性 TN）。

# 痛性三叉神经病变

这类三叉神经痛既往被称为"症状性三叉神经痛和继发性三叉神经痛"。

## 流行病学

10％～15％的带状疱疹病例累及三叉神经节，其中约 80％的患者眼支（V1）受累。带状疱疹多发于免疫缺陷患者，淋巴瘤患者 10％ 发病，霍奇金病患者 25％ 发病（见第二十四章）。

### 症状描述

头面痛分布于三叉神经一个或多个分支区域，常伴有神经功能缺陷。疼痛症状与原发性三叉神经痛类似，但确证由结构损害而非血管压迫引起。通过特殊检查和/或后颅窝探查，常证实病损存在。不同病因导致的疼痛性质和强度差异很大。

## 急性带状疱疹导致的痛性三叉神经病变

### 症状描述

由急性带状疱疹导致的，并伴有其他症状和/或临床体征的单测头和/或面痛，病程短于 3 个月，位于三叉神经一个或多个分支的区域之内。

### 诊断标准

A. 单侧头和/或面部疼痛，持续时间<3 个月，并符合标准 C。

B. 以下任一或二者。

1. 带状疱疹位于三叉神经单支或多支区域；

2. 用聚合酶链反应（PCR）检测出脑脊液中的水痘—带状疱疹病毒 DNA。

C. 病因证据由以下两个因素证实。

1. 在带状疱疹发疹前 7 天内有前驱疼痛；

2. 疼痛部位与三叉神经单支或多支区域的皮疹分布一致。

D. 在 ICHD‐3 中无更匹配的诊断。

### 临床表现

急性带状疱疹引起的面痛为烧灼性、刀割样、枪击样或刺痛，常伴有皮肤痛觉异常敏感。眼部带状疱疹可能与第 3、第 4、第 6 对脑神经麻痹相关。罕见无疱性带状疱疹（隐匿型），通过 PCR 检测脑脊液中的水痘‐带状疱疹病毒 DNA 可能明确诊断。

## 带状疱疹后遗三叉神经痛

### 症状描述

带状疱疹导致的单侧头痛或面痛，累及三叉神经一个或多个分支，伴有多种感觉改变，持续或反复发作时间至少 3 个月。

### 诊断标准

A. 单侧头和/或面痛，持续或反复发作时间>3 个月，并符合标准 C；

B. 有急性带状疱疹病史，累及三叉神经单个或多个分支；

C. 证实存在以下两个因素：

1. 疼痛最初发生于急性带状疱疹期间。

2. 疼痛部位与三叉神经单支或多支分布区皮疹分布一致。

D. 在 ICHD‐3 中无更匹配的诊断。

### 临床表现

带状疱疹后遗神经痛更常见于老年人，三叉神经第一支（V1）最常受累。疼痛性质常为烧灼感和瘙痒，伴有多种感觉异常和痛觉超敏。疱疹发作后可能会结痂或留下瘢痕。

# 痛性创伤后三叉神经病变

既往被称为"痛性感觉缺失"。

## 症状描述

它是三叉神经创伤后发生的单侧面部或口腔疼痛，也可能会出现三叉神经功能障碍的其他症状和体征。创伤事件可能是机械、化学（甘油神经毁损术后）、热（射频消融后）或放射损伤。疼痛时程不一，阵发性、持续性、或混合性皆有。

## 诊断标准

A. 单侧面部和/或口腔疼痛，并符合标准 C。

B. 有确切的三叉神经损伤史，临床证实有三叉神经功能障碍的阳性（痛觉过敏、痛觉超敏）和/或阴性（感觉减退、痛觉减退）体征。

C. 证实有以下两个因素：

1. 疼痛部位与受损三叉神经支配区域一致。

2. 疼痛发生于创伤事件后 3～6 个月内。

D. 在 ICHD - 3 内无更匹配的诊断。

# 多发性硬化性 MS 导致的痛性三叉神经病变

## 流行病学

约 7% 的多发性硬化患者有与原发性三叉神经痛相类似的综合征。但三叉神经痛很少作为多发性硬化的特征性临床表现。

## 症状描述

单侧头部或面部三叉神经分布区疼痛，类似原发性三叉神经痛，由多发性硬化斑块累及三叉神经根导致，伴有多发性硬化的其他症状和/或临床体征。

## 诊断标准

A. 头部和/或面部疼痛，类似原发性三叉神经痛，伴或不伴持续性面痛，但不一定仅单侧。

B. 多发性硬化诊断已明确。

C. MRI 已证实多发性硬化斑块累及三叉神经根，或常规电生理检查（瞬目反射或三叉神经诱发电位）提示疼痛的三叉神经存在病变。

D. 在 ICHD - 3 内无更匹配的诊断。

## 临床表现

与原发性三叉神经痛相比，多发性硬化导致的痛性三叉神经病变较多累及双侧。多发性硬化的其他症状和体征，有助于明确诊断。三叉神经痛鲜少作为多发性硬化的特征性临床表现。

## 治疗三叉神经痛

### 保守治疗

• 原发性三叉神经痛一般用药物治疗有效，至少早期有效（表 27 - 2）。

表 27 - 2　三叉神经痛的药物治疗

| 药　物 | 剂　量 | 注 意 事 项 |
|---|---|---|
| 卡马西平 | 400～1 200 mg/d | 监测不良反应和药物相互作用<br>常见恶心、呕吐和白细胞减少<br>口服缓释片或静脉用药 |
| 奥卡西平 | 300～1 800 mg/d | 耐受性高于卡马西平<br>需要监测钠离子水平 |
| 苯妥英 | 300～600 mg/d | 监测不良反应和药物相互作用 |
| 巴氯芬 | 40～80 mg/d | 半衰期短,需要多次给药<br>对多发性硬化性三叉神经痛患者有效 |
| 氯硝西泮 | 1～4 mg/d | 抗焦虑、抗惊厥、肌肉松弛和镇静作用<br>监测不良反应和药物相互作用<br>常见认知障碍和运动损伤 |
| 丙戊酸钠 | 500～1 500 mg/d | 疼痛缓解时间:数周<br>监测不良反应和药物相互作用<br>静脉用药 |
| 拉莫三嗪 | 100～500 mg/d | 注意监测严重过敏反应<br>与卡马西平、苯妥英、氯硝西泮、丙戊酸钠合用时<br>需调整剂量 |
| 加巴喷丁 | 900～4 800 mg/d | 疼痛缓解时间:数周<br>对多发性硬化性三叉神经痛患者有效 |
| 普瑞巴林 | 100～600 mg/d | 耐受性高于加巴喷丁 |
| 托吡酯 | 100～400 mg/d | 认知功能障碍的不良反应,限制了该药的使用<br>可能会导致体重下降 |

- 首选药物为卡马西平或奥卡西平。
- 二线药物是巴氯芬。
- 可以尝试的其他药物是抗惊厥药,虽然尚无临床证据证实其药效,如加巴喷丁、普瑞巴林等。
- 多发性硬化导致的痛性三叉神经病变,对药物治疗较不敏感。

## 介入治疗

当药物治疗无效或无法耐受时,可考虑介入治疗(图 27 - 1)。

## 外科手术

微血管减压术(MVD):将毗邻三叉神经根入颅区的血管热凝,或置入海绵使血管与神经分离。

## 经皮介入手术

1. γ刀(立体定向放射治疗):这是一种无创治疗,针对小部分三叉神经给予高剂量放射,形成三叉神经节非选择性毁损。

2. 经皮微球囊压迫:经皮穿刺达Meckel's 腔,经针体置入微球囊,压迫三叉神经节,导致三叉神经节细胞缺血损毁。该技术更适于治疗第一支(V1)受累的三叉神经痛,因其较能保留角膜反射。

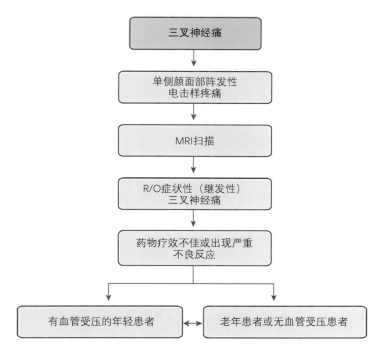

三叉神经痛

单侧颜面部阵发性
电击样疼痛

MRI扫描

R/O症状性（继发性）
三叉神经痛

药物疗效不佳或出现严重
不良反应

有血管受压的年轻患者 ↔ 老年患者或无血管受压患者

**图 27-1** 三叉神经痛诊疗流程图（With permission：Springer，*Algorithms for the Diagnosis and Management of Head and Face Pain*，Samer N. Narouze M D，PhD，Jan 1，2014，pp. 9-14，Fig. 2.5）。

3. 经皮甘油注射神经毁损术：在 X 线透视下，患者取坐位头部屈曲，将穿刺针靶向三叉神经脑桥池，回抽无血后注射造影剂，明确三叉神经脑桥池大小，再注入等容量的甘油。

4. 经皮三叉神经节射频热凝：适用于外科手术高风险的老年患者（图 27-2 和图 27-3）。其预后可能不如微血管减压术，但其创伤较小、复发率和死亡率较低。

5. 三叉神经节脉冲射频：虽然它看起来比射频热凝安全，但一项随机对照研究对其疗效提出了质疑。

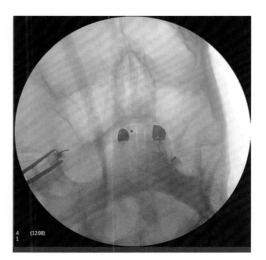

**图 27-2** 三叉神经节射频热凝：斜位颏下入路显示针尖在卵圆孔内（Reprinted with permission，Samer Narouze，MD，PhD，Ohio Pain and Headache Institute）。

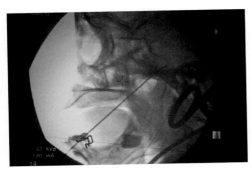

**图 27 - 3**    三叉神经节射频热凝：侧位图显示针穿过卵圆孔，针尖位于颞骨岩部上方（Reprinted with permission, Samer Narouze, MD, PhD, Ohio Pain and Headache Institute）。

## 三叉神经节神经调控技术

三叉神经节电刺激，有报道采用了经颞下开颅或经皮穿刺入路。技术难度和电极移位，是限制该技术未广泛开展的主要原因。

### 治疗选择

· 比较各种治疗方法的系统综述很少。

· 首选保守疗法。

· 药物治疗无效可以考虑介入治疗（图 27 - 1）。

· 一般来说，年轻患者 MRI 证实血管压迫应考虑微血管减压术；相对而言，其他微创手术总体疗效低于 MVD、复发率较高。

（边文玉　译，范颖晖　王苑　校）

## 推荐阅读

[ 1 ] Cruccu G, Gronseth G, Alksne J, et al. AAN - EFNS guidelines on trigeminal neuralgia management. Eur J Neurol, 2008, 15(10)：1013 - 1028.

[ 2 ] Erdine S, Ozyalcin N S, Cimen A, et al. Comparison of pulsed radiofrequency with conventional radiofrequency in the treatment of idiopathic trigeminal neuralgia. Eur J Pain, 2007, 11：309 - 313.

[ 3 ] Headache Classifcation Committee of the International Headache Society (IHS). The international classifcation of headache disorders. 3rd edition (beta version). Cephalalgia, 2013, 33(9)：629 - 808.

[ 4 ] Jannetta P J, McLaughlin M R, Casey K F. Technique of microvascular decompression. Technical note. Neurosurg Focus, 2005, 18：E5.

[ 5 ] Jorns T P, Zakrzewska J M. Evidence-based approach to the medical management oftrigeminal neuralgia. Br J Neurosurg, 2007, 21(3)：253 - 261.

[ 6 ] Lopez B C, Hamlyn P J, Zakrzewska J M. Systematic review of ablative neurosurgicaltechniques for the treatment of trigeminal neuralgia. Neurosurgery, 2004, 54：973 - 982. Discussion 982 - 983.

[ 7 ] Narouze S. Complications of head and neck procedures. Tech Reg Anesth Pain Manag, 2007, 11：171 - 177.

[ 8 ] Narouze S. Algorithms for the diagnosis and management of head and face pain. In：Narouze S, editor. Interventional management of head and Fce pain. New York：Springer Science ＋ Business Media；2014.

[ 9 ] Rozen T D. Trigeminal neuralgia and glossopharyngeal neuralgia. Neurol Clin, 2004, 22：185 - 206.

[10] van Kleef M, van Genderen W E, Narouze S, et al. Trigeminal neuralgia. Pain Pract, 2009, 9(4)：252 - 259.

# 第二十八章　中枢疼痛综合征

*亚历山大·包蒂斯塔，程建国*

**核心理念**

- 中枢疼痛综合征（CPS），是由中枢神经系统（CNS）损伤或功能障碍造成的神经状况。此综合征可源于卒中、多发性硬化、肿瘤、癫痫、脑或脊髓创伤、帕金森病。

- 此综合征相关的疼痛特征，个体差异很大，部分由于潜在病因各不相同。它可能影响身体大部分区域，或较局限于特定部位。持续性灼痛，可能是 CPS 的主要症状，但不具特异性。

- 病理生理学机制多种多样，总体尚知之甚少。CPS 可能涉及感觉通路改变、抑制机制障碍。此综合征常在致病损害后不久出现，也可能延迟数月甚至数年才出现，尤其与卒中后疼痛相关。

- 完善的病史采集和体格检查，是确诊 CPS 的关键。没有某个辅助检查，对诊断 CPS 具有高度敏感性和特异性。

- 功能改善和康复，是治疗的主要目的。采用多学科综合治疗，能提高 CPS 治疗的成功率和满意度。

- 多种药物，包括膜稳定剂、抗抑郁药、NMDA 拮抗剂、小剂量阿片类药物，可能对治疗 CPS 有效。药物治疗旨在寻找最有效的药物或组合，并使不良反应最小化。阿米替林、加巴喷丁和普瑞巴林，推荐为一线用药；拉莫三嗪、阿片类药物，是二线和三线用药。

- 神经调控、神经消融以及鞘内镇痛治疗，可考虑用于传统和保守治疗无效的病例。

## 简介

中枢疼痛综合征（chronic abdominal wall pain，CPS），指中枢神经系统病变、损伤、功能障碍，导致的疼痛感受。常见的病因包括卒中、幻肢痛、多发性硬化、肿瘤、癫痫、脑或脊髓创伤，以及帕金森病。疼痛的程度和范围，与损伤的原因相关，有或无痛性刺激。

## 流行病学

CPS 原发于脑和脊髓（表 28 - 1）。脑源性中枢疼痛已证实主要发生于卒中患者。美国每年约有 795 000 名患者遭受卒中，而卒中患者中，约 10% 发生中枢疼痛。因创伤或外周血管疾病，而截肢出现幻肢痛（PLP）的发生率为 60%～80%。脊髓源性 CPS 的主要原因是创伤，它存在于 30%～50% 的 SCI 患者中。但疼痛也可能由肿瘤、医源性、炎症或脊髓的脱髓鞘损害所致。这些情况CPS的发病率不尽相同，据估计从5%至95%不等。

中枢疼痛也普遍见于多发性硬化（multiple sclerosis，MS）以及CNS慢性退行性病变如帕金森病（Parkinson's disease，PD）和癫痫。MS的疼痛很常见，发生率为43%～86%。除了中枢疼痛，患者还有其他不同类型的疼痛，包括四肢感觉异常、复杂区域疼痛、三叉神经痛，以及继发于强直性痉挛的疼痛。老年患者更常受累于卒中和帕金森相关的CPS；而MS、癫痫和SCI较倾向相对年轻的患者。CPS好发于男性患者；但MS例外，MS绝大多数是女性患者。

## 病理生理学

中枢疼痛的机制，随病因而各不相同。机制普遍尚不清楚。但根据病因，这些疾病的共同通路可能在于干扰了CNS的躯体感觉系统。感觉传入的不平衡，以及突触连接的改变，使患者感到疼痛。损伤后，神经重塑和高敏改变，会导致N-甲基-D-天冬氨酸（NMDA）受体激活。其他生理学假设，包括脊髓脱抑制机制，以及沿脊髓丘脑顶叶束及其投射出现模式调控单元。例如，MS中的CNP被认为是继发于中枢神经系统有髓神经损伤，并通过两种机制传播：在脱髓鞘病灶产生异位冲动；以及传入Aδ和C纤维疼痛通路脱抑制，由扰乱下行抑制通路所致。背角神经元的中枢敏化，在机械和热痛觉超敏的发展中可能也起到一定作用，这常见于SCI。初级伤害感受纤维的改变，表现为持续的点燃和过度兴奋，可能作用于中枢敏化和发生慢性疼痛。

帕金森病患者经历的中枢疼痛，可能为刺痛、灼痛、烫伤样痛或撕裂样痛，莫名发生于不常发作的部位，如面部、口腔、生殖器、骨盆、肛门或腹部。外周和中枢疼痛通路的传导可能正常，有或无原发性中枢痛，患者会表现为对重复疼痛刺激的交感泌汗反应失代偿，这提示自主中枢的疼痛控制失常。左旋多巴（L-dopa左旋多巴）治疗能消除此类异常，这意味着功能障碍可能发生于多巴胺能中枢，司自主功能调节以及疼痛传入的抑制性调控。

SCI中枢疼痛的机制，可能与脊髓的节段病变有关，如神经根卡压和/或脊髓空洞症（中空充满液体的洞或者瘘管）。在细胞水平，树突棘重塑发生于次级广动力域（WDR）神经元，伴随着SCI后的神经病理性疼痛，提示长期记忆储存与持续神经病理性疼痛的突触模型。此外，慢性中枢疼痛看来与过度兴奋的初级传入伤害感受性神经元相关，这可能作用于中枢敏化。谷氨酸、促炎细胞因子、三磷酸腺苷（ATP）、活性氧簇，以及神经营养因子的释放，触发激活突触后神经元和胶质细胞。神经元、胶质细胞和免疫细胞的相互作用，进一步作用于SCI后中枢痛的潜在细胞机制。

幻肢痛的病理生理机制，与截肢或去传入后感觉神经纤维损伤或毁坏，导致感觉神经冲动中断或扰乱有关。残肢痛严格的说是外周疼痛现象，且过半数的患者有 PLP。PLP 不仅仅发生于截肢后，也可发生于乳腺切除术后（幻乳综合征）以及眼球摘除术后。截肢后，身体截去的部分不再有传入信号，大脑会将这部分躯体的感觉回路，重新构图至身体的另一部分。例如鼻子，可能会重新连接至缺失肢体的皮质脑区。当触摸鼻子，患者也许会感到缺失的肢体也在被触摸。其他异常感觉如疼痛，也能影响大脑的复杂神经网络。

## 临床特征与诊断

### 临床特征

由于潜在病因的多样性，中枢疼痛综合征的特征，个体差异很大。它可以影响身体的大部分，或可局限于特定的区域，如手和脚。疼痛是典型持续性的，程度从轻度至重度不等，常因触碰、运动、情绪和天气改变而加剧。患者会经历一或多种疼痛感受，最主要的是灼痛，其他主诉如"针刺样"、压痛、撕裂样疼痛和酸痛也很常见。受累区域麻木，可能与疼痛并存，通常最严重的是在身体远端，如足和手。中枢疼痛综合征常在致病损伤或损害后不久即出现，但也可能延迟数月甚至是数年才出现，尤其当与卒中后疼痛或 SCI 有关。疼痛较少按神经支配区分布，但与病损的部位有关。它的感觉可能是表浅的、深层的或不同程度兼而有之。

## 诊断

诊断 CPS 基于病史和准确的体格检查，以及必要的实验室和影像学检查。这些信息将有助于定位中枢病灶或功能障碍是诊断的第一步。病灶或功能障碍的特点，会有助于确定相应的神经病症。除了这一诊断框架，还需要获取全面的疼痛病史和特征，这需要进行疼痛特异性感觉检查（触觉、温度觉和针刺觉）、肌肉骨骼评估和心理学评估。

专业感觉测试可能也需要。有时，差异性阻滞可用于评估疼痛主诉相关的传入功能。

磁共振成像（MRI）检查和正电子发射断层扫描（PET），可证实解剖病灶，并提供相关信息。功能核磁共振成像、弥散张量成像或单光子发射计算机断层扫描，可用于揭示与中枢疼痛综合征相关的脑活动模式与连接。例如，一项研究使用 PET 扫描技术，揭示卒中后疼痛的患者中，疼痛对侧的大脑半球（尤其下丘脑、前、后扣带回皮质、岛叶、$S_2$、外侧前额叶皮质），阿片受体明显减少，这会造成内源性阿片介导镇痛作用的效应下降，导致中枢疼痛综合征。

## 治疗

中枢疼痛的治疗极富难度和挑战。首先要有效治疗致痛的神经病变，如卒中、SCI、MS 或帕金森病。疼痛治疗的目标在于减轻疼痛(并非一定要消除疼痛),以及促进功能和康复治疗。为实现这一目标,应组织多模式和多学科治疗,包括但不限于物理治疗、行为/心理治疗、药物治疗以及介入治疗。

## 物理治疗和康复

这会有助于改善 CPS 患者的功能,还对心理健康有益,使患者更能胜任独立的生活。替代疗法如超声波、按摩、针灸也有应用,但其长期效益还缺乏相关数据。有报道采用经皮神经电刺激治疗(TENS),已经证实可辅助 SCI 患者的药物治疗。TENS 能减轻 SCI 患者的肌肉或节段性疼痛。

## 行为/心理治疗

减压和学习应对机制,对 CPS 患者表现出减轻疼痛的作用。使用生物反馈、催眠、认知行为干预,可能在中枢疼痛患者的治疗中起一定作用。

## 药物治疗

药物治疗旨在寻找最有效的药物或药物组合,并最小化不良反应。阿米替林、加巴喷丁和普瑞巴林推荐为一线用药,拉莫三嗪和阿片类药物是二线和三线用药。

• 抗惊厥药:近年来,抗惊厥药已广泛用于神经病理性疼痛。这些药物主要作用于钠通道受体,除外加巴喷丁,其主要通过阻滞钙通道来缓解疼痛。不良反应包括 CNS、肾脏、心脏、GI 毒性和罕见的自杀意念。

—加巴喷丁 300 mg,逐渐增加至每日 3 次,最大剂量为 3 600 mg;维持在有效剂量至少 2 周,随后再评估。

—普瑞巴林:起始剂量为 25 mg,然后每 2～3 天增加 25 mg,最多 600 mg,比加巴喷丁起效快。

—缓慢滴定拉莫三嗪,至有效剂量为 600～800 mg,或至出现不良反应。

• 抗抑郁药:这些药物被认为增强了下行抑制通路。使用较高剂量,患者还会受益于情绪改善效应。

此类药物禁用于急性卟啉症、心脏病、严重肝脏疾病患者,也不能突然停药。

—阿米替林:起始睡前 10～25 mg/d,如需要可以缓慢增加,最大剂量为 150 mg/d。

—新型药物和其他同类药物(去甲替林、氯米帕明)、单胺能(度洛西汀、地西帕明)、SSRIs(氟西汀)、SNRI(文拉法辛、米那普仑)以及选择性去甲肾上腺素抑制剂(雷波西汀)已用于 CPS 患者,但疗效甚微。

• 阿片类药物:患者常对这些药物表现出耐药,需要很大的剂量。长期使用可能导致感觉高敏和药物依赖,很难处理。

• 抗心律失常药:这些药物可考虑作为三线或四线药物,因其耐受性不好,还可能在特定患者发生药物性心律失常。但其抗超敏、抗痛觉高敏效应可能有助于某些情况。

—静脉泵注利多卡因 1 mg/kg(10 分钟),至 5 mg/kg(30 分钟以上至 5 小时),用生理盐水稀释。需要持续血压和

ECG 监测。

——美西律缓慢滴定至有效剂量 1 000 mg，或至出现不良反应。

• NMDA 阻滞剂：在动物实验中，阻断这些受体，已表现出逆转超敏状态的作用。对于难治性病例，最佳的逆转药物是氯胺酮，院内胃肠外给药。

## 介入治疗

• 神经调控：这常被认作最后一招。其疗效仍须通过很好设计的临床研究去证实。还需要考虑到该方法昂贵的费用和内在的风险。

——初级运动皮质刺激，已成功用于难治性去传入性疼痛，以及中枢卒中后疼痛。尽管其缓解疼痛的机制尚不明确，运动皮质刺激已成为卒中后疼痛、丘脑痛或面部麻痹的治疗选择。

——重复经颅磁刺激初级运动皮质（MI）也已成功应用。该疗法有效，但仅短期缓解。

• 鞘内治疗：持续鞘内药物输注，已广泛用于慢性疼痛状态。经此途径给药，比全身/口服给药更有效，但可能有感染风险、并发出血、反应性蛛网膜炎，必须加强监测、常规随访。

——鞘内利多卡因/布比卡因，能减轻 SCI 患者的疼痛，但其作用短暂。

——鞘内咪达唑仑。

——鞘内巴氯芬：减轻超敏反应，也已用于痉挛患者。因其内在的药物并发症、以及可能发生长期用药后耐药，使应用受限。

——鞘内可乐定：可能有益，因其 $\alpha_2$ 激动效应，调节中枢疼痛；但是，长期疼痛缓解需超过 3 个月的疗程，限制了的使用。

——鞘内吗啡/氢吗啡酮/芬太尼：对于急性疼痛通常有效；但仍缺乏长期用药效用的证据。

——鞘内齐考诺肽：一种鞘内非阿片类药物，是合成的芋螺毒素，治疗窗较窄，对中枢痛作用很小或没有。

• 神经外科消融术：这只有当其他疗法都无效时，才能考虑使用。背根进入区毁损（DREZ），可考虑用于 SCI 患者。但证据级别为弱，报道的疗效也不显著。

（王苑 边文玉 译，范颖晖 王苑 校）

## 推荐阅读

［1］Attal N, Cruccu G, Baron R, et al. European Federation of Neurological Societies. EFNS guidelines on the pharmacological treatment of neuropathic pain: 2010 revision. Eur J Neurol, 2010, 17: 1113-1188.

［2］Bermejo P E, Oreja-Guevara C, Diez-Tejedor E. Pain in multiple sclerosis: prevalence, mechanisms, types and treatment. Rev Neurol, 2010, 50: 101-108.

［3］Bowsher D. Central pain: clinical and physiological characteristics. J Neurol Neurosurg Psychiatry, 1996, 61: 62-69.

［4］Brewer R P. Raj's practical management of pain. In: Benzon HT, Rathmell JP, Wu CL, Turk DC, Argoff CE, editors. Pain in selected neurologic disorders. 4th ed. Philadelphia: Elsevier, 2008: 585-593.

［5］Nicholson B D. Evaluation and treatment of central pain syndromes. Neurology, 2004, 62(5 Suppl 2): S30 - 36.

［6］Brummett C M, Raja S N. Essentials of pain medi-cine. In: Benzon H T, Raja S N, Liu S S, et al. Central pain states: Elsevier, 2011: 370 - 377.

［7］Canavero S, Bonicalzi V. Central pain syndrome pathophysiology, diagnosis and management. 2nd ed. Cambridge: Cambridge University Press, 2011.

［8］Cioni B, Meglio M. Motor cortex stimulation for chronic non-malignant pain: current state and future prospects. Acta Neurochir Suppl, 2007, 97(pt 2): 45 - 49.

［9］Dworkin R H, O'Connor A B, Kent J, et al. International association for the study of pain neuropathic pain special interest group. Interventional management of neuropathic pain: NeuPSIG recommendations. Pain. 2013;154(11): 2249 - 61. Hirayama A, Saitoh Y, Kishima H, et al. Reduction of intractable deafferentation pain by navigation-guided repetitive transcranial magnetic stimulation of the primary motor cortex. Pain, 2006, 122: 22 - 27.

［10］Hirayama A, Saitoh Y, Kishima H, et al. Reduction of intractable deafferentation pain by navigation-guided repetitive transcranial magnetic stimulation of the primary motor cortex. Pain, 2006, 122: 22 - 27.

［11］Lammertse D, Falci S. Surgical management of central pain in persons with spinal cord injury: the dorsal root entry zone (DREZ) procedure. Top Spinal Cord Inj Rehabil, 2001, 7(2): 41 - 50.

［12］Lazorthes Y, Sol J C, Fowo S, et al. Motor cortex stimulation for neuropathic pain. Acta Neurochir Suppl, 2007, 97(pt 2): 37 - 44. Lefaucheur J P, Drouot X, Menard-Lefaucheur I, et al. Neurogenic

pain relief by repetitive transcranial magnetic cortical stimulation depends on the origin and the site of pain. J Neurol Neurosurg Psychiatry, 2004, 75: 612 - 616.

［13］Lefaucheur J P, Drouot X, Menard-Lefaucheur I, et al. Neurogenic pain relief by repetitive transcranial magnetic cortical stimulation depends on the origin and the site of pain. J Neurol Neurosurg Psychiatry, 2004, 75: 612 - 616.

［14］Rasche D, Ruppolt M, Stippich C, et al. Motor cortex stimulation for long-term relief of chronic neuropathic pain: a 10 year experience. Pain, 2006, 121: 43 - 52.

［15］Saitoh Y, Yoshimine T. Stimulation of primary motor cortex for intractable deafferentation pain. Acta Neurochir Suppl, 2007, 97 (pt 2): 51 - 56. Schestatsky P, Kumru H, Valls-Solé J, et al. Neurophysiologic study of central pain in patients with Parkinson disease. Neurology, 2007, 69: 2162 - 2169. Vaney C. Understanding pain mechanisms in multiple sclerosis. MS Manage, 1996, 3: 11 - 18.

［16］Schestatsky P, Kumru H, Valls-Solé J, et al. Neurophysiologic study of central pain in patients with Parkinson disease. Neurology, 2007, 69: 2162 - 2169.

［17］Vaney C. Understanding pain mechanisms in multiple sclerosis. MS Manage, 1996, 3: 11 - 18.

［18］Willoch F, Schindler F, Wester H J, et al. Central poststroke pain and reduced opioid receptor binding within pain processing circuitries: a ［11C］ diprenorphine PET study. Pain, 2004, 108: 213 - 220.

［19］Wolff A, Vanduynhoven E, van Kleef M, et al. Phantom pain. Pain Pract, 2011, 11: 403 - 413.

# 第七部分

# 疼痛病症：慢性内脏痛

# 第二十九章 腹 痛

李奥纳多·开普勒,程建国

## 核心理念

大约两百万美国人遭受重度腹痛,这在胃肠专科门诊中是最常见的症状。即便进行了大量的影像学研究,慢性腹痛的病因经常仍难确定;并且患者在转诊至疼痛科之前,可能已经做了外科手术。

· 慢性腹痛对患者的社会经济状况有负面影响,常产生强烈的情感反应,是医疗系统的一项主要负担。

· 腹痛的一般特征包括:也许难以定位的弥漫性疼痛,转移或牵涉至躯体结构的疼痛,自主神经和/或运动神经反射表现为亢进,以及皮肤和深部组织的痛觉过敏。慢性腹痛的内脏痛觉高敏表现,可能包括:内脏-内脏汇聚,内脏-躯体汇聚,表现为内脏痛觉高敏/痛觉超敏,皮肤痛觉高敏/痛觉超敏,或肌肉痛觉高敏/痛觉超敏。

· 疼痛部位会提示腹痛的病理来源。上腹部或中上腹区域的疼痛,可能由胆囊、胰腺、溃疡、消化不良引起。中腹部区域的疼痛提示克罗恩病、乳糜泻、部分间歇性小肠梗阻和/或慢性肠系膜缺血。下腹部疼痛常与肠易激综合征(irritable bowel syndrome,IBS)或结肠炎有关。

· 有研究已证实:交感神经阻滞(腹腔神经丛,内脏神经丛阻滞)之后,镇痛药摄入量和疼痛评分有所降低。这些疗法应作为多模式镇痛策略的一部分。

· 动物实验研究提示:脊髓电刺激可抑制内脏痛觉高敏。大量系列病例表明,脊髓电刺激能显著缓解各种原因造成的慢性腹痛。鉴于慢性内脏痛的保守治疗和手术治疗的局限性,脊髓电刺激可能是一种非常有用的治疗选择。

## 患病率和病因学

一般非特异性慢性腹痛的总体年均患病率,为 22.9/1 000 人。慢性腹痛是最常见的疼痛主诉之一,约 25% 的成年人一生中至少有 1 次腹痛。腹痛的患病率与年龄、种族或地理区域无关,但女性比男性患病率高。炎性肠病(IBD)多发于青少年和年轻人,其发病年龄高峰在 15～35 岁,但还有第二个小高峰在 50～60 岁。随着越来越多的儿科患者确诊为克罗恩病,儿科的 IBD 患病率也在上升。持续性腹痛的危险因素包括:既往有精神疾病、女性、吸烟、长期患病。尽管 IBD 有临床缓解期,但仍有约 20% 的患者持续使用阿片类药物。

慢性胰腺炎是慢性腹痛的另一常见原因，发病率在全球范围内呈上升趋势，其原因可能是酒精饮用量的增加，以及诊断率的提高；约 80%～90% 的胰腺炎患者存在慢性或间歇性疼痛。

术后组织粘连可能导致高达45%～90% 的患者出现慢性腹痛。发生粘连的风险因素包括：开放手术、使用各种植入物（如网状物），以及手术野存在感染（如胆囊、肠道污染）。最常见的与慢性腹痛相关的外科手术，包括胆囊切除术、疝修补术和粘连松解术。精神疾病史、女性、年轻患者，是其他发生慢性腹痛的风险因素。

慢性腹壁疼痛（CAWP）是超过 1 个月、部位固定、范围直径小于 2.5 cm 的疼痛。10%～30% 的慢性腹痛患者可能患有 CAWP。腹壁疼痛的最常见原因，是手术的直接创伤或解剖变异，导致的腹壁神经皮支（cutaneous abdominal nerve branches，ACNES）卡压。CAWP常与慢性内脏疾病相关。除了内脏疼痛和腹壁疼痛之外，源于脊髓和/或脑的中枢性疼痛，在慢性腹痛中也可能起到重要的作用。

## 慢性腹痛的机制

慢性腹痛是一个涉及躯体、情绪和感知整合的复杂过程，这三者在病程中可能不再扮演适应和保护的角色。痛觉高敏和痛觉超敏，可能由不良的神经重塑引起，即外周敏化和中枢敏化，如第四章所述。伤害感受性疼痛，在某些腹部慢性疼痛综合征，可能由局部炎症所导致。例如，在慢性胰腺炎患者或动物模型中，炎症程度与疼痛严重程度相关。然而，也有些慢性腹痛综合征不具备临床证实的明显组织损伤或结构病变。存在中枢敏化或周围敏化造成的内脏痛觉敏感，且没有结构改变，标志着脏器运动紊乱，如肠易激综合征（IBS）。

胃肠道的炎症与急慢性疼痛的发生有关，见于炎性肠病、乳糜泻和急性感染性胃肠炎等疾病。肠道炎症可能导致瞬时受体电位香草酸亚型 1（TRPV-1）的表达增加，它在其他非内脏慢性疼痛综合征中也有过表达。重要的是，神经病理性疼痛可能在一些慢性腹痛综合征中占主导地位，例如慢性胰腺炎，可能通过直接改变支配胰腺的伤害感受器来介导。慢性胰腺炎造成的内脏痛觉过敏反应，可能导致神经病理痛持续存在。

## 临床表现

临床表现因病因而异。例如，慢性胰腺炎患者经常抱怨上腹部疼痛，放射到背部，并且在摄入高脂肪食物后加重。常描述为锥刺样痛、深部痛、锐痛和穿透样疼痛，并可能伴有恶心呕吐。在重症慢性胰腺炎中，当胰脂肪酶分泌明显减少时，会发生脂肪泻；在慢性胰腺炎患者中，高达80% 的患者可能因内分泌失调而导致糖尿病。其他体征和症状包括黄疸、关节疼痛、腹胀、气促、胸腔积液、胰源性腹水、体重显著减轻、腹部肿块和便血。

腹部体格检查，可能为慢性疼痛来源提供第一个线索。例如，可能留有既往剖腹手术的切口瘢痕。当存在局部痛觉超敏和/或痛觉高敏时，应考虑可能的神经损伤和/或神经瘤。基于患者的病史和体格检查，为 CAWP 做出最佳诊断，这种疼痛常在触诊时有局部固定的点状压痛。与之相反，内脏痛一般无明确定位。Camett 试验，对于测试腹壁疼痛，是很有用的体格检查。患者取仰卧位，略屈膝屈髋以减小腹壁张力，嘱患者抬起头部和肩部离开床面，以收紧腹部肌肉。Camett 试验阳性，是当患者收缩腹肌时触诊，疼痛加剧。激痛点注射或神经阻滞有效，可证实诊断，这也是胃肠病学性价比最高的操作之一。这种方法的局限性，在于注射的安慰剂效应，尤其在伴有包括腹膜的慢性腹部内脏痛患者，会出现 Camett 试验假阳性。

心理社会评估是诊断的重要组成部分。抑郁量表等心理测试是有用的工具。除了病史和体格检查外，许多医师还建议根据客观发现而非疼痛严重程度进行补充检查。经常需要诊断性操作，以确立恰当的诊断。

## 诊断

仔细的病史和体格检查有助于指导诊断性试验。须排除可纠正的器质性疾病，但没有必要为了证实功能紊乱而进行多次重复的诊断性试验。总之，神经阻滞具有诊断、治疗，甚至预后的价值。一开始，慢性腹痛的神经阻滞常为了诊断。有些患者尽管做了很多检查，但腹痛原因仍难捉摸，这时不同的神经阻滞可能既能诊断又能治疗。有两类阻滞常用于腹痛：交感神经阻滞，用于阻断内脏神经、腹腔神经丛，下腹上神经丛或奇神经节；躯体神经阻滞，包括椎旁神经阻滞、肋间神经阻滞、腹横肌（TAP）阻滞、腹直肌鞘阻滞以及髂腹股沟、髂腹下和生殖股神经阻滞。这些阻滞可能有助于区分内脏痛与躯体痛，并指导治疗。

差异性硬膜外阻滞（differential retrograde epidural block，DREB）可用于帮助区分内脏和非内脏源性疼痛。系列病例研究表明，对 DREB 的反应可预测治疗反应。DREB 的诊断价值取决于各种神经纤维对局麻药的敏感性。与躯体伤害感受神经纤维相比，交感神经纤维和内脏传入神经的 C 纤维，比 A$\delta$ 纤维的比值更高（10∶1），且对局麻阻滞更敏感。DREB 过程包括在透视下放置硬膜外导管，注射 2 次生理盐水（安慰剂），随后递增局麻药剂量，密切监测生命体征，频繁进行神经系统检查。局麻药（常用 2% 的 3 -氯普鲁卡因，或 1% 的利多卡因，10～30 ml）用于区分内脏、躯体感觉、中枢慢性疼痛，而注射生理盐水可能有助于区分安慰剂效应、装病或疼痛的精神来源。但 DREB 的有效性仍有待商榷。由于实际上内脏和躯体的伤害感受神经存在显著的重叠，内脏痛也许与躯体腹痛共存,而且中枢敏化可能是腹痛的重要组分。此外,迷走神经对腹痛的影响,无法通过 DREB 确定。DREB 的敏感性和特异性相对较低。因此,对 DREB 的反应,结合其他临床信息,对于判断疼痛是来源于内脏、躯体还是中枢,仅起到提示作用。

TAP 阻滞,对于躯体性腹痛,是一项较新的诊断和治疗技术。TAP 可为肋缘至腹股沟韧带之间的前外侧腹壁提供镇痛。超声引导 TAP 阻滞,使得局麻药精确浸润胸段脊神经腹支,从而阻滞前腹壁大部分区域。后入路超声引导 TAP 阻滞,可显示外侧腹壁的三层肌肉,即腹外斜肌、腹内斜肌、腹横肌。针尖穿刺至腹内斜肌和腹横肌之间,将局麻药注入这个较宽的层面。尽管 TAP 阻断在诊断腹壁疼痛中的价值仍有争议,但单次注射或通过导管的连续输注,可用于治疗多种腹壁疼痛综合征。

## 治疗选择

慢性腹痛的管理,体现了疼痛医学的多学科属性。评估和治疗腹痛的过程,常跨越传统的专业分隔。由于缺乏大规模的临床试验和调查,目前决策制订是基于病例报告、病例系列,以及大型回顾性、前瞻性研究。

## 保守治疗

保守治疗的目标,往往是控制疼痛,而不是治愈疾病。首先是生活方式的改变,如戒酒、戒烟、营养咨询、定期体育锻炼等。对乙酰氨基酚经常是药物治疗的首选。非甾体抗炎药(NSAIDs)的使用,可能需要调整,因消化不良、胃溃疡、甚至肾毒性。膜稳定剂和抗抑郁药治疗慢性疼痛,主要用于神经病理性疼痛,也可用于慢性腹痛。三环类抗抑郁药、SSRI、SNRI 较为常用。钙通道阻滞剂,如普瑞巴林或加巴喷丁,可能对某些患者有效,并能减少阿片类药物的用量。各种剂量的氯胺酮也已用于慢性疼痛。为慢性胰腺炎患者输注 S-氯胺酮,可短期减轻痛觉过敏,并减少阿片类药物的用量。

短效阿片类药物,可短期用于重度爆发痛。应尽量减少慢性阿片类药治疗,警惕阿片的不良后果,包括耐药、依赖、诱发痛敏、药物过量、滥用、成瘾、死亡。有少量经谨慎筛选的患者,也许适合联用短效和长效阿片类药物,来治疗重度持续腹痛,只要既提供了功能改善和疼痛减轻,又不引起明显不良反应。常见的不良反应,如恶心,呕吐和便秘,可通过相应的小剂量中枢镇吐药或缓泻药来控制。

## 心理干预

对于持续性慢性腹痛患者,应考虑心理治疗。生物反馈,是获得对多种机体生理功能强化感知的过程,主要通过设备提供系统活动的信息,旨在能够随意控制这些功能。可控的一些信号包括脑电波、肌肉收缩、皮肤传导、心率和痛觉。生物反馈用于慢性疼痛控制的研究，很有前景，但目前的临床证据仅限于慢性腹痛。热生物反馈似乎是治疗慢性腹痛的有效工具。肌电生物反馈看来对减少便秘和疼痛有用。IBS患者可能从放松训练获益，包括渐进式肌肉放松、热生物反馈、认知疗法、健康教育等。

镇痛催眠可诱导注意力和专注力进入放松状态，对外部警惕相对放松，并结合疼痛控制的建议。催眠疗法已用于治疗IBS引起的慢性疼痛。研究显示了IBS症状减轻、生活质量改善，以及疼痛阈值改变。认知行为疗法（CBT），包括多种行为（如放松，应对技能训练）和认知方法，用于缓解慢性疼痛。多学科慢性疼痛康复疗法，可为慢性腹痛提供短期和长期的改善。这样的疗法主要提供全面的患者教育、物理治疗、职业治疗、药物治疗、个体化心理治疗、团体治疗、认知治疗、热生物反馈、阿片类和成瘾物的戒药、用药教育和渐进肌肉放松。

## 神经阻滞、消融与神经调控手术

这些介入方法，旨在阻断或调节神经/疼痛的传导/传播。内脏神经（主要是内脏大和小）、腹腔神经丛，历来被认作内脏痛控制的靶点。腹部器官的交感神经支配，含 $T_5$ 至 $T_{12}$ 的节前神经纤维、与脊神经前支交汇；这些神经纤维与交通支一起，向交感神经链方向走行，然后与腹腔干、肾主动脉、肠系膜上神经节

的节后神经元，形成突触连接。内脏神经汇合迷走神经节前副交感神经纤维、膈神经感觉纤维和节后交感神经纤维，形成腹腔神经丛，广泛分布于腹主动脉周围，尤以前部为主。相比较而言，内脏神经局限于椎体侧缘至胸膜之间相对狭窄的空间。内脏神经阻滞和腹腔神经丛阻滞，通常在X线透视引导下经皮穿刺。腹腔神经丛阻滞，可经穿主动脉、膈脚后或椎间盘入路，三种入路之间相比无明显优势。腹腔神经丛阻滞通常在腰椎椎体旁（$L_1$椎体）放置穿刺针。双侧内脏神经阻滞在 $T_{11}$ 穿刺，将局麻药和激素复合液注入椎旁-胸膜内侧间隙，邻近内脏大、小神经（$T_{11}$椎体的后 1/3）（图 29-1）。

内脏神经阻滞后，可进行射频消融（RFA）（图 29-2），以延长疼痛缓解时间。与化学神经损毁相比，可预测神经定位、严重并发症发生率低，是内脏神经射频消融的优势之一。有病例系列显示：疼痛评分显著改善、阿片类药物用量减少、住院率降低。疼痛改善的疗效可持续平均 45 周。以往治疗有效的患者，可重复神经消融术，仍有相应的疗效。腹痛的复发，可能是神经再生的结果。并发症可能包括：气胸、术后神经炎、低血压或腹泻。此外，胸腔镜下内脏神经切断术，随访 6 个月，仅约25%患者的疼痛有持续缓解，这种方法基本已被舍弃了，因其成功率低、壁层胸膜过度剥离及双腔气管导管插管的麻醉风险。

近 10 年来，脊髓电刺激（SCS）治疗慢性腹痛，已获得几项大型病例系列的

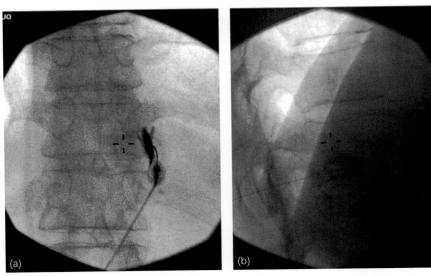

**图 29 - 1**　内脏神经阻滞。在正位(a)和侧位(b)视图中针尖的放置,造影剂扩散。注意针尖位于 $T_{11}$ 椎体的下 1/3 处。

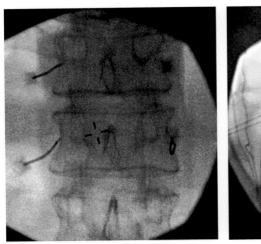
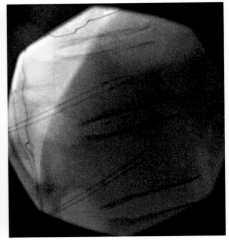

**图 29 - 2**　正位与侧位显示在 $T_{11}$ 和 $T_{12}$ 处放置射频电极以行射频损毁。

支持,这证明 SCS 对于某些限定的患者,是有效的长期解决方案。这些研究中,包括因动力障碍导致内脏痛敏的患者,如胃轻瘫、术后内脏粘连、慢性胰腺炎。在第一个病例系列中,35 例患者中有 30 例(86%)的疼痛缓解超过 50%,并进一步做了 SCS 植入。在 1 年的随访

中,患者的疼痛缓解水平保持稳定。此研究之后,是对 76 例病例报道的全面调查。两项研究均证实:标准八触点电极的尖端,最常置于第五胸椎的椎体上缘,在硬膜后方的硬膜外腔(图 29 - 3 和图 29 - 4)。大多数患者的疼痛缓解超过 50%,长期阿片类药物用量减少 2/3 以

上。最新的病例系列，报道了连续 24 例慢性胰腺炎患者的疼痛评分的改善。在 1 年的随访中，VAS 疼痛评分和阿片类药物用量均显著降低。SCS 的罕见并发症包括伤口感染、导线移位。

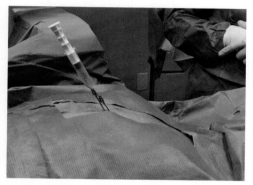

**图 29 - 3**　放置胸段脊髓刺激电极。阻力消失法，结合侧位透视。

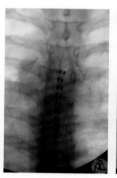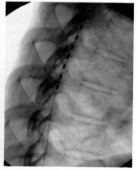

**图 29 - 4**　位于 T₅ 椎体中线和顶端的两个硬膜外电极的侧位和正位影像。

## 外科干预

　　手术缓解慢性腹痛，主要研究了慢性胰腺炎导致的腹痛，通过胰管减压，伴或不伴胰腺切除。进行胰管空肠侧侧吻合术，即 Puestow 手术的一种改良术式，从而提供持续的导管引流。其他导管引流术是 Frey 术和 DuVal 术。Frey 术先行胰头不完全切除，随后像 Puestow 术那样，连接纵行引流导管。DuVal 术先行较短远端胰腺切除，将胰管引流至 Roux 空肠以进行减压。当需要远端或胰腺次全切，可行 Whipple、Beger、Berne 术。胰腺全切术，被认为是最彻底的切除术式，对有些慢性胰腺炎引起的腹痛患者有效。近期研究提示，术前使用阿片类药物，是手术或内镜干预后，长期疼痛缓解的负面预测因素。这可能是中枢敏化或阿片依赖造成的。早期手术干预与内镜手术相比，可能提供更好的疼痛缓解，而并发症的发生率相似。

## 结论

　　慢性腹痛是一个复杂的临床问题，需要了解慢性腹痛的躯体和心理社会因素特点，衡量患者的需要，并提出治疗选择。整合的生物心理社会治疗策略，会产生更好的临床结果。在建立药物治疗计划时，应考虑使用非阿片类药物。膜稳定剂和抗抑郁镇痛药，如钙离子通道阻滞剂，和去甲肾上腺素再摄取抑制剂，对一些患者有效。尽管腹腔神经和内脏神经阻滞治疗已经成熟，但内脏神经射频毁损，需要进一步研究，通过随机对照试验的形式，确定其长期镇痛的有效性和安全性。脊髓电刺激已确认有效、微创。关于手术和内镜的对比研究，显示的证据支持早期手术治疗。

（张金源　译，范颖晖　王苑　校）

## 推荐阅读

［1］ Ahmed Ali U, Nieuwenhuijs V B, van Eijck C H, et al. Clinical outcome in relation to timing of surgery inchronic pancreatitis: a nomogram to predict painrelief. Arch Surg, 2012, 147: 925 - 932.

［2］ Azpiroz F, Bouin M, Camilleri M, et al. Mechanismsof hypersensitivity in IBS and functional disorders. Neurogastroenterol Motil, 2007, 19(1 Suppl): 62 - 88.

［3］ Bassotti G, Chistolini F, Sietchiping-Nzepa F, et al. Biofeedback for pelvic floor dysfunction in constipation. Br MedJ, 2004, 328(7436): 393 - 396.

［4］ Bouwense S A, Buscher H C, van Goor H, et al. S-ketamine modulates hyperalgesia inpatients with chronic pancreatitis pain. Reg Anesth Pain Med, 2011, 36: 303 - 307.

［5］ Cahen D L, Gouma D J, Nio Y, et al. Endoscopic versussurgical drainage of the pancreatic duct in chronicpancreatitis. New Engl J Med, 2007, 356: 676 - 684.

［6］ Calkins B M, Mendeloff A I. Epidemiology of inflammatorybowel disease. Epidemiol Rev, 1986, 8: 60 - 91.

［7］ Calkins B M, Lilienfeld A M, Garland C F, et al. Trends in incidence rates of ulcerative colitis andCrohn's disease. Dig Dis Sci, 1984, 29(10): 913 - 920.

［8］ Carnett J B. Intercostal neuralgia as a cause ofabdominal pain and tenderness. Surg Gynecol Obstet, 1926, 42: 625 - 632.

［9］ Coulter I D, Favreau J T, Hardy M L, et al. Biofeedback interventions for gastrointestinalconditions: a systematic review. Altern TherHealth Med, 2002, 8

(3): 76 - 83.

［10］ Dite P, Ruzicka M, Zboril V, et al. A prospective, randomized trial comparing endoscopic andsurgical therapy for chronic pancreatitis. Endoscopy, 2003, 35: 553 - 558.

［11］ Drossman D A, Toner B B, Whitehead W E. Cognitive-behavioraltherapy versus education and desipramineversus placebo for moderate to severe functional disorders. Gastroentrology, 2003, 125: 19 - 31.

［12］ Heading R C. Prevalence of upper gastrointestinalsymptoms in the general population: a systematicreview. Scand J Gastroenterol Suppl, 1999, 231: 3 - 8.

［13］ Jones R C 3rd, Xu L, Gebhart G F. The mechanosensitivityof mouse colon afferent fibers and their sensitizationby inflammatory mediators require transientreceptor potential vanilloid 1 and acid-sensing ionchannel 3. J Neurosci, 2005, 25(47): 10981 - 10989.

［14］ Kapural L, Nagem H, Tlucek H, et al. Spinalcord stimulation for chronic visceral abdominal pain. Pain Med, 2010, 11: 347 - 355.

［15］ Kapural L, Deer T, Yakovlev A, et al. Technicalaspects of spinal cord stimulation for managing chronic visceral abdominal pain: the results from thenational survey. Pain Med, 2010b, 11: 685 - 691.

［16］ Kapural L, Cywinski J B, Sparks D A. Spinal cordstimulation for visceral pain from chronic pancreatitis. Neuromodulation, 2011, 14: 423 - 426.

［17］ Lindsetmo R, Stulberg J. Chronic abdominal wallpain — a diagnostic challenge for the surgeon. AmJ Surg, 2009, 198: 129 - 134.

［18］ Narouze S. Chronic Abdominal Wall pain: diagnosisand interventional treatment. In: Kapural L, editor. Chronic abdominal pain: an evidence-based, comprehensiveguide to clinical management. New York: Springer, 2015, p. 189 – 195.

[19] Olesen S S, Bouwense S A, Wilder-Smith O H, et al. Pregabalin reduces pain inpatients with chronic pancreatitis in a randomized, controlled trial. Gastroenterology, 2011a, 141: 536 – 543.

[20] Olesen S S, Graversen C, Olesen A E, et al. Randomisedclinical trial: pregabalin attenuates experimentalvisceral pain through sub-cortical mechanisms inpatients with painful chronic pancreatitis. Aliment Pharmacol Ther, 2011b, 34: 878 – 887.

[21] Palsson O S, Whitehead W E. Psychological treatmentsin functional gastrointestinal disorders: a primer forthe gastroenterologist. Clin Gastroenterol Hepatol, 2013, 11(3): 208 – 216.

[22] Pasricha P J. Unraveling the mystery of pain inchronic pancreatitis. Nat Rev Gastroenterol Hepatol, 2012, 9: 140 – 151.

[23] Puylaert M, Kapural L, van Zundert J, et al. Pain in chronic pancreatitis (chapter 26). In: van Zundert J, Patjin J, Hartrick C, et al. Evidence-basedinterventional pain practice: according to clinicaldiagnoses. Oxford: Wiley, 2012: 202 – 212.

[24] Raj P P, Sahinder B, Lowe M. Radiofrequency lesioningof splanchnic nerves. Pain Pract, 2002, 2: 241 – 247.

[25] Rathmell J P, Gallant J M, Brown D L. Computedtomography and the anatomy of celiac plexus block. Reg Anesth Pain Med, 2000, 25: 411 – 416.

[26] Rizk M K, Tolba R, Kapural L, et al. Differentialepidural block predicts the success of visceral blockin patients with chronic visceral abdominal pain. Pain Pract, 2012, 12: 595 – 601.

[27] Sandler R S, Stewart W F, Liberman J N, et al. Abdominal pain, bloating, and diarrhea inthe united states: prevalence and impact. Dig Dis Sci, 2000, 45(6): 1166 – 1171.

[28] Tea S. Resection vs drainage in treatment of chronicpancreatitis: long-term results of a randomized trial. Gastroenterol, 2008, 134: 1406 – 1411.

# 第三十章　泌尿生殖系统与盆腔痛

默西·A.乌多吉,提莫司·J.尼斯

**核心理念**

· 盆腔痛可能存在多种病因,包括泌尿生殖系统,胃肠道,血管,肌肉骨骼或神经。

· 女性盆腔痛的患病率明显高于男性,且通常伴有泌尿或生殖系统症状。

· 在评估和治疗盆腔痛时必须谨记,这些产生疼痛的部位与那些带有强烈情感因素的身体机能相关,包括性能力,大便及小便,这些部为也是极其隐私的。

· 在感染、缺血、炎症、梗阻或肿瘤被从可能的病因排除后只能进行简单的描述性诊断和经验性治疗。

· 基于彻底的病史问诊和体格检查做出诊断,重点是多器官系统(妇科、肌肉骨骼等)以及性生活史和社会心理疾病史。

· 优化的疼痛管理常常包含多模式的治疗方法。抗抑郁药、抗惊厥药、外用药膏和阿片类药物可以帮助控制症状。有证据支持补充和替代疗法,包括瑜伽、物理治疗、生物反馈和饮食疗法。

· 介入治疗可选择神经阻滞、周围神经和脊髓电刺激,以及手术。

## 流行病学

盆腔痛被定义为起源于骨盆或下腹部器官的疼痛。这些疼痛可根据其症状表现分为急性疼痛和慢性疼痛。急性盆腔痛可能是源于感染、炎症(如盆腔炎,性传播疾病或感染性膀胱炎)以及癌症、创伤或外生殖器损伤。慢性盆腔痛是持续3个月以上的上述区域的疼痛。当未找到明确的病因且常见诊断被排除后,患者会被诊断为慢性盆腔疼痛(CPP)(女性),或前列腺痛、慢性前列腺炎(男性)。

总体而言,慢性盆腔痛在女性的发病率是男性的3～4倍,而且发病率在不同年龄组之间没有显著差异。在一些地区,这种疾病和哮喘或慢性腰痛一样常见,每年给美国卫生系统带来的损失估计超过8亿美元。考虑到因病旷工和工作效率降低,这种损失呈指数级增长。此外,医患双方的情绪都很受影响,常因无法确诊、治疗进程、医疗保险赔付或病症无法控制而沮丧,在此病的管理过程中很常见。

## 病理生理学

骨盆内的诸多结构可能导致慢性盆腔痛。骨盆的神经支配复杂,患者也经常出现性交困难和泌尿系统症状，这都使诊断更加困惑。这个区域的疼痛可以是炎性的，神经性的，交感神经性的，躯体性或内脏性的。此外，胃肠道疾病（肠易激综合征，克罗恩病），神经系统疾病（神经病变，腰椎间盘突出症），妇科（盆腔炎，盆腔淤血综合征），泌尿系统疾病（前列腺炎，尿道炎）和肌肉骨骼系统（肌筋膜疼痛综合征，腹壁痛）都可能参与疼痛的产生（表 30-1）。

**表 30-1　泌尿生殖与盆腔痛的来源**

**I. 急性疼痛**

感染-炎性疼痛

　　性传播疾病

　　尿道炎，附睾炎，前列腺炎，生殖器疱疹

　　盆腔炎

　　输卵管-卵巢-结核感染

　　后部子宫旁炎

　　感染性膀胱炎（细菌、病毒、真菌）

　　放射性膀胱炎

　　化学性膀胱炎

　　急性带状疱疹

　　尿道肉阜

继发于癌症

　　肾、膀胱

　　前列腺癌、睾丸

　　卵巢，宫颈子宫，阴道

　　淋巴瘤

　　脊柱转移性肿瘤

　　其他转移包括肿瘤扩散

　　梗阻性肾盂积水-膀胱扩张

肾结石肾盂输尿管交界处梗阻

外生殖器损伤

分娩-产后创伤

**II. 慢性疼痛**

泌尿系统

续　表

　　间质性膀胱炎

　　多囊肾

　　腰痛血尿

　　鹿角样结石

　　尿道综合征

　　尿道憩室或尿道阜

　　逼尿肌协同失调

女性生殖系统（妇科）疼痛

　　月经周期

　　　　月经间期疼痛-其他卵巢疼痛

　　　　原发性痛经

　　　　继发性痛经

　　　　子宫内膜异位症

　　非周期的或非典型周期的疼痛

　　　　粘连

　　　　子宫内膜异位症

　　　　盆腔松弛下垂

　　　　子宫后屈

　　　　会阴痛

　　　　卵巢残余综合征

　　　　不伴外阴疼痛的性交疼痛

　　　　盆腔淤血综合征

　　　　子宫腺肌症-纤维瘤

　　　　无明显病理改变的慢性盆腔痛

男性生殖系统疼痛

　　睾丸痛

　　前列腺痛

　　阴茎疼痛

神经源性疼痛

　　髓核突出（骶神经根病变）

　　骶管囊肿

带状疱疹后遗神经痛

　　周围神经病变

　　偏头痛变异

　　卒中或脊髓损伤后中枢神经痛

　　术后神经瘤-瘢痕疼痛

　　神经痛/神经嵌压（如髂腹下神经、髂腹股沟神经、生殖股神经、阴部神经）

在病因学上,对于慢性盆腔痛的病因尚无统一的认识。被讨论得最多的一个学说,是盆腔痛可能由血管病变引起,也可能是复杂区域疼痛综合征(CRPS)的一种亚型。其他考虑因素包括可能同时存在其他疼痛综合征,通过交叉敏化作用,增强了器官对刺激的敏感性,导致内脏-躯体或内脏-内脏痛觉高敏。

## 临床特征和诊断

患者的表现和症状各异,常涉及多个器官系统。因此,全面沿时间顺序的病史问诊和体格检查(包括彻底的神经系统检查和心理社会评估),对于准确诊断及与患者建立融洽的关系至关重要。虽然慢性泌尿生殖和盆腔疼痛患者的抑郁、焦虑的发生率增加,可能有身体或性虐待史,但重要的是我们要明白,二者之间并没有经过证实的因果关系。此外,医师必须谨记,产生疼痛的部位都是隐私的位置,与之相关的身体机能(如性能力,大便及小便)都可能因其强烈的情绪反应。

应询问患者疼痛的出现、位置、相关症状、加重或缓解因素、疼痛是否呈周期性或始终存在、是否存在性交困难、Valsalva动作后症状是否加重、既往腹部手术史等相关信息(表30-2)。由于体格检查对患者来说往往就是痛苦的经历,应该尽可能以温和的方法进行检查。建议用规范的体格检查手法,尝试用触诊或体位检查来复制处疼痛。完成这一挑战性任务的途径之一是分系统进行(如神经系统,妇科和胃肠)或以不同姿势体位进行(如站立,坐位,仰卧和截石位)来进行检查。除了全面的病史和体格检查,还应仔细的运用实验室和影像学检查来辅助诊断,包括超声、磁共振成像(MRI)、尿动力学检测、尿培养和CA-125检测等方式。在某些病例,需要外科手术(如诊断性腹腔镜术)来进行确诊及减轻疼痛。

**表 30－2　泌尿生殖和盆腔疼痛患者病史采集时的重要问诊内容**

1　疼痛的部位
2　疼痛的性质
3　静息及活动时的疼痛评分（使用 VAS，VNS 或其他类似评分）
4　疼痛是否和经期相关？疼痛仅仅出现在月经前还是持续整个经期？
5　疼痛的模式：是否呈周期性疼痛，是否时重时轻？
6　何时开始疼痛？逐渐加重还是逐渐减轻？
7　有无使疼痛加重或缓解的因素？
8　有无性交疼痛，有无小便时疼痛，有无大便时疼痛
9　生育史
10　性传播疾病史
11　既往腹部或盆腔手术史
12　精神心理疾病史（包括虐待史）

## 治疗

对于这种疾病，极少单一疗法被证明临床有效，因此需要采用多学科、多模式的方法进行治疗（表 30－3）。这种疾病的诊断往往依赖于初诊可惜专科医师的评估，而不是疾病本身潜在的病理生理学机制。一般来说，如果能确定疼痛的根本原因，治疗就应集中在特定的病因上，否则，就采取经验性治疗。UPOINT 体系是一种治疗表型，由六个部分组成：泌尿途径、心理社会、器官特异性、感染、神经性或系统性的，肌肉敏感。这一体系最初是为男性泌尿生殖疼痛而设计，后已被扩展和修改，涵盖了女性泌尿生殖和盆腔痛。医师首先根据临床症状和表现，利用 UPOINT 体系将患者分类或分配到特定的表型，然后用于指导治疗。

口服药物是最常用的第一步治疗。不同的药物（如肌肉松弛剂、非甾体类抗炎药、抗抑郁药、抗惊厥药、阿片类药物等）有不同的疗效。以下是最常用的药物类别及各类药物举例：

- 非甾体类抗炎药（NSAIDs）：它们减少全身前列腺素的产生，但这类药物存在胃溃疡和胃出血的风险，尤其老年人。建议的治疗方法包括每日服用美洛昔康 7.5～15 毫克，或每 8 小时服用布洛芬 800 mg 进行短期治疗。塞来昔布是一种选择性 COX2 抑制剂（200～400 mg/d），也是降低胃肠道疾病风险的一种选择。

- 口服避孕药（OCPs）：OCPs 用于治疗排卵期疼痛，经期疼痛或子宫内膜异位症。OCP 通常与 NSAIDS 结合使用以提高效率。

- 促性腺激素释放激素类似物（GNRH 类似物）：此药物通常用于治疗由子宫内膜异位症引起的周期性疼痛的患者。如亮丙瑞林和戈舍瑞林。

- 抗抑郁药：该类中最常用的药物是去甲肾上腺素、5-羟色胺或二者的再摄取抑制剂，度洛西汀和阿米替林是常用的药物。

- 抗惊厥药：这些药物用于神经性盆腔痛。加巴喷丁和普瑞巴林是常用的药物，其他如卡马西平，拉莫三嗪和托吡酯也都可使用。

- 局部用药：局麻药和辣椒素通常用于帮助控制痛觉高敏和痛觉超敏。刚开始用辣椒素时患者会非常痛苦，因此可能需要先使用局麻药。

- 阿片类药物：无论何种病因的盆腔痛，阿片类药物都可用于降低整体疼痛水平。不良反应包括呼吸抑制，便秘，恶心和呕吐。阿片类药物具有药物依赖，药物耐受，药物成瘾和高剂量下可能出现痛觉高敏的风险。用药包括氢可酮或羟考酮，联合或不联合对乙酰氨基酚，芬太尼贴剂，美沙酮或羟吗啡酮，氢吗啡酮，吗啡和羟考酮缓释制剂这些药物的联合使用。

慢性盆腔疼痛的介入治疗包括以下方式：

- 神经调节：$S_2 \sim S_4$ 神经根的脊髓电刺激在本病中的疗效已有描述。其他非传统的方法包括电极置于高达 $T_{6/7}$ 水平或低至脊髓圆锥水平。外周神经电刺激（包括经皮胫后神经刺激和下腹部皮下组织电刺激）的疗效也已有描述。

- 透视下的疼痛介入治疗：包括硬膜外注射，阴部神经阻滞，生殖股神经阻滞，腰交感神经，奇神经节和上腹下丛神经阻滞。在一些病例中，射频热凝、或用无水酒精或苯酚进行神经毁损，是反复成功阻滞后的一种选择，但这种方式通常用于最重的病例，例如与癌症相关的病例。

- 其他程序：肉毒毒素注射或激痛点注射，用于治疗慢性疼痛或爆发痛。

手术治疗的方案包括：
- 诊断性腹腔镜检查。
- 粘连松解术。
- 剖腹探查术。

可以考虑以下替代疗法：
- 经皮神经电刺激（TENS）。
- 针灸。
- 物理治疗（包括骨盆物理治疗）。
- 生物反馈。
- 饮食疗法。

# 男性和女性的泌尿生殖与盆腔疼痛的常见原因

## 间质性膀胱炎/膀胱疼痛综合征（IC/BPS）

IC/BPS 是男女盆腔疼痛最常见的原因之一。IC/BPS 可能不是一个单一的疾病病种，而是泌尿系统一系列症状的综合，这些症状可能有共同的但尚未确定的病因。IC/BPS 的男女比例为 10:1，估计患病率为 2 万人，以中青年女性为主。它经常被认为是子宫切除术后盆腔持续疼痛的一个原因。过去对 IC/BPS 的诊断标准，要求在膀胱镜检查中发现膀胱内出血，或亨纳溃疡伴膀胱疼痛和尿频或尿急症状，而最近的定义则基于症状。尿动力学测试和膀胱内钾敏感性测试也被用于支持诊断。IC/BPS 独有的治疗方法包括：口服戊聚糖多硫酸盐、膀胱扩张（使用二甲基亚砜，肝素，类固醇等）和使用免疫抑制剂。通常,在使用较大的有创治疗之前,应先尝试创伤最小的疗法。IC/BPS 的预后尚可,有报道称高达 50％的患者在 5～7 年内可自发缓解。

## 子宫内膜异位症

子宫内膜异位症是一种妇科疾病,即子宫内膜腺体组织存在于身体的其他部位(包括卵巢,膀胱和腹腔)。子宫内膜异位症继发的疼痛通常是周期性的,随月经相关的激素周期性变化。子宫内膜异位症的病理生理学改变尚不清楚,但有假说是经血自输卵管逆行进入骨盆及邻近结构,导致活性子宫内膜组织在这些部位定植。子宫内膜异位症的表现各不相同,包括尿急、背痛、腿痛、膀胱疼痛和性交疼痛。诊断的金标准是腹腔镜检查时,可见子宫外子宫内膜组织,且与病理结果一致。子宫内膜异位症的初始治疗方案非常明确,采用 OCPs 或 GNRH 激动剂,即激素(表 30 - 3),以及异位子宫内膜切除术来进行治疗。

## 慢性会阴痛

由于疼痛位置在骨盆外的外生殖器处,因此会阴痛与其他慢性盆腔痛有所不同。此病好发于育龄期妇女,其特征是外阴刺痛、灼痛不适。研究已确定了此病的至少 6 个亚组。一般来说,治疗从外用含局麻药的药膏开始,直到系统的,有创的治疗(表 30 - 3)。对于长期治疗,有证据表明手术切除、或盆底肌肉训练,以及认知行为疗法,是有益的。

**表 30 - 3 泌尿生殖与盆腔疼痛的治疗**

I. 癌症相关性疼痛
A. 镇痛药使用及不良反应处理
  1. 24 h 阿片类药物(缓释制剂)*
  2. 即释阿片类药物(除激动-拮抗剂外的其他所有药物)*
  3. 神经轴使用阿片类药物、局麻药或可乐定(硬膜外或鞘内)*
  4. 抗炎药(非选择性 COX 抑制剂、选择性 COX2 抑制剂、糖皮质激素)**
  5. 止吐药(抗多巴胺能药、5HT - 3 抑制剂)
  6. 辅助用药
    (a) 抗抑郁药(三环类、SSRIs、SNRIs)**
    (b) 兴奋剂(哌甲酯,右旋安非他命)*
    (c) 抗惊厥药(加巴喷丁、卡马西平、苯妥英钠等)**
    (d) 抗心律失常(美西列、透皮利多卡因)**
B. 根治手术**
C. 姑息治疗(手术、放疗、化疗)*
D. 神经松解(骶前丛-上腹下丛神经毁损;其他神经介入治疗)*
E. 对于梗阻性疾病行支架植入**
F. 心理干预**
II. 非癌性疼痛的治疗
A. 与肿瘤相关疼痛治疗相同,标有 * 的方案为有争议的,鼓励使用标有 ** 的方案
B. 其他病因治疗
  1. 抗氧化剂和微量营养素
  2. 其他饮食改变(尤其对于间质性膀胱炎)
  3. 膀胱镜/输尿管镜治疗(扩张、支架、取石)
  4. 激素调节(妇科相关的周期性疼痛)
C. 传入神经阻滞/交感神经阻滞(局麻药物)
D. 手术切除*
E. 膀胱内治疗(间质性膀胱炎)
  1. 膀胱扩张治疗(7.8 kPa,30 min)
  2. 二甲亚砜
  3. 肝素钠
  4. 糖皮质激素

续　表

　　5. 碳酸氢盐

　　6. 卡介苗

F. 抗组胺药（如羟嗪）

G. 抗盆底痉挛治疗<sup>＊＊</sup>

　　1. 药物（如巴氯芬、替扎尼丁、氯尼丁）

　　2. 盆底理疗

H. 免疫抑制剂（如甲氨蝶呤或环孢素）

I. 口服戊聚糖聚硫酸盐（间质性膀胱炎）

J. 肉毒毒素注射<sup>＊</sup>

K. 神经电刺激（骶神经根、阴部神经、脊髓、经皮电刺激）

L. 其他射频治疗（射频消融、脉冲射频调制）<sup>＊</sup>

M. 生物反馈-行为干预<sup>＊＊</sup>

N. 替代疗法（如针灸、植物疗法、瑜伽）<sup>＊＊</sup>

　　根治手术指已明确疼痛的病因，且可通过手术切除或修复行病因治疗，而不仅仅是切除疼痛区域。

　　（COX：环氧合酶；5 - HT：5 -羟色胺；SNRIs：5 -羟色胺-去甲肾上腺素再摄取抑制剂；'SSRIs：5 -羟色胺特异性再摄取抑制剂；TENS：经皮神经电刺激）。

## 男性慢性盆腔疼痛综合征（mCPPS）

　　这种疾病与女性的慢性盆腔疼痛类似，但相对有一些独特之处。尽管男性有许多特有的泌尿生殖系统结构，但前列腺被认为是发生 mCPPS 的器官。慢性前列腺炎症状指数（CPSI）的使用，有助于 mCPPS 的诊断，这是一份包含 9 个问题的问卷。调查包括患者的生活质量、疼痛、泌尿系统症状。mCPPS 患者的临床表现，为尿急、尿不尽、会阴不适。应完成包括外生殖器检查在内的完整的

病史问诊和体格检查。对于患有慢性盆腔痛的男性，应进行尿液培养以排除细菌性前列腺炎或尿道感染。如果条件允许，也可行 PSA 检查以排除前列腺癌。尽管缺乏确切的临床证据，有观点认为：α 受体阻滞剂对慢性前列腺炎患者的疼痛治疗有独特的疗效，是由于在膀胱颈部和前列腺中存在丰富的 α 受体，尽管缺乏这种作用的确切临床证据。关于抗炎药、免疫抑制剂和骨骼肌松弛剂的疗效都有研究，但结果并不一致。一般来说，外科手术仅限于已证实病因或出现梗阻症状的患者（如，膀胱颈梗阻）。UPOINT 体系也为该患者群体的管理提供了实用的方法，其预后类似于上述的慢性泌尿生殖盆腔痛。

### 睾丸痛

　　睾丸痛即位于男性睾丸的疼痛。继发于睾丸痛疼痛可以是急性或慢性的。该病症的病因包括既往手术、创伤、慢性炎症、感染、与下胸椎相关的神经病变（例如，可以是 $T_{10}$ 神经根病的一种形式）。如胸部病变明确，可进行介入治疗，此外，也可采用药物治疗或替代疗法（参照上文"治疗"）。

## 总结

　　泌尿生殖与盆腔疼痛很常见，可能源于泌尿、妇科、胃肠、血管、肌肉骨骼或神经系统。在评估和治疗此类疼痛时，必须牢记：产生疼痛的部位都是隐私部

位,相关的身体机能(如性功能、大便及小便)可能引起强烈的情绪反应。在感染、缺血、炎症、梗阻或肿瘤被从可能的病因排除后,只能进行简单的描述性诊断和经验性治疗。疼痛类型通常可归类为神经病理性疼痛,或躯体内脏伤害感受性疼痛。治疗与身体其他部位疼痛的方法相类似,但由于心理变化,更难进行评估。疼痛管理一般是多模式的,通常包括药物治疗和介入治疗。其他选择包括手术、瑜伽、生物反馈和物理治疗。

(张金源　译,范颖晖　校)

## 推荐阅读

[1] Cheong Y, Stones W R. Chronic pelvic pain: aetiology and therapy. Best Pract Res Clin Obstet Gynaecol, 2006, 20(5): 695 - 711.

[2] Hanno P M, Burks D A, Clemens J Q, et al. American urological association guidelines: diagnosis and treatment of interstitial cystitis/bladder pain syndrome. J Urol, 2011, 185 (6): 2162 - 2170.

[3] Howard F M. Chronic pelvic pain. Obstet Gynecol, 2003, 101(3): 594 - 611.

[4] Konkle K S, Clemens J Q. New paradigms in understanding chronic pelvic pain syndrome. Curr Urol Rep, 2011, 12: 278 - 283.

[5] Nickel J C, Shoskes D, Irvine-Bird K. Clinical phenotyping of women with intestitial cystitis/painful bladder syndrome: a key to classifcation and potentially improved management. J Urol, 2009, 182: 155 - 160.

# 第八部分

# 疼痛病症：头痛

# 第三十一章　原发性头痛

布林格尔·维贾，斯蒂沃尔特·J.泰珀

## 核心理念

* 因头痛寻求帮助的患者有可能是偏头痛，除非另有其他的证据。

* 具备原发性头痛的特征，并不能排除继发性头痛。头痛常是其他疼痛综合征的症状之一，经常被忽视。

* 按照国际头痛疾病分类，第三版测试版（ICHD-3），进行头痛分类。在首诊和随访时，记录头痛相关功能障碍，运用有效的工具，如头痛影响测试-6（headache impact test-6，HIT-6），或偏头痛功能障碍量表（migraine disability assessment scale，MIDAS）。

* 使用偏头痛特异性药物，应对急性偏头痛发作，并尽早开始预防偏头痛，以防止偏头痛慢性化。

* 需关注心理-社会问题，适当治疗可获得较好的结果。患者参与以及头痛教育，对于头痛治疗的成功至关重要。

* 介入疼痛治疗，如头痛疾病的神经调控，在三级诊疗中心可以提供，并日益精进，但仍未获 FDA 批准，只有经颅磁刺激获准用于治疗先兆性偏头痛的急性发作。

## 原发性头痛

### 原发性头痛，定义和诊断

根据定义，原发性头痛的发生，没有那些导致头痛的继发性疾病，也没有与潜在疾病发作的时间相关性。即使头痛表现为原发性头痛某个表型的特征，此定义仍成立。例如，一个新发头痛，具有偏头痛的特征，如畏光、畏声和呕吐，脑影像见新发占位性病变，则考虑为继发性头痛，而非原发性头痛。患者如果本来有原发性头痛综合征，又发生新的问题，潜在导致头痛的可能性；或者如果同一时间范围内，原有头痛加重，或又发生新的头痛综合征，那么原发性和继发性头痛的诊断都应考虑。

为了治疗头痛，将头痛分类，并且有多种分类方法，以治疗为目的。有国际分类系统，由国际头痛学会（International Headache Society，IHS）提供，国际头痛疾病分类，第三版，测试版（ICHD-3），以便于区分临床各类头痛[8]。

根据 ICHD-3 的分类，所有头痛疾病可以分组为：

* 原发性头痛。

- 继发性头痛。
- 颅神经痛、其他面痛、其他头痛。

ICHD-3 是一个多维全面的分类方案,可用做参考,尤其当头痛的诊断颇具挑战时。表 31-1 是 ICHD-3 关于原发性头痛的压缩版。

**表 31-1　原发性头痛综合征分类,根据 ICHD-3 修订**

1. 偏头痛
   1.1 无先兆偏头痛
   1.2 有先兆偏头痛
   1.3 慢性偏头痛
   1.4 偏头痛并发症,如偏头痛状态,偏头痛性脑梗死
   1.5 偏头痛可能(偏头痛可能,是 ICHD-3 里的一个词条,指基本符合所有诊断标准,但除外一条)
   1.6 偏头痛相关的阵发综合征,如腹型偏头痛、周期性呕吐、良性阵发性眩晕
2. 紧张型头痛
   2.1 低频阵发紧张型头痛
   2.2 高频阵发紧张型头痛
   2.3 慢性紧张型头痛
   2.4 紧张型头痛可能
3. 三叉自主神经性头痛(TACs)
   3.1 丛集性头痛(CH)
   3.2 阵发性半侧头痛(PH)
   3.3 短时程单侧神经痛样头痛发作(SUNHA)
      3.3.1 短时程单侧神经痛样头痛发作,伴结膜充血和流泪(SUNCT)
      3.3.2 短时程单侧神经痛样头痛发作,伴颅神经自主症状(SUNA)
   3.4 持续性半侧头痛(HC)
   3.5 TACs 可能
4. 其他原发性头痛疾患
   4.1 原发咳嗽性头痛
   4.2 原发运动性头痛
   4.3 原发的性行为相关头痛

续　表

   4.4 原发爆裂样头痛
   4.5 冷刺激性头痛
   4.6 外压性头痛
   4.7 原发刺痛性头痛
   4.8 麻木性头痛
   4.9 睡眠性头痛
   4.10 新发每日持续头痛(NDPH)

## 偏头痛

偏头痛是最常见的原发性头痛之一,大多数因头痛就诊的患者为偏头痛[9,10]。诊断是治疗偏头痛的核心所在,根据临床做出判断(表 31-2)。如果患者反复出现头痛障碍,而神经学检查排除继发性头痛病因,应询问偏头痛相关特征表现。

**表 31-2　ICHD-3 偏头痛诊断指标**

至少达 5 次发作:
头痛持续 4～72 h(未治疗)
头痛至少有以下 2 个特征:
　单侧
　搏动性
　日常活动使疼痛恶化
　强度为中度或重度
与以下至少一项相关:
　恶心
　畏光和畏声
非继发性

偏头痛可有先兆或无先兆。根据 ICHD-3,先兆性偏头痛定义为“反复发作、持续时间 5～60 分钟、单侧、完全可逆的视觉、感觉或其他神经系统症状,常

逐步发生,随后伴发头痛以及偏头痛相关症状"[8]。先兆是一种可逆性的神经症状,持续 5～60 分钟。必须区分是先兆症状,还是脑血管事件,如短暂性脑缺血发作(TIA)或卒中,尤其当先兆有运动、感觉和其他非视觉症状时。先兆性偏头痛患者的缺血性脑卒中风险加倍;在吸烟、长期口服避孕药的女性患者,风险更高[11]。偏头痛患者中,有 28%～38%的患者存在先兆症状[12,13],大多数先兆是视觉改变[14]。

## 月经和偏头痛

女性更容易发生偏头痛,66%的女性患者在经期发作偏头痛。经期偏头痛被归类于单纯月经期偏头痛(pure menstrual migraine, PMM, A1.1.1),当至少 3 个连续的周期内有偏头痛的发作记录,且在经期的前 2 天至经期第 3 天(+3)发作,而非周期的其他时间。月经相关的偏头痛(menstrually related migraine, MRM, A1.1.2)是指和 PMM 相似,至少月经期内 2/3 的时间有发作,但在周期的其他时间内也会发作。

## 偏头痛状态

偏头痛状态,是已确诊偏头痛的患者头痛伴虚弱持续发作,时间超过 72 小时,与偏头痛症状相似,但病程不同。如果持续偏头痛不使人虚弱、药物或睡眠能暂时缓解头痛,就不应诊断为偏头痛状态。根据 ICHD-3,慢性、每日或近乎每日的不停歇、导致功能障碍的头痛,伴

药物过量,应诊断为慢性偏头痛(1.3)和药物过量性头痛(8.2)。

持续先兆可持续 1 周甚至更久。"持续性先兆而无头痛"的情况,应注意排除卒中或其他急性脑血管事件。

## 紧张型头痛

阵发性紧张型头痛,在人群中比偏头痛更为常见,但其影响远不如偏头痛[15]。紧张型头痛可以是少发的(<1 次/月或<12 天/年),频发的(1～14 次/月;或>12 次/月,但头痛天数<180 天/年),或慢性的(头痛>15 天/月,或>180 天/年)。

根据 ICHD-3,紧张型头痛没有偏头痛的特征。本质上,紧张型头痛是一种没有特点的头痛,最贴切的诊断是"非偏头痛"。以下的特征用于诊断紧张型头痛。

- 双侧头痛,不是单侧的,即非偏头痛状态。
- 压迫和紧绷感,而非敲击感,即非偏头痛状态。
- 轻度至中度,不是很严重,即非偏头痛状态。
- 日常活动不会加重,不像偏头痛。
- 无恶心,总体无畏光畏声,即非偏头痛状态。

## 慢性每日头痛(Chronic Daily Headache,CDH)

CDH 指原发性头痛发作每月至少 15 天、每日超过 4 小时、持续 3 个月及以

上。CDH 有 4 个形式。

1. 慢性偏头痛,是有偏头痛特征的 CDH,每月头痛至少 8 天。

2. 慢性紧张型头痛,是轻度无特点的 CDH,无偏头痛特征。

3. 连续偏头痛(Hemicrania continua,HC),归类于三叉自主神经性头痛(TACs),表现为单侧持续性头痛,伴周期性加重,自主神经特征,以及吲哚美辛有效。

4. 新发每日持续性头痛(New daily persistent headache,NDPH),是突然发作的原发性 CDH,以任何特征开始,在特定记得的日子发作。短期的每日头痛（<4 小时/天）不能归类于 CDH。

## 三叉自主神经性头痛(TACs)

三叉自主神经性头痛(TACs)是一组头痛病症,有一些独有的特征,如:

- 头痛是单侧的,且固定侧别。
- 头痛常伴同侧副交感激活表现,如结膜充血、流泪、鼻塞、眼睑水肿或出汗。
- 头痛可与头部交感神经功能障碍的临床症状相关,如部分霍纳综合征。

TACs 有不同的类型;常见的几种类型详见表 31 - 3。

**表 31 - 3    三叉自主神经性头痛(TACs)**

| TAC 类型 | 诊断标准 | 备注 |
|---|---|---|
| 丛集性头痛(CH)<br>阵发性丛集:发作周期持续 7 天至 1 年,缓解期间隔 1 个月以上;<br>慢性丛集性头痛:发作超过 1 个月,无缓解期,或间歇少于 1 个月(10%～15%患者) | 单侧疼痛发作,累及眼周、眶上或颞区<br>每次发作持续时间 15～180 min(未治疗)<br>同侧自主神经症状<br>不安或兴奋的感觉<br>发作周期,1 次/隔天,至 8 次/d | 丛集周期可持续 2 周至 3 个月<br>在阵发性丛集,发作期被数月或数年的缓解期间隔<br>男性:女性发生率 3:1<br>丛集发作常在同侧<br>酒精或硝酸甘油可触发 |
| 阵发性半侧头痛(PH)<br>偶发 PH:发作周期持续 7 天至 1 年,无痛间歇>1 年<br>慢性 PH:发作周期>1 年,缓解期<1 月 | 发作和丛集相似,如仅单侧受累,包括眼周、眶上、颞区<br>发作持续时间 2～30 min,短于丛集性发作时间(平均 13 min)<br>发作频率须>5 次/d,达发作期一半以上。因此与丛集性头痛相比,PH 的发作时间较短、每日频率较高。<br>吲哚美辛有效 | 非男性多发<br>吲哚美辛对 PH 的诊断和治疗都有价值<br>试验表明,推荐剂量为 150～225 mg/d,分次给药,持续 2 周 |
| 持续性半侧头痛(HC)<br>HC 无间歇型:半侧头痛持续超过 1 年,无>1 天的缓解期<br>HC 有间歇型:持续半侧头痛,间歇至少>1 天 | 持续的绝对单侧头痛<br>同侧自主神经症状<br>疼痛出现>3 个月<br>治疗剂量的吲哚美辛有效 | 会有些偏头痛的特征,如常有同侧畏光或畏声 |

续　表

| TAC 类型 | 诊断标准 | 备　注 |
|---|---|---|
| 短期持续单侧神经痛样头痛发作（SUNHA）。主要有两种亚型：① 伴结膜充血和流泪（SUNCT）；② 伴头颅自主神经症状（SUNA） | 中度至重度、单侧疼痛，累及眼周、眶上、颞区以及其他三叉神经分布的区域，但发作时间短<br>单次发作时间 1～600 秒<br>发作为单刺痛或多种症状同时发作<br>发作频率至少 1 次/d，发作期内天数过半，但常为每日发作数百次<br>SUNCT 具备上述 SUNHA 所有特征，再加上显著的同侧结膜充血和流泪<br>SUNA 具备上述 SUNHA 所有的特征，结膜充血和流泪仅有其一或都无，但有其他脑神经自主症状 | SUNCT 和 SUNA 诊断标准相似，都可以是阵发或慢性的，如同丛集性头痛和 PH<br>SUNHA 应警惕后颅窝或垂体窝病变，需要查头颅平扫或增强 MRI，并详查蝶鞍区域 |

# 原发性头痛的治疗方案

一旦确诊原发性头痛，利用详细记录工具，如头痛影响测试（headache impact test，HIT - 6），或偏头痛功能障碍评估量表（migraine disability assessment scale，MIDAS），记录头痛相关的功能障碍和生活质量；下一步就是个体化头痛治疗。患者应积极建立目标，并努力完成。在评估和治疗头痛疾患时，应谨记以下基本原则。

· 头痛的诊断以临床为主；密切关注头痛的发作、进展和特征。

· 常规记录患者所有的疼痛问题，综合治疗，这对整体疼痛治疗的成功非常重要。要记得，多种疼痛综合征的患者常服用镇痛药（阿片类，NSAIDs 等），足以导致药物过量性头痛（MOH）。

· 急性偏头痛发作的治疗，目标是在 2 小时内降低头痛程度 50%，最好在此期间达到疼痛缓解。避免巴比妥类或阿片类药物，从而防止 MOH，因为有大量的证据表明这两类药物促使头痛向 CDH 转化。

· 急性偏头痛发作的治疗不当，会导致阵发原发性头痛转化为慢性每日头痛。尝试使用推荐剂量的偏头痛特异性药物，如曲普坦或双氢麦角胺（DHE），治疗阵发性偏头痛，除非有禁忌证（表 31 - 4）。

· 约 1/3 的患者需要预防偏头痛（表 31 - 5），应当根据 AAN/AHS 指南提供最有效的药物（表 31 - 6）。

表 31-4  偏头痛紧急治疗的药物

**特异性抗偏头痛药物：**

曲普坦-5-羟色胺（5-HT）1B/1D 激动剂，抑制 CGRP（降钙素基因相关肽）的释放和血管收缩

舒马曲坦（最佳剂量是 100 mg，口服 1 次，可以 2 小时后重复；最大每日剂量是 200 mg 口服（还有针剂、鼻喷雾剂和贴剂））

佐米曲普坦（2.5～5 mg 口服 1 次，最大每日剂量是 10 mg。有鼻喷雾剂）

依利曲坦（最佳剂量 40 mg 口服 1 次，每日最大剂量 80 mg）

阿莫曲坦（最佳剂量 12.5 mg 口服 1 次，每日最大剂量 25 mg）

利扎曲普坦（最佳剂量 10 mg 口服 1 次，每日最大剂量 30 mg）

那拉曲坦（最佳剂量 2.5 mg 口服 1 次，每日最佳剂量 5 mg）

夫罗曲坦（2.5 mg 口服 1 次，每日最大剂量 7.5 mg）

麦角胺-最古老的偏头痛特异性药物，但受体特异性较低。受限于不良反应，如恶心、呕吐和心血管不良反应

酒石酸麦角胺有片剂或栓剂

双氢麦角胺（DHE）有胃肠外或经鼻给药

孕妇中绝对禁忌（X 类）

曲普坦和麦角胺的禁忌证

冠心病

未控制的血压

卒中或脑血管病史

脑干（基底型）先兆或偏瘫型偏头痛

禁止在 24 小时内同时使用不同的曲普坦和麦角胺

妊娠状态（FDA 麦角胺为 X 类，曲普坦为 C 类）

**非特异性抗偏头痛药物：**

对乙酰氨基酚（泰诺）是最常用的镇痛药之一。头痛发作时的有效剂量为 1gm。最大每日剂量为 3～4 gm/d，因肝毒性而使用受限。对轻度至中度的头痛可能有效

续  表

NSAIDs（非甾体抗炎药）-这些环氧合酶（COX）抑制剂有助于减轻外周水平的偏头痛神经源性炎症，以及中枢水平的三叉神经-血管激活

NSAIDs 可与曲普坦联用，协同作用于难治性或长期偏头痛，或预防曲普坦单药治疗失败后的偏头痛复发

当偏头痛与经期综合征相关，可优先选用 NSAIDs，因其对缓解头痛和改善经期不适都有作用

NSAIDs 单药用于中度头痛，FDA 仅批准可溶性双氯芬酸钠用于各水平偏头痛的紧急治疗

NSAIDs 最常见的不良反应包括胃肠、肾脏、肝脏毒性

常用的 NSAIDs 有：

可溶性双氯芬酸钠（商品名为 GAMBIA）50 mg 口服。此药粉剂是 FDA 唯一批准的治疗急性偏头痛的 NSAIDs 药物

布洛芬剂量 400～800 mg/6～8 h，必要时口服，每日最大剂量 3.2 gm

萘普生-最多 500～550 mg 每日 2 次

吲哚美辛 25～50 mg，口服每日 3 次，每日最大剂量很少超过 150 mg

塞来昔布 100～200 mg/d 口服

甲芬那酸 250 mg 口服，最多每日 4 次

美洛昔康口服 7.5～15 mg/d 口服

巴比妥类和阿片类药物-美国头痛协会不推荐单独或联合使用巴比妥类药物用于偏头痛，因为担心 MOH。避免阿片类药物，仅当所有其他药物都存禁忌时考虑使用，正规评估滥用或成瘾风险，并使其最小化

MOH 会发生于低频使用阿片类药物如 2 次/周，以及低频使用巴比妥类药物如 1 次/周

激素：限于偏头痛持续状态，或难治性偏头痛。常用药物如下：

泼尼松 60 mg 口服每日，持续 3～5 天

地塞米松短期疗程：

第一天，4 mg，口服 3 次，随餐

第二天，4 mg，口服 2 次，与早餐和午餐

第三天，4 mg，口服随早餐

可选择注射用地塞米松 4～10 mg

**表 31 - 5　偏头痛预防的指征**

反复致残性偏头痛发作,影响生活质量,尽管治疗失败

偏头痛发作超过 3～4 次/月

头痛天数＞10～14 天/月

患者的选择

药物过量性头痛

急性抗偏头痛药物的不良反应

不常见的头痛,如偏瘫型偏头痛、长期先兆偏头痛、有脑干先兆的偏头痛(旧称基底型偏头痛)

**表 31 - 6　AAN/AHS 指南-预防阵发性偏头痛的药物[18]**

A 级:证实有效

丙戊酸钠(400～1 000 mg/d)

托吡酯(25～200 mg/d)

普萘洛尔(120～240 mg/d)

噻吗洛尔(10～15 mg/d)

美托洛尔(50～200 mg/d)

蜂斗菜(蜂斗菜根提取物)50～75 mg 每日 2 次

B 级:大概有效

萘普生钠(550 mg 每日 2 次)

阿米替林(25～150 mg/d)

镁(柠檬酸镁,600 mg/d)

阿替洛尔(100 mg/d)

文拉法辛 XR(150 mg/d)

维生素 $B_2$(400 mg/d)

布洛芬(200 mg 每日 2 次)

酮洛芬(50 mg 每日 3 次)

菊科植物(50～300 mg 每日 2 次)

组胺(1～10 ng s/q 每周 2 次)

C 级:可能有效

坎地沙坦(16 mg/d)[注:2013 年 12 月网上公布的第二次随机对照实验表明坎地沙坦 16 mg 应当归为 B 级[19]]

赖诺普利(10～20 mg/d)

卡马西平(600 mg/d)

**续　表**

平托洛尔(10 mg/d)

奈必洛尔(5 mg/d)

可乐定(0.15～0.075 mg/d)可以使用贴剂

氟比洛芬(200 mg/d)

甲芬那酸(500 mg 每日 3 次)

辅酶 Q10(100 mg 每日 3 次)

环哌替啶(4 mg/d)

胍法辛(0.5～1 mg/d)

肉毒毒素 A(Onabotulinumtoxin A,onabot,商品名 BOTOX)是目前 FDA 唯一批准治疗慢性偏头痛的药物。已证实 Onabot 能安全有效地改善慢性偏头痛患者的生活质量,也减少每月头痛的天数[16,17]。根据 FDA 批准的循证方案注射(PREEMPT,Ⅲ期研究评估偏头痛预防治疗),获得该疗法的最大益处。

· 如果临床怀疑继发性头痛的可能性,不要拖延评估。

· 一般来说,非急性(＞6 月时期)头痛、体格检查正常者,发现脑影像异常的可能性极低。但仍应警惕临床继发性头痛和影像改变的任何线索。例如,恶性肿瘤病史的患者亚急性头痛缓解期,比正常患者更可能存在异常。

· 应鼓励患者坚持详细记录头痛日记,监测病情进展、治疗反应和治疗计划。

· 难治性慢性偏头痛患者,可能需要多学科头痛团队,应评估相关的心理和躯体异常。

· 可以考虑疼痛介入治疗,给予合适的患者如枕大神经(GON)阻滞、神经

调控。

- 治疗慢性紧张性头痛，与慢性偏头痛相同，尤其当头痛导致功能障碍时，即便没有偏头痛的其他特征。

### 治疗 TACs/丛集性头痛

此章节，治疗 TACs 局限于丛集性头痛，因其为此类头痛最常见的一种。

### 急性丛集性头痛的治疗

急性期治疗的目的是在 15 分钟内消除丛集性头痛：

- 100%氧气（高流量面罩）12～15 L/min。
- 舒马曲坦 6 mg 皮下注射（FDA 已批准）。
- 舒马曲坦 20 mg 鼻喷雾。
- 佐米曲普坦 5～10 mg 鼻喷雾。
- DHE 注射（FDA 已批准）。

### 丛集性头痛的预防治疗

丛集期持续数周至数月，慢性丛集性头痛预防治疗的时程可能并不确定。

- 维拉帕米 360～480 mg/d（仅短效药分次服用；便秘和心动过缓是常见不良反应）。
- 丙戊酸钠 500～1 000 mg/d（监测肝毒性和体重增加。避免育龄妇女使用）。
- 锂剂 900 mg/d（监测认知不良反应、低钠血症和甲状腺功能减退）。
- 局麻药和激素枕大神经阻滞（greater occipital nerve blocks，GON）

可尝试作为丛集性头痛的消除、桥接和预防性治疗。

## 原发性头痛的影像检查

临床围绕此话题仍有诸多争议，但有一条原则——"如有质疑，去做影像学检查"。美国神经内科学会关于偏头痛影像的循证指南[20]建议：当非急性头痛患者出现以下情况时，考虑影像检查。

- 头痛频率快速增加。
- 神经系统体格检查有无法解释的异常发现。
- 缺乏对应的病史。
- 有局部神经症状的病史，如麻木或刺痛等。

有头痛病史，新近导致痛醒，这常发生于偏头痛，也是影像学的基础。近期来自一个头痛中心的数据发现，怀疑颅内病变的患者，存在脑影像学异常的概率为 5.5%，而这在头痛患者群体中只占 2%，提示差异在于患者群体的选择，而非影像本身[21]。影像检查首选 MRI，平扫或增强（有可疑新生物、占位性病变、创伤、疑似脑干相关的头痛、后颅窝病变、TACs 评估、或颅内低血压相关的脑膜增厚者）。

## 原发性头痛的介入治疗和新疗法

一旦确定为保守治疗无效的难治性疼痛，且排除 MOH，可为筛选的头痛病例考虑神经调控疗法。尽管确切证据有限,已尝试各种有创或无创的治疗手段,如下丘脑深部脑刺激、枕神经刺激、蝶腭神经节刺激、颈髓电刺激、无创手持式迷走神经刺激、经颅直流电刺激、经颅磁刺激、经皮神经电刺激。欧洲头痛联合会的一份立场声明指出,直到随机对照研究出现,任何神经调控装置应只限于难治性综合征的患者,在三级头痛中心,要么作为疗效研究的一部分,要么已在随机研究中证实有效,不良反应可以接受[22]。

　　枕大神经阻滞(GONB)是一种简单的治疗操作,在枕骨凹槽枕大神经区域注射局麻药,加或不加激素。GONB 治疗慢性头痛的原理是基于解剖联系,在三叉与上颈段感觉纤维之间,三叉神经尾核水平。已证实 GONBs 对不同难治性头痛综合征有效,如慢性偏头痛和慢性丛集性头痛,可短暂缓解症状,尤其当枕下明显压痛时,可考虑该治疗选择[23,24]。

## 总结和结论

　　评估和诊断原发性头痛综合征,应采用最新的标准化国际分类标准,纳入立体和科学的方法。ICHD-3 是分级的,各种头痛都有特殊的代码,应用于一致而准确的诊断。头痛疾患需要分类,诸如阵发性或慢性,这显然指向治疗。慢性原发性头痛,神经系统检查正常者,不是都需要脑影像检查,但 TACs 除外。所有的 TACs 和非典型头痛,应查平扫或增强 MRI,以排除后颅窝或脑干病变。除非存在禁忌证,应根据推荐剂量使用偏头痛特异性药物。常要记得:头痛可能是患者正在遭受的疼痛综合征之一,注意以多学科思维综合考虑所有疼痛问题,推荐以此途径争取治疗的成功。

（王苑　译,范颖晖　王苑　校）

## 推荐阅读

[ 1 ] Kolodner K, Lipton RB, Lafata JE, Leotta C, Liberman JN, Chee E, et al. Pharmacy and medical claims data identified migraine sufferers with high specificity but modest sensitivity. J Clin Epidemiol. 2004;57(9): 962-972.

[ 2 ] Lipton RB, Diamond S, Reed M, Diamond ML, Stewart WF. Migraine diagnosis and treatment: results from the American migraine study II. Headache. 2001;41(7): 638-645.
Lipton RB, Bigal ME, Diamond M, Freitag F, Reed ML, Stewart WF, et al. Migraine prevalence, disease burden, and the need for preventive therapy. Neurology. 2007;68(5): 343-349.

[ 3 ] Kucuksen S, Genc E, Yilmaz H, Salli A, Gezer IA, Karahan AY, et al. The prevalence of fibromyalgia and its relation with headache characteristics in episodic migraine. Clin Rheumatol. 2013;32(7): 983-990.

[ 4 ] Park JW, Cho YS, Lee SY, Kim ES, Cho H, Shin HE, et al. Concomitant functional gastrointestinal symptoms influence psychological status in Korean migraine patients. Gut Liver. 2013; 7 (6): 668-674.

[ 5 ] Igarashi H. Societal impact of migraine

chronification. Rinsho shinkeigaku. Clin Neurol. 2013;53(11): 1225 - 1227.

[ 6 ] Arslantas D, Tozun M, Unsal A, Ozbek Z. Headache and its effects on health-related quality of life among adults. Turk Neurosurg. 2013;23(4): 498 - 504.

[ 7 ] Headache Classification Committee of the International Headache Society (IHS). The interna-tional classification of headache disorder, 3rd edition, Beta version. Cephalalgia. 2013; 33: 629 - 808.

[ 8 ] Tepper SJ, Dahlof CG, Dowson A, Newman L, Mansbach H, Jones M, et al. Prevalence and diagnosis of migraine in patients consulting their physician with a complaint of headache: data from the landmark study. Headache. 2004;44(9): 856 - 864.

[ 9 ] Kaniecki R, Ruoff G, Smith T, Barrett PS, Ames MH, Byrd S, et al. Prevalence of migraine and response to sumatriptan in patients self-reporting tension/stress headache. Curr Med Res Opin. 2006;22(8): 1535 - 1544.

[10] Schurks M, Rist PM, Bigal ME, Buring JE, Lipton RB, Kurth T. Migraine and cardiovascular disease: systematic review and meta-analysis. Br Med J. 2009; 339: b3914.

[11] Russell MB, Rasmussen BK, Thorvaldsen P, Olesen J. Prevalence and sex-ratio of the subtypes of migraine. Int J Epidemiol. 1995;24(3): 612 - 618.

[12] Kelman L. The aura: a tertiary care study of 952 migraine patients. Cephalalgia. 2004;24(9): 728 - 734.

[13] Russell MB, Olesen J. A nosographic analysis of the migraine aura in a general population. Brain. 1996; 119 (Pt 2): 355 - 361.

[14] Schwartz BS, Stewart WF, Simon D, Lipton RB. Epidemiology of tension-type headache. JAMA. 1998;279(5): 381 - 383.

[15] Aurora SK, Dodick DW, Diener HC, Degryse RE, Turkel CC, Lipton RB, et al. Onabotulinumtoxin A for chronic migraine: efficacy, safety, and tolerability in patients who received all five treatment cycles in the PREEMPT clinical program. Acta Neurol Scand. 2014;129(1): 61 - 70.

[16] Aurora SK, Winner P, Freeman MC, Spierings EL, Heiring JO, DeGryse RE, et al. Onabotulinumtoxin A for treatment of chronic migraine: pooled analyses of the 56-week PREEMPT clinical program. Headache. 2011;51(9): 1358 - 1373.

[17] Loder E, Burch R, Rizzoli P. The 2012 AHS/AAN guidelines for prevention of episodic migraine: a summary and comparison with other recent clinical practice guidelines. Headache. 2012; 52 (6): 930 - 945.

[18] Stovner LJ, Linde M, Gravdahl GB, Tronvik E, Aamolt AH, Sand T, Hagen K. A comparative study of candesartan versus propranolol for migraine prophy-laxis: a randomised, triple-blind, placebo-controlled, double cross-over study. Cephalalgia 2013.; Published online before print December 11, 2013, doi: https: //doi. org/10. 1177/0333102413515348.

[19] Silberstein SD. Practice parameter: evidence-based guidelines for migraine headache (an evidence-based review): report of the Quality Standards Subcommittee of the American Academy of Neurology. Neurology. 2000;55(6): 754 - 762.

[20] Clarke CE, Edwards J, Nicholl DJ, Sivaguru A. Imaging results in a consecutive series of 530 new patients in the Birmingham Headache Service. J

Neurol. 2010;257(8): 1274 - 1278.

[21] Martelletti P, Jensen RH, Antal A, Arcioni R, Brighina F, de Tommaso M, et al. Neuromodulation of chronic headaches: position statement from the European Headache Federation. J Headache Pain. 2013;14(1): 86.

[22] Saracco MG, Valfre W, Cavallini M, Aguggia M. Greater occipital nerve block in chronic migraine. Neurol Sci. 2010;31 (Suppl 1): S179 - 180.

[23] Baron EP, Tepper SJ, Mays M, Cherian N. Acute treatment of basilar-type migraine with greater occipital nerve blockade. Headache. 2010;50(6): 1057 - 1059.

# 第三十二章 继发性头痛

布林格尔·维贾,斯蒂沃尔特·J.泰珀

**核心理念**

· 任何首发的头痛或亚急性头痛(<3~6个月),如果其发作与原有致头痛疾病的时间关系紧密,应认作继发性头痛,除非另有证据。

· 原发性头痛的特征、频率、强度如有任何改变,应怀疑是否存在继发性病因。

· 如果临床对头痛病因存有顾虑,不要迟疑,进行检查。

· 原发性头痛(如偏头痛)或其他疼痛综合征(如后背痛)的过度治疗,是继发性或转化性头痛及药物过量性头痛(MOH)的常见原因。

· 当治疗多种疼痛综合征的时候,应计划合理的疼痛管理策略,协同解决头痛和其他疼痛问题。

· 社会心理因素对于存在多种疼痛问题的患者非常重要,包括头痛。

· 根据头痛的疑似病因,应尽早将患者转诊至相应的专科,例如,存在脑部病变,则转诊至神经肿瘤医师;如有脑动脉瘤,则转诊至神经血管专家等。

## 继发性头痛的诊断标准

ICHD-3中,继发性头痛的总体诊断标准如下。

A. 任何头痛,满足标准 C。

B. 已诊断出另一种疾病,有科学记载其能引起头痛。

C. 病因证据由以下至少两条证实:

(a) 头痛的发生与原有致病疾患的发作,存在时间关联。

(b) 以下两项中的一项或全部:

  (i) 头痛随原有致病疾患的加剧而显著加重。

  (ii) 头痛随原有致病疾患的改善而显著改善。

(c) 头痛的特征符合致病疾患的典型表现。

(d) 其他病因存在的证据。

ICHD-3标准通常提示了诊断方向,而非明确病因。近期相关的病因非常重要。在考虑原发性头痛的诊断之前,必须排除继发性头痛的因素。一旦漏诊了继发性头痛,对患者和医务工作者都有可能造成严重的影响。David Dodick 博士在 2003 年推荐了一个临床指南,用于搜寻"危险"头痛的"红标",其形式便于记忆——SNOOP(表32-1)。

**表 32 - 1 继发性头痛病因的 SNOOP 记忆法**

系统特征(体重减轻,发热,夜间盗汗等)

继发风险因素-免疫缺陷,癌症,系统疾病,感染或非感染疾病

神经学症状和体征(局灶神经缺陷,精神错乱,惊厥等)

发病年龄较大(50 岁后新发头痛)

头痛的发作：急性,迅速,突发

模式改变：无间歇的进行性头痛,与以往头痛病史不同(新发头痛分布区域,强度改变,头痛频率)

改编自 Dodick[2]

## 继发性头痛的分类

在 ICHD - 3 中,继发性头痛分为八类,每个诊断有特定的数字代码和分级,原发性头痛的分类也是如此(表 32 - 2)。

**表 32 - 2 ICHD - 3 继发性头痛的分类[1]**

5. 头痛,归因于头和/或颈部的创伤或损伤
　5.1 头部创伤引起的急性头痛
　5.2 头部创伤引起的持续性头痛
　5.3 挥鞭样创伤引起的急性头痛
　5.4 挥鞭样创伤引起的持续性头痛
　5.5 开颅手术引起的急性头痛
　5.6 开颅手术引起的持续性头痛
6. 头痛,归因于头或颈部血管疾病
　6.1 缺血性脑卒中或短暂性脑缺血发作引起的头痛
　6.2 非创伤性头颅出血引起的头痛
　6.3 未破裂血管畸形引起的头痛
　6.4 动脉炎引起的头痛
　6.5 颈动脉或椎动脉疾病引起的头痛
　6.6 脑静脉血栓引起的头痛(CVT)
　6.7 其他急性颅内动脉疾病引起的头痛
　6.8 遗传性血管疾病引起的头痛
　6.9 垂体卒中引起的头痛

7. 头痛,归因于颅内非血管性疾病
　7.1 脑脊液压力增高引起的头痛
　7.2 脑脊液压力偏低引起的头痛
　7.3 非感染性炎症引起的头痛
　7.4 颅内肿瘤引起的头痛
　7.5 鞘内注射引起的头痛
　7.6 癫痫发作引起的头痛
　7.7 Chiari Ⅰ型畸形引起的头痛(CM1)
　7.8 其他颅内非血管疾病引起的头痛
8. 头痛,归因于药物滥用或戒断
　8.1 药物滥用导致的头痛
　8.2 药物过量头痛(MOH)
　8.3 滥用药物戒断引起的头痛
9. 头痛,归因于感染
　9.1 颅内感染引起的头痛
　9.2 全身感染引起的头痛
10. 头痛,归因于内环境紊乱
　10.1 缺氧或高碳酸引起的头痛
　10.2 透析头痛
　10.3 动脉高压引起的头痛
　10.4 甲状腺功能低下引起的头痛
　10.5 禁食引起的头痛
　10.6 心源性头痛
　10.7 其他稳态失调引起的头痛
11. 头痛或面痛,归因于头、颈、眼、鼻、鼻窦或颈椎疾病
　11.1 颅骨疾病引起的头痛
　11.2 颈部疾病引起的头痛
　11.3 眼部疾病引起的头痛
　11.4 耳部疾病引起的头痛
　11.5 鼻或鼻窦疾病引起的头痛
　11.6 牙齿或下颌疾病引起的头痛
　11.7 颞下颌关节紊乱引起的头痛
　11.8 茎突韧带炎症引起的头痛或面部疼痛
　11.9 头痛或面痛,归因于其他头、颈、眼、耳、鼻、鼻窦、牙齿、口腔或其他面部颈椎疾患
12. 头痛,归因于精神疾患
　12.1 躯体化障碍引起的头痛
　12.2 精神疾病引起的头痛

## 药物过量性头痛（MOH）

MOH 指为了急性头痛或其他疼痛状况，而过量使用药物，导致又发生新的头痛、或原有头痛加重的情况（诊断标准见表 32-3）。这类疼痛以往也称作"反弹性头痛""转化性头痛""药物诱导性头痛"和"药物滥用性头痛"。MOH 在初级卫生机构很常见[3]，在头痛专科和疼痛科更加常见[4,5]。

**表 32-3 ICHD-3 中 MOH 的诊断标准**

| |
| --- |
| 已有原发性头痛，发作≥15 天/月 |
| 持续过度使用≥3 个月，>1 种药物，用于急性控制头痛 |

慢性偏头痛在 ICHD-3 的定义为：原发性头痛，每个月发作≥15 天，每日≥4 小时。MOH 是继发性头痛，每个月发作≥15 天，每日≥4 小时，患者既往有发作性偏头痛或头痛的急性过量用药史。站在临床角度上看，这些患者的表型相似（慢性偏头痛和 MOH），因此很难区分，除非停用那些过量药物。ICHD-3 中指出，这两组都停药观察，至药物的作用逐渐消除，才明确诊断。值得注意的是，MOH 的患者可能因其他疼痛综合征正在服用镇痛剂，如慢性背痛或纤维肌痛。对于发作性偏头痛患者，MOH 可能发生于不同的急性药物（无论哪种情况、哪种药物），但其转化为慢性每日头痛的效力是多变的。偏头痛患者使用阿片类药物 8 天/月，或巴比妥类药物 5 天/月，最有可能从发作性偏头痛，转化

为慢性偏头痛或药物过量性头痛[6]。其他偏头痛的急性治疗药物，如曲普坦、复方镇痛剂，以及 NSAIDs，如果使用超过 10～15 天/月，也会导致 MOH[6]。总之，为预防 MOH，应指导患者：如要使用急性头痛药物，不要超过每周 2 天。

## MOH 的发病机制

MOH 的发生是急性镇痛药、抗偏头痛药与原发性头痛患者相互作用的结果。从发作性头痛转化为慢性头痛，已提出多种机制，还有些假说[7]包括中枢敏化[8,9]、皮质过度兴奋[10]、激惹、戒断，适应、基底膜渗漏[11]。尤其阿片药物已被证实，通过增加脊髓背角、尾核的兴奋性神经传导，造成三叉神经元持续促伤害性神经适应。阿片类药物还通过三叉初级传入神经元的降钙素相关肽（CFRP）表达增加，导致痛觉过敏[12]。

ICHD-3 里又将 MOH 根据过量用药的种类，分为不同亚型，如下表所概述（表 32-4）。

**表 32-4 药物过量性头痛，ICHD-3 诊断标准[1]**

| |
| --- |
| 8.2.1 麦角胺过量性头痛 |
| 8.2.2 曲普坦过量性头痛 |
| 8.2.3 单纯镇痛药过量性头痛 |
| 　8.2.3.1 对乙酰氨基酚过量性头痛 |
| 　8.2.3.2 阿司匹林过量性头痛 |
| 　8.2.3.3 其他 NSAID 过量性头痛 |
| 8.2.4 阿片过量性头痛 |
| 8.2.5 复方镇痛药过量性头痛 |
| 8.2.6 未确认的多种药物、而非单一用药，引起 MOH |
| 8.2.7 其他药物引起的 MOH |

# MOH 的治疗

需要减量至完全停用那些因过度使用而导致 MOH 的急性药物。当然对于 MOH 若能防患于未然是最好的。MOH 的常见原因是急性致残性偏头痛发作的治疗不理想。大部分时间，急性偏头痛疗效不佳，是因为没有使用特异性治疗偏头痛的药物，或这些药物的用量没有达到治疗剂量。特异性抗偏头痛药物，如 DHE 和曲普坦，应作为偏头痛急性治疗的首选；随后如果血管活性药物存在禁忌证，可以使用 NSAIDs。如前所述，一项基本准则是要限制急性治疗不超过每周 2 天。如果患者在不同的日子接受不同的急性治疗，那这些天数是要累计的。例如，6 天 NSAIDs，6 天曲普坦，4 天阿片类药物，共计急性治疗天数为 16 天。目标是让患者急性治疗的天数少于 10 天/每月，减少阿片类药物（＜8 天）和巴比妥（＜5 天）药物，从而预防 MOH 的发生。但推荐是根本不将巴比妥和阿片类药物作为偏头痛的急性治疗。完全清除滥用的药物在门诊通常是可行的，但偶尔禁用药物在门诊不能安全停药，如高剂量巴比妥，那就需要住院戒药。有时过渡治疗，运用静脉输注抗偏头痛药物（DHE、丙戊酸盐、镁剂、激素、昂丹司琼、神经安定剂），对患者病情的成功转归是必要的。门诊患者短期口服激素（泼尼松 60 mg 口服 3～5 天）或静脉激素（地塞米松 12 mg，或 8 mg，或 4 mg），也可用于过渡期，以缓冲戒药带来的波动。

过量使用急性药物，使发作性头痛转化为慢性每日头痛的另一个主要因素，是每月头痛的天数。如果患者首年的头痛天数为 6～10 天/月，那么 1 年后发生慢性每日头痛的概率，是低频头痛者的 6 倍；而若首年基线频率为头痛天数 11～14 天/月，则此概率高达 20 倍[13]。因此，开始日常预防性治疗偏头痛很重要，得以限制头痛的天数，从而防止转化为慢性偏头痛。肉毒毒素 A（Onabotilinumtoxin A，onabot，商品名 BOTOX）是可预防慢性偏头痛的另一选择，可以从洗脱期的第一天开始预防用药，也是唯一 FDA 批准的慢性偏头痛治疗药物。MOH 治疗的总体原则概括见表 32 - 5。

**表 32 - 5　治疗/管理 MOH 应遵循的总体原则**

预防 MOH 发生是最好的策略

向患者提供关于 MOH 概念的教育，并建立治疗联盟是 MOH 早期治疗的关键。护理者和患者的耐心都很重要，因为 MOH 的治疗需要 3～6 个月才会临床显效

对于偏头痛，应使用偏头痛特异性药物，以推荐剂量合理治疗偏头痛急性发作，避免一过性药物过量治疗头痛

在已确诊的 MOH 病例，尽早预防用药，以减少每月头痛的天数，同时完全停用相关药物

必须完全停用致病的过量药物，才能获得成功

目标为无论何故使用急性镇痛药、抗偏头痛药物，限少于 2 天/周

如同任何慢性头痛和疼痛疾患，进行 MOH 治疗的时候，必要时采用多学科治疗，如心理科、精神科、PT/OT

应有随访计划，因为这些患者可能落回药物过量和头痛慢性化的循环

# CSF压力增高引起的头痛

颅内CSF压力增高,会引起明显的继发性头痛。颅内压增高可能在没有明确原因下发生,也可见于特发性颅内高压(idiopathic intracranial hypertension,IIH)、良性颅内高压(benign intracranial hypertension,BIH)、假性脑瘤,颅内压的增高可归因于多种继发因素(表32-6)。正常CSF压力介于0.69~2.45 kPa。当颅内压力增加,伴有头痛、视神经乳头水肿、以及颅内压增高引起的其他体征和症状(心动过缓、血压增高、心室大小改变),而没有继发性原因,可归类为IIH(表32-7 ICHD-3诊断标准)。腰椎穿刺(Lumbar puncture,LP)是诊断假性脑瘤的必要手段。常见于肥胖中年女性。

表 32-6 颅内压增高的常见继发性病因

| |
| --- |
| 颅内肿块或水肿 |
| 脑膜炎 |
| 维生素A中毒 |
| 颅内静脉窦血栓 |
| 甲状腺功能减退症/甲状旁腺功能减退症 |
| 肥胖 |
| 肾脏疾病 |
| 脑病,继发于毒素、药物、或稳态紊乱,如高血压和代谢性脑病 |
| 颈部切开术引起的纵隔和颈静脉阻塞 |
| CSF流动障碍,由脑基底部疾病引起,如Arnold-Chiari畸形 |

表 32-7 特发性颅内高血压,ICHD-3 诊断标准[1]

| |
| --- |
| CSF压力>250 mm(通过侧卧位腰椎穿刺测量,不使用镇静药物;或通过硬膜外、脑室内监测) |
| 证实至少有以下两种原因 |
| 头痛的发生与IIH时间相关,或导向其发病 |
| 可以通过降低颅内压而缓解头痛 |
| 当颅内压增加,头痛瞬时加剧 |

## 特发性颅内高压的治疗

· 由于颅内压增高,IIH患者存在视力丧失和发生脑神经麻痹(尤其第6对神经麻痹)的风险。

· 治疗目标应为降低颅内压,可通过药物或腰穿实现,这既是诊断性的,也是治疗性的,至少能暂时降低颅内压。

· 常用于治疗IIH的药物如下:

· 乙酰唑胺(碳酸酐酶抑制剂)1~4 gm/d。

· 呋塞米(商品名速尿)40~120 mg/d。

· 托吡酯(商品名妥泰)100~200 mg/d。

· 推荐所有肥胖的IIH患者减重。

· 多数情况下建议神经外科和神经眼科会诊,建立多学科团队治疗这种复杂的继发性头痛病症。视神经开窗术,在一些病例中用于保存视力,但此操作对头痛没有帮助。

· 脑室腹腔分流,或腰-腹腔分流,可用于IIH难治性病例的头痛治疗和视力保存。

# 低颅内压引起的头痛

脑脊液（CSF）压力偏低也与头痛相关。低颅压头痛可发生在腰穿之后，由于 CSF 瘘；或因自发性渗漏，导致 CSF 压力降低（表 32－8 诊断标准）。低颅压头痛是典型的直立性头痛，当早晨患者站立时头痛加重，躺下后头痛缓解。

低颅压头痛在疼痛介入治疗中较常见，尤见于做硬膜外穿刺时意外穿破硬膜（见表 32－9 低颅压头痛的特点和治疗）。

**表 32－8 低 CSF 压性头痛的诊断标准**

| |
| --- |
| 低 CSF 压（＜60 mmCSF）和/或影像学上 CSF 渗漏的证据（影像检查见脑疝，静脉注射造影剂后硬脑膜增强） |
| 头痛的发生与低 CSF 压的时间相关，或导向其发病 |

**表 32－9 低 CSF 压力性头痛的其他特征**

| |
| --- |
| 头痛为双侧，双侧额部或双侧枕部 |
| 常为搏动性，会有畏光 |
| 耳鸣和听力下降 |
| 眩晕、头晕和步态异常 |
| 恶心和呕吐 |
| 多发颅神经麻痹表现，伴水平复视 |
| 当从坐位或卧位起身或站立，15 min 内头痛加重，平躺后缓解 |
| 低 CSF 压性头痛的神经影像学有着特殊的作用。最可靠的是 MRI，用或不用钆增强，常能证实硬脑膜增强，脑疝（后颅窝挤压，小脑扁桃体疝），视交叉扁平，脑室压迫，有时硬膜下血肿或囊肿 |
| MRI 或 CT 脊髓造影，可证实硬膜外和蛛网膜外积液或渗漏，脑膜憩室，或神经根管扩张 |

**续 表**

| |
| --- |
| 全脊柱脂肪抑制磁共振成像，常能确定泄漏部位 |
| **低 CSF 压力性头痛的治疗**[15] |
| 处理低 CSF 压力的第一步，是确定低 CSF 的压力。如果头痛在 LP 之后即刻发生，会在 1 周内自行改善 |
| 初步保守治疗包括卧床休息，静脉补水，咖啡因（口服 300 mg），单纯镇痛药物，激素，茶碱（口服 282 mg，3 次/d），甚至腹部绑带 |
| 硬膜外注射血液和盐水可能有效 |
| 在极少数情况下，可能需要对渗漏或瘘管进行手术矫正 |
| 预防 LP 后头痛，可使用无切面的 LP 细针，拔针前放入针芯，置针时斜面与硬脊膜纤维平行穿刺 |

# 颅内肿瘤引起的头痛

颅内肿瘤或癌症会导致颅内压增加，可表现为头痛、癫痫、神经功能障碍、或精神混乱。颅内病变的头痛患者，大多为转移病灶，而非原发性神经系统肿瘤（见表 32－10 颅内肿瘤相关头痛的诊断标准）。牵扯脑部痛敏感结构，是颅内新生物导致头痛的推论解释。颅内肿瘤相关头痛的常见亚型表现包括：紧张性头痛、偏头痛、TACs 如丛集性头痛[16]。

**表 32－10 颅内肿瘤引起的头痛，
ICHD－3 诊断指标**[1]

| |
| --- |
| 已证实颅内肿瘤占位 |
| 已证实头痛的原因至少有以下 2 条： |
| 　头痛的发生与肿瘤的发病时间相关，或导向其发病 |
| 以下情况之一或全部： |
| 　当肿瘤恶化，头痛加重 |
| 　当肿瘤成功治疗，头痛改善 |

续 表

头痛至少有以下一种：
　　进行性改变
　　随 Valsalva 样手法而加重
　　早上、或白天小睡后加重

## 颅内肿瘤相关头痛的治疗

肿瘤性头痛的治疗，起初局限于高剂量激素，尤其地塞米松 10 mg 静脉注射，每日 8～12 小时，直至症状得到缓解；进一步应聚焦于肿瘤治疗，行合适的放疗和化疗。对于病情进展严重的患者，应在缓和医学科治疗，其重点在于症状缓解。和其他头痛不同，如果阿片在晚期肿瘤患者能有效治疗头痛，那么使用阿片类药物就是恰当的。

### 颈源性头痛

在 ICHD-3 中，颈源性头痛归类于颈部疾病引起的头痛（表 32-11）。颈源性头痛是颈椎及其组成部分病变的结果，如骨，椎间盘和软组织，有时伴颈痛。有发生此类头痛风险的患者，是那些病史里有颈部创伤、颈椎关节强硬、椎间盘退行性疾病、和小关节炎症的病史。真正的颈源性头痛，常为单侧，沿枕额区放散。颈源性头痛的可能机制，是通过刺激上段颈神经根，尤其 C1 和 C2，进而激活三叉神经尾核。诊断关键在于患者不符合慢性偏头痛、MOH、或持续性半侧头痛的诊断标准；头痛的临床表现不符合 ICHD-3 中的原发性或继发性头痛。

表 32-11　ICHD-3 颈源性头痛的诊断标准[1]

| |
|---|
| 临床、实验室和/或影像学证据，发现颈椎或颈部软组织内，可导致头痛的病变 |
| 至少有以下 2 条证实的病因： |
| 　头痛的发生，与颈部疾病或表现的发作，有时间相关性 |
| 　头痛改善或缓解，随颈部病变的改善同时发生 |
| 　颈椎活动度降低，当刺激颈椎明显触发头痛加剧 |
| 　当诊断性阻滞颈椎结构或其神经支配，头痛解除 |

## 颈源性头痛的治疗

颈源性头痛的初始治疗，包括简单的镇痛药（NSAIDs，对乙酰氨基酚）和肌肉松弛药。通常，GON 阻滞有助于暂时缓解头痛。一般来说，介入治疗，如颈椎小关节/后内侧支阻滞/射频消融术（$C_2$～$C_4$），既可作为诊断，又可作为治疗。除非有禁忌证，应推荐患者去做物理治疗，着重于相关躯体/肌筋膜的松解。

### 颅内或颈部血管病变导致的头痛

颅内血管，包括动脉和静脉，都是疼痛敏感的结构。颅内和颈部血管疾病尤其与突发头痛相关（见表 32-12 诊断指标）。有时这种头痛的强度，可在数秒至数分钟内达峰值，被称为"爆裂样头痛"。

确定血管性头痛的原因相对较容易，因其往往急性起病、伴有神经功能障碍。常见血管性头痛的原因见表32-13。头痛与血管事件时间相关，能够迅速改善。

**表32-12 头颈部血管疾病引起的头痛，ICHD-3诊断标准**

通常是患者以前没有的急性新发头痛
证实存在导致头痛的头颈部血管疾病
病因证据符合以下至少2条：
　头痛的发生与头颈部血管疾病有时间关联
　以下一条或全部：
　头痛随头颈部血管疾病的加重而加剧
　头痛随头颈部血管疾病的改善而缓解
　头痛有血管性头痛的典型特征
　存在其他病因的证据

**表32-13 血管性头痛的常见原因**

颅内出血
　蛛网膜下出血
　脑出血（高血压，创伤）
脑缺血事件
　血栓性脑卒中
　短暂性脑缺血发作（TIA）
动脉炎
　原发性CNS动脉炎
　巨细胞动脉炎
静脉血栓形成
　脑静脉血栓形成
未破裂的血管畸形
　动静脉畸形、瘘
　颅内囊性动脉瘤
　海绵状血管瘤
椎动脉或颈动脉相关的疼痛
　颈动脉内膜切除术后头痛
　血管成形术后头痛
　颈动脉切开

*续　表*

　动脉瘤夹闭术后头痛
　支架术后头痛
其他血管性原因
　可逆性脑血管收缩综合征（RCVS）
　线粒体性脑病，乳酸酸中毒和卒中样发作（MELAS）
　脑常染色体显性动脉病，伴皮质下梗死和脑白质病（CADASIL）

## 血管性头痛的治疗与管理原则

· 与血管疾病相关的头痛，如脑卒中和出血，其特征是自限性，一般不需要长期治疗。

· 但有时这些头痛确实需要长期的医治。常用的药物包括对乙酰氨基酚（口服1 gm每6小时或8小时）或曲马多（50～200 mg/d，分次服用）。仅考虑短期使用阿片类药物，酌情用于那些滥用、依赖和成瘾风险较低的患者。

· 巨细胞动脉炎，是一种大血管的血管炎，常影响50岁以上的女性，表现为头痛、跛行、晨僵、轴向痛。诊断先证实血沉增高，随后行颞动脉活检。颞动脉炎（巨细胞动脉炎，GCA）头痛的特异性治疗包括高剂量激素（60～80 mg/d），有时联用其他免疫抑制剂最长2年，然后缓慢减量[17]。治疗可以通过炎症参数如血沉，来监测和指导。

· 可逆性脑血管综合征（RCVS），应与原发性CNS血管炎区分，后者是自身免疫性血管病变，需要长期的免疫抑制剂治疗，跟 GCA 类似。RCVS 是短暂的血管痉挛，表现为急性突然的爆裂样头痛[18]，应使用钙离子通道阻滞剂，如维拉帕米 240 mg 每日口服，或尼莫地平 60 mg 每 6～8 小时口服，持续 8～12 周。总疗程尚未明确，可根据临床情况适当延长。RCVS 可以随着时间的推移反复发作爆裂样头痛。

• 某些药物，如曲普坦和麦角类，应避免用于血管相关头痛，因其可能加重神经血管病变，如 RCVS 的血管痉挛、或 GCA 血管进一步狭窄、缺血性脑卒中、或动脉瘤。NSAIDs 和阿司匹林应避免用于颅内出血相关头痛。

## 结论和总结

继发性头痛的评估，应聚焦于潜在的疼痛解剖结构，如头颈部的血管、脑膜、骨结构、脑神经和外周神经、肌筋膜结构，及其相关的病理生理学改变。没有哪个年龄段不会发生继发性头痛，但高龄更容易存在头痛的严重病因，如肿瘤和血管事件，包括出血、GCA、脑卒中和 TIA。

免疫缺陷患者的任何新发头痛或疼痛性质变化，如 HIV 感染、化疗后或恶性肿瘤，应考虑为继发性头痛，并进行检查。用 SNOOP 记忆法筛查继发性头痛的病因。普通或增强 MRI 检查颅内病变优于 CT。当虑及血管疾病，MR 或 CT 血管造影是特异性检查。可选用 MR 静脉造影，检查皮质静脉栓塞。成功治疗继发性头痛，涉及多个医学专科，包括神经内科、神经外科、神经血管外科、神经肿瘤学科、疼痛科和头痛药物学科。

（王苑　译，范颖晖　王苑　校）

## 参考文献

[ 1 ] Headache Classification Committee of the International Headache Society（IHS）. The international classification of headache disorder, 3rd edition, Beta version. Cephalalgia. 2013；33：629 - 808.

[ 2 ] Dodick DW. Clinical clues and clinical rules：primaryversus secondary headache. Adv Stud Med. 2003；3：S550 - 5.

[ 3 ] Rapoport A，Stang P，Gutterman DL，Cady R，Markley H，Weeks R，et al. Analgesic rebound headachein clinical practice：data from a physician survey. Headache. 1996；36(1)：14 - 9.

[ 4 ] Mathew NT. Transformed migraine, analgesicrebound, and other chronic daily headaches. Neurol Clin. 1997；15（1）：167 - 86.

[ 5 ] Bigal ME，Sheftell FD，Rapoport AM，Tepper SJ，Lipton RB. Chronic daily headache：identification offactors associated with induction and transformation. Headache. 2002；42(7)：575 - 81.

[ 6 ] Bigal ME，Serrano D，Buse D，Scher A，Stewart WF，Lipton RB. Acute migraine medications and evolution from episodic to chronic migraine：alongitudinal population-basedstudy. Headache. 2008；48(8)：1157 - 68.

[ 7 ] Bigal ME，Lipton RB. Concepts and mechanisms ofmigraine chronification. Headache. 2008；48(1)：7 - 15.

［8］Srikiatkhachorn A. Chronic daily headache: a scientist'sperspective. Headache. 2002; 42(6): 532 - 537.

［9］Srikiatkhachorn A, Tarasub N, Govitrapong P. Effectof chronic analgesic exposure on the central serotoninsystem: a possible mechanism of analgesic abuseheadache. Headache. 2000; 40(5): 343 - 350.

［10］Srikiatkhachorn A, le Grand SM, Supornsilpchai W,Storer RJ. Pathophysiology of medication overuseheadache-an update. Headache. 2014; 54(1): 204 - 210.

［11］Moskowitz MA. Neurogenic versus vascular mechanismsof sumatriptan and ergot alkaloids in migraine. Trends Pharmacol Sci. 1992; 13(8): 307 - 311.

［12］De Felice M, Porreca F. Opiate-induced persistentpronociceptive trigeminal neural adaptations: potentialrelevance to opiate-induced medication overuseheadache. Cephalalgia. 2009; 29(12): 1277 - 1284.

［13］Katsarava Z, Schneeweiss S, Kurth T, et al. Incidenceand predictors for chronicity of headache in patientswith episodic migraine. Neurology. 2004; 62: 788 - 790.

［14］Mokri B. Low cerebrospinal fluid pressure syndromes. Neurol Clin. 2004; 22(1): 55 - 74.

［15］Schievink WI. Spontaneous spinal cerebrospinal fluidleaks. Cephalalgia. 2008; 28(12): 1345 - 1356.

［16］Forsyth PA, Posner JB. Headaches in patients with braintumors: a study of 111 patients. Neurology. 1993; 43 (9): 1678 - 1683.

［17］Weyand CM, Goronzy JJ. Giant-cell arteritis andpolymyalgia rheumatica. Ann Intern Med. 2003; 139(6): 505 - 515.

［18］Calabrese LH, Dodick DW, Schwedt TJ, Singhal AB. Narrative review: reversible cerebral vasoconstrictionsyndromes. Ann Intern Med. 2007; 146(1): 34 - 44.

# 第三十三章 口面疼痛综合征(除外三叉神经痛)

颖(艾米)·叶,詹尼弗·S.克里格

## 定义

在国际头痛疾病分类第三版(ICHD-3版)中,"原发性"指原因不明的疼痛;"继发性"指由特定病变或异常引起的疼痛。神经病变,被定义为"神经功能紊乱或病理改变(单个神经:单神经病变;多个神经:多发性单神经炎;弥漫性和双侧发病:多神经病变)。神经病变不包括神经失用、神经断裂、神经切断、和由短暂影响(如击打、拉伸或癫痫放电)而引起的神经紊乱('神经源性'适用于此类疼痛)"。"神经痛",简单定义为"神经支配区域的疼痛",而不限于"阵发性疼痛"。

大部分诊断已列入第十三章的国际头痛疾病分类、痛性颅神经病变、其他面痛,还有少数几个在第十一章有所讨论。

## 核心理念

- 三叉神经、舌咽神经和迷走神经的传入纤维,以及中间神经,介导面部、口腔和头部的疼痛。中枢或外周神经系统损伤,或因温度、压力造成的神经紊乱,会导致头面部疼痛。

- 抗惊厥药、三环类抗抑郁药、5-羟色胺/去甲肾上腺素再摄取抑制剂、选择性5-羟色胺再摄取抑制剂、肌肉松弛剂,均已单独或联合用于治疗头、面、口腔疼痛。除了带状疱疹感染引起的Ramsay Hunt综合征,尚未有药物获得FDA批准应用于此类病症。

- 舌咽神经痛是耳部、下颌角下方、扁桃体窝或舌根的单侧重度刺痛。吞咽、说话和咳嗽会诱发疼痛。

- 中间神经痛表现为内耳道深处短暂的阵发性疼痛。它可以是特发性的、或由带状疱疹感染引起,后者也称作Ramsay-Hunt综合征。

- 视神经脱髓鞘引起的视神经炎,表现为随眼球运动而加重的重度眼球后部疼痛,视力,尤其中心视力减弱。大约90%的患者出现严重头痛。

- 单侧前额或眼眶疼痛可能由眼球运动神经缺血引起,这导致同侧第3、第4或第6对颅神经支配区无力,引起复视。

- Tolosa Hunt综合征由海绵窦、眶上裂或眼眶的肉芽肿炎症引起,表现为单侧眼痛和第3、第4或第6对颅神经支配区无力引起的复视。

- Raeder's综合征(副三叉神经眼交感神经综合征),是中颅窝或颈动脉的疾病,导致三叉神经的第Ⅰ支(偶尔扩散到第Ⅱ支)持续的单侧疼痛。有时伴有霍纳综合征。

· 痛性眼肌麻痹性神经病变，出现在儿童时期，其特征是眼球运动神经反复发作性衰弱，多见于第 3 对颅神经。发作之前或同时伴有同侧头痛。

· 烧灼口综合征，以前称为"舌痛症"或"口腔痛"，表现为口腔烧灼或舌痛。最常见于中年女性。

· 持续性特发性面痛，也称为非典型面痛，表现为面部或口腔疼痛，影像学检查未发现神经缺陷或异常。

· 中枢神经系统病变，尤其多发性硬化或脑卒中后引起的三叉神经或丘脑的上行连接病变，可导致单侧面部疼痛。

· 颞颌关节紊乱时，受累的下颌骨活动会导致头痛。

### 舌咽神经痛

#### 流行病学

舌咽神经痛尽管表现出类似的疼痛症状，但比三叉神经痛罕见。对明尼苏达州罗切斯特市人群进行的一项 39 年（1945～1984 年）回顾性研究发现：人群中舌咽神经痛的发病率为 0.7/10 万人/年。

## 病理生理学

与三叉神经痛相似，舌咽神经痛可为特发性或继发性。当存在第 9 和第 10 对颅神经的血管压迫或损伤如颈动脉瘤、占位性病变如桥小脑角肿瘤或扁桃体周围脓肿、外伤，会发生舌咽神经痛。舌咽神经痛更常见于 Paget 病和干燥综合征，而非多发性硬化。Eagle 综合征，即茎突过长综合征，表现为单侧头痛、颈痛、咽痛、面痛，由骨化的茎突舌骨韧带压迫第 9 对颅神经所致。

### 临床特征和诊断（表 33 - 1）

舌咽神经痛发作时间持续约 30 秒，疼痛短暂而剧烈。在疼痛发作间歇期，患者会有钝痛感。疼痛常位于左侧。与三叉神经痛不同，小部分舌咽神经痛患者为双侧疼痛。疼痛最常累及喉咙，但也会影响到下颌骨、耳、舌。约 30% 的患者会经历疼痛放射至颞、颈、肩。大多数患者确认吞咽会触发疼痛。有些患者还发现说话、咀嚼和打喷嚏也会导致疼痛发作。舌咽神经痛的诊断主要依靠临床表现。但是所有的患者都应该进行 MRI/MRA 检查，以排除肿瘤或血管病变。还应行头颅前后位平片检查，评估茎突。

**表 33 - 1　舌咽神经痛的诊断标准**

A. 发作 3 次标准 B 和 C 中所述的单侧疼痛

B. 疼痛位于舌后部、扁桃体窝、咽、下颌角和/或耳内

C. 疼痛特征符合以下任意 3 项

1. 持续数秒至 2 分钟的反复阵发性发作

2. 疼痛剧烈

3. 锐痛、枪击样或刺痛

4. 吞咽、咳嗽、说话或打哈欠会诱发疼痛

D. 神经系统体格检查或影像学检查正常

E. ICHD - 3 中没有其他更合适的诊断

### 治疗和预防

抗惊厥药是舌咽神经痛的一线治疗。

- 通常首先尝试卡马西平、奥卡西平和加巴喷丁。

——卡马西平：从睡前小剂量开始，每3天缓慢增加剂量，至症状缓解或总量达1 200 mg/日，每日2次。监测药物浓度、血常规和肝功能。

——奥卡西平：滴定给药至症状缓解，或最大剂量为1 200 mg/次，每日2次。监测药物浓度、血常规和肝功能。

——加巴喷丁：每日300 mg（通常睡前给药）逐渐增加剂量至症状缓解，或总量达3 600 mg/日，每日3～4次。肾功能不全患者慎用。

——普瑞巴林：从夜间50 mg开始，逐渐增加剂量至症状缓解，或150 mg/次，每日3次。肾功能不全患者慎用。

- 其他抗癫痫药
- 肌肉松弛药如巴氯芬，单独使用，或与抗癫痫药联用。

——睡前口服10 mg巴氯芬，每3天增加10 mg，至最大剂量为120 mg/日，每日3次。抗惊厥药联合巴氯芬可能会增加前者的疗效。

- 当发现明确的损伤时，可建议外科手术治疗。术中推荐使用神经刺激仪确定这一诊断。

# 中间神经(面神经)痛

## 原发性中间神经痛

### 流行病学

原发性中间神经痛也称为膝状神经痛，是一种发病率或患病率不明的罕见疾病。该病最常见于中年女性，中位发病年龄为41岁。

## 病理生理学

原发性中间神经痛背后的病理生理学尚不清楚。目前一种理论认为：中间神经痛是由于血管压迫面神经的一个小分支，即Wrisberg中间神经引起的。

## 临床特征和诊断

原发性中间神经痛患者，表现为单侧内耳电击感。疼痛通常持续数秒钟，但也有些患者疼痛可持续长达2分钟。大多数患者耳道后部有疼痛触发区，会避免接触该区域。一般患者在症状发作间歇期没有疼痛。有些患者主诉流泪或流涎变化，偶尔有味觉改变。基于临床表现诊断原发性中间神经痛。须行MRI排除后颅窝或脑干的病变或肿瘤。还可以进行MRA以确认附近血管对中间神经的压迫。应注意排除带状疱疹，它也可能导致类似的症状(表33-2)。

**表33-2　原发性中间神经痛的诊断标准**

A. 发作3次标准B和C中所述的单侧疼痛

B. 疼痛位于耳道，有时放射至顶枕区

C. 疼痛特征符合以下任意3项

1. 持续数秒至数分钟的反复阵发性发作

2. 疼痛剧烈

3. 刺痛、枪击样痛或锐痛

4. 刺激耳道后壁和/或耳周的触发区能诱发疼痛

D. 神经系统体格检查或影像学检查正常

E. ICHD-3中没有其他更合适的诊断

## 治疗和预防

原发性中间神经痛的一线治疗如下。

- 卡马西平：从睡前小剂量开始，每3天缓慢增加剂量至症状缓解或总量达1 200 mg/d，每日2次。监测药物浓度、血常规和肝功能。

- 奥卡西平：滴定给药至症状缓解或最大剂量为1 200 mg/次，每日2次。监测药物浓度、血常规和肝功能。

- 加巴喷丁：300 mg/日（通常睡前给药）逐渐增加剂量至症状缓解或总量达3 600 mg/日，每日3～4次。肾功能不全患者慎用。

- 普瑞巴林：从夜间50 mg开始逐渐增加剂量至症状缓解或150 mg/次，每日3次。肾功能不全患者慎用。

- 巴氯芬：睡前10 mg口服，每3天增加10 mg至最大剂量为120 mg/日，每日3次。在抗惊厥药中加入巴氯芬可能会增加前者的疗效。

- 外科手术选择，包括中间神经切除或颅神经减压，但疗效不佳。

## 中间神经（面神经）痛，归因于带状疱疹（Ramsay-Hunt综合征）

### 流行病学

继发性中间神经病变，也叫Ramsay-Hunt综合征，或耳带状疱疹，是非创伤性面部麻痹的第二大常见原因。16%的儿童面部麻痹和18%的成人面瘫由该病引起。发病率随着年龄增长而增加。6岁以下儿童很少发病。目前尚未发现该病与性别相关。男性和女性的平均发病年龄均约50岁。

### 病理生理学

既往感染过水痘带状疱疹病毒后，病毒潜伏在背根神经节中。重新激活该病毒可导致带状疱疹。病毒感染第7对颅神经特别是膝状神经节后，会发生耳带状疱疹。

### 临床特征和诊断（表33-3）

急性带状疱疹患者在出现皮疹前2～3天，常会经历锐痛、刺痛和瘙痒感。感觉异常和皮疹按神经支配的皮区分布，不越过中线。皮疹随后会发展成水疱和脓疱，3～5天出现新的皮损，7～10天结痂。当潜伏在膝神经节内的水痘-带状疱疹被激活时，出现耳带状疱疹。这些患者会出现同侧面瘫和耳痛，以及同侧耳廓和外耳道的水泡。许多患者出现味觉和听觉的改变。一些患者可能流泪增多。眩晕也比较常见。诊断耳带状疱疹依靠临床表现和耳周疱疹。可采用直接免疫荧光测定法，或聚合酶链反应（PCR），检测水痘-带状疱疹病毒以明确诊断。

表33-3　带状疱疹性中间神经（面神经）痛（Ramsay-Hunt综合征）的诊断标准

A. 符合标准C的单侧面部疼痛

B. 疱疹出现在耳朵和/或口腔黏膜，中间神经的支配区域

C. 包括以下两项因果关系的证据：

续　表

1. 疼痛出现后 7 天内出现疱疹
2. 疼痛出现在中间神经支配区域
D. 周围性面部乏力
E. ICHD-3 中没有更合适的诊断

## 治疗

　　急性带状疱疹和相应的耳带状疱疹可以进行抗病毒治疗。这些药物的适应证包括：

　　—年龄>50 岁

　　—中到重度疼痛—重度皮疹

　　—面部或眼部受累

　　—带状疱疹并发症风险高

　　—免疫缺陷患者

　　对于免疫功能正常的患者，推荐以下抗病毒治疗方案：

　　—阿昔洛韦：800 mg，口服，5 次/天，持续用药 7～10 天

　　—泛昔洛韦：500 mg，口服，3 次/天，持续用药 7 天

　　—伐昔洛韦：1 g，口服，3 次/天，持续用药 7 天

　　—溴夫定：125 mg，口服，1 次/天，持续用药 7 天

　　免疫缺陷患者可能需要静脉使用抗病毒药物：

　　—阿昔洛韦：10 mg/kg，每 8 小时静脉注射 1 次，持续用药 7～10 天

### 疼痛控制

　　耳带状疱疹的患者早期应用泼尼松治疗能显著改善疼痛。

　　• 泼尼松 60 mg×2 天，然后在 10 天内逐渐减量。

　　• 加巴喷丁（300～3 600 mg/天）。

　　• 卡马西平或奥卡西平。

　　• 可使用阿片类药物，但仅用于短期疼痛控制。

　　• 星状神经节阻滞。

　　• 冰敷。

　　• 皮肤外敷硫酸铝。

### 预防

　　为预防带状疱疹及其后遗神经痛，50 岁或以上人群可常规接种带状疱疹疫苗。该疫苗的浓度是水痘疫苗的约 14 倍。由于它是减毒活疫苗，因此不应将其用于免疫缺陷的患者。为了控制带状疱疹播散，建议患者避免触碰受累皮区。免疫缺陷患者也应该注意避免空气传播感染。

## 视神经炎

### 流行病学

　　视神经炎的年发病率约为 6.4/10 万人，常见于多发性硬化患者。15%～20% 的多发性硬化患者首发症状为视神经炎。大约 50% 的多发性硬化患者一生中会出现视神经炎。女性较男性高发视神经炎，发病年龄一般在 20～50 岁。高加索人患视神经炎的风险更高。

### 病理生理学

　　视神经炎性脱髓鞘导致视神经炎。

多发性硬化中,炎症和脱髓鞘,导致轴索损害和神经胶质细胞增生,这一过程也见于视神经炎患者。虽然大多数视神经炎继发于多发性硬化,但它也可能继发于感染和线粒体疾病。

## 临床特征和诊断(表33-4)

急性发作视神经炎的患者,会在数小时至数天内出现视力迅速下降,时间不超过1～2周。大多数患者失去色觉和中心视力,并出现中心暗点。90%以上的患者经历随眼球运动而加剧的疼痛。虽然有些患者可能是双侧视神经炎,但症状是单侧的。75%的患者1周后疼痛消失,2～4周后视力恢复。部分患者可能会发生慢性视神经炎,出现持续视力下降和色觉缺失。

根据临床表现和眼底镜检查,显示视神经盘水肿,做出诊断。建议患者行MRI检查排除多发性硬化。不典型患者,如出现双侧视力下降和疼痛,应考虑腰椎穿刺,排除感染。

**表33-4　视神经炎的诊断标准**

A. 符合标准C的单侧或双侧头痛
B. 临床表现、电生理检查、影像学和/或实验室检查证实为视神经炎
C. 包括以下两项因果关系的证据:
1. 头痛发生与视神经炎出现的时间一致
2. 头痛特征满足以下1或2项
a) 疼痛位于眶后部、眶前部、额部和/或颞部
b) 眼球运动时疼痛加重
D. ICHD-3中没有其他更合适的诊断

## 治疗和预防

对于急性视神经炎,应给患者甲基强的松龙静脉注射每日1g连续3天,同时口服1 mg/kg泼尼松11天,然后逐渐减量4天。对于激素治疗无效的患者,可以使用血浆置换。慢性视神经炎患者可以进行干扰素治疗,这也可能有助于延缓或预防多发性硬化。

# Tolosa-Hunt 综合征

## 流行病学

Tolosa-Hunt综合征是一种与年龄和性别无关的罕见疾病,年发病率为1/100万。与年龄和性别不相关。

## 病理生理学

Tolosa-Hunt综合征是一种海绵窦的特发性炎症。肉芽肿形成、海绵窦壁淋巴细胞、浆细胞和成纤维细胞浸润,是炎症过程的一部分。炎症导致海绵窦内结构压力增加。病变可能会累及第3、第4和第6对颅神经以及三叉神经上颌支。部分患者的炎症会扩展到颅内,还会累及眼球结构。

## 临床特征和诊断(表33-5)

Tolosa-Hunt综合征患者表现为单侧眼眶疼痛。若不进行治疗,疼痛可持续大约8周,随后疼痛会自行消失。疼痛多数情况下为单侧,4%～5%的患者可能为双侧疼痛。疼痛的性质从钝痛、钻痛剧烈、刺痛不等。除眼痛外,患者还可能出现与炎症蔓延范围相关的颅神经

麻痹。疼痛出现后 2 周发生颅神经麻痹。第 3、第 4、第 5 和第 6 对颅神经受累的患者比例分别为 85%、29%、30% 和 70%。一半的 Tolosa-Hunt 综合征患者一生中会反复出现疼痛。根据头痛先于任何穿过海绵窦的颅神经麻痹这一临床表现和 MRI 检查来进行诊断。MRI 用于排除其他原因导致的痛性眼肌麻痹，如糖尿病、基底脑膜炎、结节病或肿瘤。活检能证实海绵窦或眼球的肉芽肿性炎症。

**表 33 - 5　Tolosa-Hunt 综合征的诊断标准**

A. 符合标准 C 的单侧头痛

B. 满足以下条件：

1. MRI 或活检证实海绵窦、眶上裂或眼眶肉芽肿性炎症

2. 同侧一个或多个颅神经（第 3、第 4 和第 6 对颅神经）衰弱

C. 包括以下两项因果关系的证据：

1. 疼痛先于第 3、第 4 和/或第 6 对颅神经麻痹出现，或与之同时发生

2. 头痛包括同侧眉部和眼睛疼痛

D. ICHD - 3 中没有其他更合适的诊断

## 治疗和预防

· 泼尼松 1 mg/kg×3 天，2 周内逐渐减量。如果泼尼松无效可采用以下疗法：

　　—低剂量放疗

　　—免疫抑制剂：环孢素或甲氨蝶呤

　　每 1～2 个月进行一次 MRI 随访，直到病变痊愈，随后每 6 个月进行 1 次持续 2 年的 MRI 检查。

# 副三叉神经眼交感神经综合征（Raeder's 综合征）

### 流行病学

Raeder's 综合征是一种累及 18～65 岁男性的罕见疾病，中老年发病者居多。确切的发病率尚不清楚。

## 病理生理学

Raeder's 综合征由中颅窝占位性病变所导致，在这里眼交感神经与颈内动脉相交叉。Raeder's 综合征与 Horner's 综合征相似，仅缺无汗一项，因此 Raeder's 综合征的病变位于颈动脉分叉的远端。颈动脉夹层、颈动脉疾病和炎症都会累及此处，并导致 Raeder's 综合征。

## 临床特征和诊断（表 33 - 6）

Raeder's 综合征的出汗不受影响，其他表现与 Horner's 综合征相似。因三叉神经眼支受累而出现严重的单侧头面部疼痛。大多数患者经历疼痛和轻瘫，在 2 个月内自行缓解。一些患者可能会反复发作。通过 MRI 检查颅中窝病变，MRA 评估颈动脉夹层。

**表 33 - 6　副三叉神经眼交感神经综合征（Raeder's 综合征）的诊断标准**

A. 符合标准 C 的持续性单侧头痛

B. 颅中窝或同侧颈动脉潜在疾病的影像学证据

C. 包括以下两项因果关系的证据：

1. 头痛发生与潜在疾病发作的时间一致

2. 头痛有以下两个特点：

a) 疼痛位于三叉神经眼支区域、伴或不伴上颌支受累

b) 眼球运动时疼痛加重

D. 出现同侧 Horner's 综合征

E. ICHD-3 中没有其他更合适的诊断

## 治疗和预防

关于 Raeder's 综合征有效治疗的资料很有限。有些患者使用述三环类抗抑郁药如阿米替林或去甲替林，以及抗癫痫药物如卡马西平、奥卡西平或加巴喷丁，能有效缓解疼痛。

# 周期性痛性眼肌麻痹性神经病变

## 流行病学

周期性痛性眼肌麻痹性神经病变，以前也称为眼肌麻痹性偏头痛，是一种罕见疾病，年发病率为 0.7/100 万。通常 10 岁以下发病。极少数情况下，患者可能在成年期发病。

## 病理生理学

周期性痛性眼肌麻痹性神经病变的确切病理生理学机制尚不清楚。目前有两种理论，一种观点认为：周期性痛性眼肌麻痹性神经病变，是动眼神经脱髓鞘病变的结果。有些患者的解剖结构可能会促使动眼神经从脑干出口处的脑血管释放神经肽，发生无菌性炎症，最终导致动眼神经脱髓鞘。另一种理论认为：未控制的偏头痛可能会引起周期性痛性

眼肌麻痹性神经病变的症状。正是这两种理论使其命名为周期性痛性眼肌麻痹性神经病变、或眼肌麻痹性偏头痛。

## 临床特征和诊断（表 33-7）

周期性痛性眼肌麻痹性神经病变的经典表现，是儿童伴有严重的单侧头痛，持续数天至 2 周。头痛后，出现由于动眼神经受累，导致患儿同侧瞳孔散大、上睑下垂和复视，这个病程常反复发作。周期性痛性眼肌麻痹性神经病变，是一种排除性诊断，还必须符合上述诊断标准，并至少发作两次。许多患者的钆增强 MRI 在动眼神经池段存在异常，但有些患者（主要是成人）未见异常。

**表 33-7　复发性痛性眼肌麻痹性神经病变的诊断标准**

A. 符合标准 B 的两次发作

B. 单侧头痛伴同侧一、二或全部三支眼部运动神经乏力

C. 排除眼眶、鞍旁或后颅窝病变

D. ICHD-3 中没有其他更合适的诊断

## 治疗和预防

周期性痛性眼肌麻痹性神经病变的治疗资料不多。小型试验和病例报告提示：糖皮质激素、钙通道阻滞剂、β 受体阻滞剂，能使症状有所减轻。

# 烧灼口综合征

## 流行病学

烧灼口综合征最常见于绝经后妇

女,10%～40%的女性有舌部或口腔黏膜烧灼痛的症状。这种情况在年轻女性或男性中很少见。许多烧灼口综合征患者也有睡眠障碍、心理社会或精神紊乱。

### 病理生理学

烧灼口综合征的病理生理机制复杂。目前烧灼口综合征可分为三个不同的病理生理学亚类。在烧灼口综合征患者中,50%～65%属于第一类,其疼痛感由口腔黏膜外周细小神经病变引起。第二类,20%到25%的患者由舌神经、下颌神经或三叉神经的功能障碍导致。第三类,20%～40%的患者,因基底神经节的多巴胺能神经元功能减退,引发热灼口综合征,进而导致中枢疼痛。

### 临床特征和诊断(表33‐8)

烧灼口综合征患者,口腔黏膜表面有烧灼感,常累及舌前2/3、硬腭和下唇。许多患者的疼痛是双侧对称的。疼痛从上午10点左右开始,逐渐加重,但会在夜间减轻。疼痛持续时间每日超过2小时,达3个月以上。许多患者也会出现味觉变化。烧灼口综合征的症状常为自发,也有些患者发病前有口腔治疗或外伤史。2/3的烧灼口综合征患者在最初症状出现后的6～7个月内会自发痊愈。基于临床症状和排除其他疾病进行诊断。注意需要排除引起口腔灼烧感的其他原因,包括局部原因如念珠菌感染、扁平苔藓或唾液分泌不足,以及全身原因如药物治疗(包括化疗药)、贫血、维生素 $B_{12}$ 或叶酸不足、干燥综合征。

**表33‐8　烧灼口综合征的诊断标准**

A. 符合标准 B 和 C 的口腔疼痛
B. 疼痛时间超过 3 个月,每日超过 2 小时
C. 包括以下两项疼痛特征:
1. 烧灼样痛
2. 疼痛位于口腔黏膜表面
D. 口腔黏膜外观正常,包括感觉检查在内的临床检查正常
E. ICHD‐3 中没有其他更合适的诊断

### 治疗和预防

已证实烧灼口综合征的多模式治疗最为成功。如果找到病因,则需要治疗原发病和控制疼痛。推荐的药物包括三环类抗抑郁药、苯二氮䓬类药物和抗惊厥药物。有效剂量因人而异。使用辣椒素漱口液、芦荟护舌剂和针灸也可以减轻疼痛。

# 持续性特发性面痛(persistent idiopathic facial pain, PIFP)

既往也称为非典型面痛。

### 流行病学

持续性特发性面痛是一种罕见疾病,人群总体患病率为 0.03%～1%,其中 3%～12% 的患者接受过牙髓手术。女性病患多于男性。常合并其他疼痛疾病,如纤维肌痛或肠易激综合征,精神类疾病也很常见,而且社会心理障碍的比例很高。

## 病理生理学

持续性特发性面痛的病理生理学机制目前尚不清楚。一种理论认为持续性特发性面痛是由于周围神经损伤或脱髓鞘引起的。另一种理论认为持续的痛觉是由多巴胺传递增加和伤害感受器敏感性增强引起的。

## 临床特征和诊断（表 33 - 9）

患者表现为单侧面痛，包括从前额到下颌的任何区域。与三叉神经痛不同，这种疼痛是持续一致的，每日发作、至少持续 3 个月。患者一般不表现为典型的阵发痛。疼痛性质多样，有深在而剧烈的疼痛，或钝痛、酸痛、抽痛。有些患者在出现持续性面痛的症状之前发生过特定的事件，如轻微的面部创伤或牙科手术；然而大多数患者的疼痛是自发的。通过排除其他疾病进行诊断，包括偏头痛、三叉神经痛和头颈部恶性肿瘤在内的面部疼痛。持续性特发性面痛患者的临床或影像学检查无异常。

**表 33 - 9　持续性特发性面痛的诊断标准**

A. 符合标准 B 和 C 的面部和/或口腔疼痛
B. 疼痛时间超过 3 个月，每日超过 2 小时
C. 包括以下两项疼痛特征：
1. 定位差、不遵循外周神经支配分布
2. 钝痛、酸痛或抽痛
D. 临床神经检查正常
E. 排除了牙科疾病
F. ICHD - 3 中没有其他更合适的诊断

## 治疗和预防

持续性特发性面痛患者会受益于多学科治疗途径。

- 治疗

—三环类抗抑郁药物：阿米替林，每日 25～100 mg。从睡前 10 mg 开始，每周缓慢增加 10 mg，直到症状缓解或总量达 100 mg。

—抗癫痫药：加巴喷丁和普瑞巴林。

—5 -羟色胺/去甲肾上腺素再摄取抑制剂（SNRI）：文拉法辛、去甲文拉法辛和度洛西汀。

—选择性 5 -羟色胺再摄取抑制剂（SSRI）：氟西汀、西酞普兰、依司西酞普兰。

—拉莫三嗪，每日 200～400 mg，复合文拉法辛每日 150～225 mg。

—行为疗法包括认知行为疗法、催眠和压力管理。

—需要告诉患者：外科手术和其他有创治疗可能对持续性特发性面部疼痛弊大于利。

# 多发性硬化（MS）引起的中枢神经病理性疼痛

## 流行病学

多发性硬化约占中枢神经病理性疼痛的 50％。中枢神经病理性疼痛的患病率随着年龄和病程的延长而增加，在 40～60 岁，10～20 年病程者达到发病高峰，但与这些因素并无相关风险的增加。也与多发性硬化引起的残障严重程度无关。

## 病理生理学

多发性硬化引起的中枢神经病理性疼痛，目前被认为是由于中枢神经系统中，疼痛感知相关的神经受损。这些神经的损伤是多发性硬化脱髓鞘病变的结果。疼痛的产生可能由脱髓鞘神经的异位冲动所触发、或发生于非抑制性疼痛通路。

## 临床特征和诊断（表 33‐10）

多发性硬化引起的中枢神经病理性疼痛患者，常因脊髓丘脑束受累，而出现温度觉和痛觉的改变。患者会出现短暂的弥漫痛感，大多数患者会经历慢性持续疼痛。患者常将中枢神经病理性疼痛描述为剧烈的灼烧感。多发性硬化症患者可经历急性和间歇性神经病理性疼痛，导致三叉神经痛、L'Hermitte's 征、视神经炎和舌咽神经痛。多发性硬化患者持续的中枢疼痛，最常见于双侧腿部和双脚，这种状况称为中枢性神经病理性麻痛。66％～95％的四肢中枢神经病理性疼痛患者，还伴有温度觉缺失。诊断多发性硬化引起的中枢神经病理性疼痛，基于临床表现、多发性硬化的诊断，以及 MRI 结果证实存在中枢神经系统病变。

**表 33‐10　多发性硬化引起的中枢神经病理性疼痛的诊断标准**

| |
| --- |
| A. 符合标准 C 的头部疼痛 |
| B. 已诊断 MS。MRI 显示脑干有脱髓鞘或三叉神经核的行投射病变 |

续　表

| |
| --- |
| C. 疼痛与脱髓鞘病变的发生有时间关联，或导致后者发生 |
| D. ICHD‐3 中没有更合适的诊断 |

## 治疗和预防

· 三环类抗抑郁药如阿米替林、去甲替林或氯米帕明。

· 对这些药物没有反应的患者，可以使用卡马西平或拉莫三嗪等抗癫痫药物。

· 一些患者对鞘内巴氯芬有效。

· 多学科疼痛治疗包括药物治疗、认知行为疗法和物理治疗。

# 卒中后中枢痛（CPSP）

## 流行病学

脑卒中患者里，8％～46％会发生卒中后中枢痛，最常见于外侧脑干或丘脑腹后部的卒中患者。尚无证据确定性别、年龄或病变侧别是否作为脑卒中后中枢痛的危险因素。虽然大多数患者会在首次卒中后 6 个月内发生中枢性卒中后疼痛，但其实在卒中后的 10 年内，任何时段均有可能发生。何时发病取决于病变的区域。

## 病理生理学

关于卒中后中枢痛的机制有几种理论。疼痛是因卒中损伤了躯体感觉通路结构，干扰躯体感觉通路会造成感知异常，导致疼痛。以下是卒中后中枢痛主流病理生理学理论中的四大理论。

1. 中枢敏化理论：卒中造成的病变，使伤害感受神经元兴奋性增加，导致痛觉增强。

2. 中枢去抑制理论：卒中可能导致日常抑制疼痛反应的结构受损。缺乏抑制系统会导致痛觉增强。

3. 丘脑功能障碍理论：丘脑是疼痛通路中的一个重要结构，卒中破坏丘脑，会导致疼痛进程改变。

4. 动态混响理论：丘脑和皮质之间可能存在一种振荡模式，当脑卒中打断该模式时，会产生身体感觉的改变，最终导致卒中后中枢痛。

## 临床特征和诊断（表 33 - 11）

卒中后中枢痛与其他中枢神经病理性疼痛综合征相似。一般来说，患者主诉半侧痛，位于脸部或上肢、下肢，右侧较左侧多发。疼痛的部位通常与脑卒中位置有关，但患者也有可能主诉弥漫性疼痛从一个部位游走至另一部位。疼痛描述多为自发性或持续性的烧灼痛或酸痛。诊断卒中后中枢痛，依靠临床表现，以及 MRI 查见病变部位。许多患者的神经系统检查中，也可发现疼痛区域的触觉敏感。

**表 33 - 11　脑卒中后中枢痛（CPSP）的诊断标准**

A. 符合标准 C 的面部和/或头部疼痛
B. 已发生缺血性或出血性脑卒中
C. 包括以下两项因果关系的证据：

续　表

1. 脑卒中后 6 个月以内出现的疼痛
2. 影像学（通常为 MRI）显示脑内有血管病变
D. ICHD - 3 中没有其他更合适的诊断

## 治疗和预防

卒中后中枢痛的治疗与其他中枢神经病理性疼痛综合征的治疗相似。

- 三环类抗抑郁药。
- 三环类抗抑郁药复合加巴喷丁或普瑞巴林。
- 卡马西平或奥卡西平。
- 选择性 5 - 羟色胺或去甲肾上腺素再摄取抑制剂。
- 心理或行为疗法。
- 有创治疗包括脊髓电刺激和深部脑刺激，这些方法尚未经大型临床试验证实其有效性。

## 咽后肌腱炎引起的头痛

### 流行病学

咽后肌腱炎是一种罕见疾病，发病率和患病率不详。然而最近的研究表明它可能比以前认为的更加常见。良性的病程和类似于其他疾病的症状，使得咽后肌腱炎的诊出率较低。

## 病理生理学

咽后肌腱炎的病理生理学机制尚不清楚。有些患者可能因 $C_1 \sim C_2$ 脊柱节段肌腱附着点的羟基磷灰石异常沉积增多，导致咽后肌腱炎。它也可由颈长肌的反复运动或外伤导致。所有这些原因都可能引起肌肉炎症,形成疼痛综合征。

## 临床特征和诊断(表33‑12)

咽后肌腱炎患者表现为自发性颈部疼痛,疼痛沿颈部向上放射至枕部。这种疼痛通常是剧烈的,性质可能为锐痛、搏动性疼痛、钝痛或酸痛。大多数患者有随着颈部运动而出现的头颈部疼痛,也可能伴随低烧和吞咽困难。通常1~2周内康复。诊断依靠X射线或CT成像,见$C_1$~$C_2$区域钙化,伴$C_1$~$C_4$区域椎前软组织肿胀。

**表33‑12　咽后肌腱炎引起的头痛的诊断标准**

A. 符合标准C的任何头痛

B. 咽后肌腱炎有上段颈椎椎前软组织异常肿胀的影像学改变

C. 包括以下两项因果关系的证据:

1. 头痛发生与咽后肌腱炎发作的时间一致

2. 头痛有以下两个特点:

a) 头痛的严重程度与咽后肌腱炎的进展一致

b) 头痛的改善或痊愈与咽后肌腱炎的改善或痊愈一致

3. 头痛随着颈部伸展、头部旋转和/或吞咽明显加重

4. $C_1$~$C_3$无法解释疼痛

D. ICHD‑3中没有更合适的诊断

## 治疗和预防

咽后肌腱炎在1~2周内自行痊愈。

- 非甾体抗炎药控制疼痛和炎症
- 糖皮质激素
- 限制颈部运动

慢性咽后肌腱炎很少见。

## 颞下颌关节紊乱(TMD)引起的头痛

### 流行病学

在美国,成年人TMD、至少有一种症状或体征者,其患病率为33%~75%。女性、20~50岁人群发病风险较高。

## 病理生理学

TMD综合征的病因很多。它可由先天性畸形、感染或颞下颌关节创伤引起。其他原因包括炎症或关节移位。有时TMD可由于关节活动过多或过少所引起,例如放疗后纤维化。肌肉病变也会导致TMD。这些原因包括肌炎和肌痉挛。虽然人们对颞颌关节紊乱的病因了解很多,但疼痛产生的确切病理生理学仍不清楚。有些患者并无明确的组织损伤可解释痛感。一种主导理论认为TMD患者的疼痛,是由于多因素引发中枢神经系统的疼痛传导系统改变。

## 临床特征和诊断(表33‑13)

TMD患者最常见位于耳周、颞周、眶周以及下颌骨或后颈部区域的单侧面部疼痛。这种疼痛通常是持续的钝痛和酸痛,疼痛随着下颌的运动加剧。许多患者可能会出现阵发性疼痛,发作间期无痛。其他常见的症状包括耳痛或不适、单侧晨起头痛和颈部疼痛。患者也常经历下颌绞锁,最常位于闭合位。多数患者在下颌运动时出现颞颌关节区域

的咔哒声或爆破声。诊断基于临床表现和体格检查，发现随关节活动出现的疼痛、或咔哒声、或下颌活动受限，以及颅神经未见异常。影像学在 TMD 的诊断中目前存在争议。但平片有时可用于鉴别疑似的 TMD。

**表 33-13　颞颌关节紊乱(TMD)引起的头痛的诊断标准**

A. 符合标准 C 的任何头痛
B. 颞下颌关节、咀嚼肌和/或相关结构受累的病理过程的临床和/或影像学证据
C. 包括至少以下两项因果关系的证据：
1. 头痛发生与颞颌关节紊乱的发生有密切关系
2. 满足下列任何一项或两项：
a) 头痛随着颞颌关节紊乱的进展而加重
b) 头痛的改善或痊愈与颞颌关节紊乱的改善或痊愈同时发生
3. 头痛由主动下颌运动、下颌运动范围内的被动运动和/或颞颌结构(如颞颌关节和咀嚼周围肌肉的压力)的刺激性动作引起或加重的
4. 头痛呈单侧时与颞颌关节同侧
D. ICHD-3 中没有更合适的诊断

## 治疗和预防

TMD 综合征导致的急性疼痛主要由非甾体抗炎药来控制。

· 萘普生 250～500 mg，每日 2 次，持续 10～14 天。

· 在颞下颌关节触痛的患者：睡前服用 10 mg 环苯扎林、或巴氯芬、或替扎尼定等其他肌松剂。

· 重度急性疼痛：地西泮 2.5～5 mg、或氯硝西泮 0.5 mg，持续 2～3 周。

这不能作为长期治疗。

· 对这些药物无效的难治性疼痛患者：添加三环类抗抑郁药。

## 非药物疗法

· 充分的患者教育。了解如何避免触发因素是预防疼痛发作的关键。

· 行为疗法，包括社会心理方面和体态(如睡姿或坐姿)，也有助于减轻 TMD 综合征的疼痛。

· 按摩颞下颌关节区域。

· 使用夹板或防咬合器具。

· 物理治疗。

## 难治性 TMD

· 肉毒毒素注射

· 关节腔注射

· 触发点注射

手术仅限于存在结构病变导致 TMD，或非手术治疗超过 6 个月的难治性疼痛患者。对大多数患者来说，单纯药物治疗有效。40% 的患者症状自行缓解。成人仅有 5% TMD 综合征的患者发展成慢性疼痛。

（边文玉　译，范颖晖　王苑　校）

## 推荐阅读

[1] Acute calcifc tendinitis of the longus colli muscle: case report and review of the literature. Springer. [cited 2014Jan 3]. Available from http://link.springer.com/article/10.1007%2Fs00586-012-

2584 – 5/fulltext. html.

［2］Balcer LJ. Optic neuritis. N Engl J Med. 2006;354(12): 1273 – 1280.

［3］Cairns BE. Pathophysiology of TMD pain – basic mechanisms and their implications for pharmacotherapy. J Oral Rehabil. 2010 May;37(6): 391 – 410.

［4］Charleston L 4th. Burning mouth syndrome: a review of recent literature. Curr Pain Headache Rep. 2013; 17 (6): 336.

［5］Chung T, Rebello R, Gooden EA. Retropharyngeal calcifc tendinitis: case report and review of literature. Emerg Radiol. 2005;11(6): 375 – 380.

［6］Didier H, Marchetti C, Borromeo G, Tullo V, Bussone G, Santoro F. Persistent idiopathic facial pain: multidisciplinary approach and assumption of comorbidity. Neurol Sci. 2010;31(1): 189 – 195.

［7］Erman AB, Kejner AE, Hogikyan ND, Feldman EL. Disorders of cranial nerves IX and X. Semin Neurol. 2009;29(1): 85 – 92.

［8］Evans RW, Agostoni E. Persistent idiopathic facial pain. Headache J Head Face Pain. 2006;46(8): 1298 – 1300.

［9］Gelfand AA, Gelfand JM, Prabakhar P, Goadsby PJ. Ophthalmoplegic "migraine" or recurrent ophthalmoplegic cranial neuropathy: new cases and a systematic review. J Child Neurol. 2012; 27 (6): 759 – 766.

［10］Goadsby PJ. "Paratrigeminal" paralysis of the oculopupillary sympathetic system. J Neurol Neurosurg Psychiatry. 2002;72 (3): 297 – 299.

［11］Harnier S, Kuhn J, Harzheim A, Bewermeyer H, Limmroth V. Retropharyngeal tendinitis: a rare differential diagnosis of severe headaches and neck pain. Headache J Head Face Pain. 2008;48(1): 158 – 161.

［12］http: //www. ihs-classifcation. org/_ downloads/mixed/International-Headache-Classifcation-III-ICHD-III-2013-Beta. pdf.

［13］Jääskeläinen SK. Pathophysiology of primary burning mouth syndrome. Clin Neurophysiol Off J Int Fed Clin Neurophysiol. 2012;123(1): 71 – 77.

［14］Jensen DR, Mitsikostas DDD, Wöber DC. Persistent idiopathic facial pain. In: Martelletti P, Steiner TJ, editors. Handbook of headache. Milan: Springer; 2011. p. 505 – 513. ［Cited 2013 Dec 18］. Available from http: //link. springer. com/referenceworkentry/10. 1007/ 978 – 88 – 470 – 1700 – 9_40.

［15］Kline LB, Hoyt WF. The Tolosa-hunt syndrome. J Neurol Neurosurg Psychiatry. 2001;71(5): 577 – 582.

［16］Klit H, Finnerup NB, Jensen TS. Central post-stroke pain: clinical characteristics, pathophysiology, and management. Lancet Neurol. 2009; 8 (9): 857 – 868.

［17］La Mantia L, Curone M, Rappaport AM, Bussone G. Tolosa-hunt syndrome: critical literature review based on HIS 2004criteria. Cephalalgia. 2006;26: 772 – 781.

［18］Margari L, Legrottaglie AR, Craig F, Petruzzelli MG, Procoli U, Dicuonzo F. Ophthalmoplegic migraine: migraine or oculomotor neuropathy? Cephalalgia Int J Headache. 2012;32(16): 1208 – 1215.

［19］Multiple sclerosis-related central pain disorders. Springer. ［Cited 2013 Dec 30］. Available from http: //link. springer. com/article/10. 1007％2Fs11916 – 010 – 0108 – 8/fulltext. html.

［20］Nanda A, Khan IS. Nervus intermedius and geniculate neuralgia. World Neurosurg. 2013;79(5 – 6): 651 – 652.

［21］Rozen TD. Trigeminal neuralgia

andglossopharyngeal neuralgia. Neurol Clin. 2004;22(1): 185 - 206.

[22] Sardella A, Demarosi F, Barbieri C, Lodi G. An up-todate view on persistent idiopathic facial pain. Minerva Stomatol. 2009;58(6): 289 - 299.

[23] Scrivani SJ, Keith DA, Kaban LB. Temporomandibular disorders. N Engl J Med. 2008;359(25): 2693 - 2705.

[24] Smith JH, Robertson CE, Garza I, Cutrer FM. Triggerless neuralgic otalgia: a case series and systematic literature review. Cephalalgia Int J Headache. 2013;33(11): 914 - 923.

[25] Solaro C, Trabucco E, Messmer UM. Pain and multiple sclerosis: pathophysiology and treatment. Curr Neurol Neurosci Rep. 2013;13(1): 320.

[26] Solomon S. Raeder syndrome. Arch Neurol. 2001;58(4): 661 - 662.

[27] Sweeney CJ, Gilden DH. Ramsay hunt syndrome. J Neurol Neurosurg Psychiatry. 2001;71(2): 149 - 154.

[28] Teixeira MJ, de Siqueira SRDT, Bor-Seng-Shu E. Glossopharyngeal neuralgia: neurosurgical treatment and differential diagnosis. Acta Neurochir. 2008; 150 (5): 471 - 475. discussion 475.

[29] Waldman SD. Atlas of common pain syndromes. St. Louis: Elsevier/ Saunders; 2012.

[30] Waldman SD. Chapter 17 Nervus intermedius neuralgia. In: Waldman SD, editor. Atlas of uncommon pain syndromes. Third ed. Philadelphia: W. B. Saunders; 2014. p. 43 - 5. [Cited 2013 Dec 31]. Available from http: // www. sciencedirect. com/science/article/ pii/ B9781455709991000017.

# 第九部分

# 特殊人群的疼痛病症

# 第三十四章　儿科疼痛

道格拉斯·亨利

**核心理念**

· 评估儿童的疼痛,需考虑发育情况,并综合儿童及其父母的信息。已经有很多儿科专用的疼痛评估工具,可用于量化疼痛、随访疗效。

· 对疼痛状况的诊断考虑,在儿童往往与成年人群有很大不同。

· 基于儿科的多学科疗法,是成功治疗儿童和青少年慢性疼痛的关键,仅靠单纯处方药物很难有明显改善。

· 认知行为疗法(CBT)几乎对所有面临慢性疼痛问题的儿童都很重要,利于改善应对能力、增进功能、缓解压力。

· 对于慢性疼痛儿童,每次就诊时,关于日常活动能力,如就学出勤、参与社交,都应进行评估和鼓励。

· 许多用于成人的镇痛药,并没有被FDA批准用于儿童,也没有很好的儿童用药科学依据,但这些药物仍然广泛用于儿童。

## 简介

本章的许多话题在其他章节有更详细的讨论。本章重点是强调儿科疼痛的评估治疗与成人的差异。

儿科疼痛成功治疗的许多方面与成人疼痛的治疗不同。

儿童和成人在生理和发育水平上有差异。例如,婴儿体内较高的含水量会导致水溶性药物的体内分布容积偏高。婴儿体内脂肪和肌肉储备少,因此这些药理学无活性的组织吸收的药物也较少,导致许多药物在婴儿体内血浆浓度较高。儿童创伤或者术后恢复比成人更完全、更快。由于儿童认知和心理发育的水平不同,医师需要以适合每个孩子的方式去询问、检查和解释他们的发现和建议。儿童和成人之间也存在社交差异。成人疼痛治疗的重要目标是回归工作,儿童则是上学和玩耍。成人能够对自己负责,儿童则需要监护人的指导与关心。儿童倾向于较少固守自己的想法,而且更愿意接受指令和教导。除了特殊的儿童医学理论,护理儿童需要更多的创意和耐心,所以应该认真对待"儿童不应该被视为小大人"这个说法。

## 儿童急性疼痛

### 疼痛评估

评估婴幼儿的疼痛很难。烦躁和一

直哭闹的婴儿不一定是真的疼痛。他们可能是饿了或者有情感应激，比如经历了离别或者和陌生人在一起出现了焦虑。婴儿和刚学会走的小孩通常不能定位和描述疼痛。相反青少年通常能说出详细的病史。因此疼痛评估必须考虑儿童的发育水平。

医师应该依据以下几点：

· 对患者情况的了解（急性创伤、术后、镰状细胞病）。

· 最了解患儿并且可以确认其是否存在疼痛的家属。

· 总体观察和体格检查（活动肢体或触诊腹部是否总表现出疼痛反应？）

还有一些有助于量化和跟踪儿科疼痛强度的标准化测量方法，以下是一些常用的方法。

FLACC 量表（评估颜面、下肢、活动、哭泣和安抚反应）（表 34 - 1）：是适用于 2 个月至 7 岁，或者无法与医师交流儿童的术后观察性量表。

Wong-Baker 的面部表情疼痛评分量表：是适用于 3～12 岁儿童使用的六分自评量表（图 34 - 1）。

视觉模拟量表：适用于 7 岁以上儿童的 11 分自评量表，0 分代表无痛，10 分代表最痛。

表 34 - 1　FLACC 量表

| 分　类 | | 评　分 | |
| --- | --- | --- | --- |
| | 0 | 1 | 2 |
| 颜面 | 无特殊表情或微笑 | 偶尔愁眉苦脸，对不感兴趣的东西无反应 | 频繁或时常咬紧牙关 |
| 下肢 | 正常姿势或放松 | 不自在、不安、紧张 | 踢腿或拽腿 |
| 活动 | 安静平躺、正常体位活动自如 | 扭动，反复改变体位 | 拱背、僵硬、痉挛 |
| 哭泣 | 无哭泣（清醒或睡着） | 呻吟或啜泣、偶尔会有疼痛主诉 | 不停地哭泣、尖叫或啜泣，经常有疼痛主诉 |
| 安抚反应 | 满足、放松 | 通过偶尔抚摸、拥抱、交谈可安抚，易分散注意力 | 难以安抚 |

每项 0 到 2 分，总分 0 到 10 分

图 34 - 1　Wong Baker 面部表情疼痛评分量表。

## 诊断注意事项

和成人疼痛一样,为了对疼痛和潜在疾病进行最佳的治疗,医师必须尽可能明确儿科疼痛的病因。主要治疗成人疼痛的医师必须明白:儿科疼痛的诊断注意事项与成人差别很大。例如儿童背痛,应该考虑到许多不常见但严重的疾病,包括白血病、实体肿瘤、脊髓栓系、椎间盘炎、椎骨脱离/脊柱前移、休门氏病和诸如强直性脊柱炎的风湿疾病。相反,儿童椎间盘突出和神经根病变比较少见。儿童活跃的生长板劳损是疼痛的来源之一,这些损伤与成人肌肉骨骼疼痛的主诉类似,但治疗方法不同。应邀请儿科医师参与诊断病因不明的疼痛。

## 治疗

### 非药物疗法

不能忽视儿科疼痛中的非药物疗法。事实上它们对儿科疼痛的疗效可能优于成人疼痛。对儿童进行安抚、转移注意力、解释和安慰通常有帮助。在医院里,儿童生活疗法或类似的疗法可以促进以上行为取得疗效,尤其在儿童即将进行手术治疗的时候。

术前应尽可能地使用局部麻醉药膏或喷雾。虽然儿童有时不能耐受冰敷或者冷冻喷雾,但是它们可以用于表浅的疼痛。

### 药物疗法

绝大多数的儿童急性疼痛采用乙酰氨基酚、布洛芬和可待因进行药物治疗。可待因在一些儿童体内可以超快速地代谢为吗啡,有些则代谢很慢。但是,应该用其他短效阿片类药物取代可待因。使用对乙酰氨基酚后,应避免使用可待因与对乙酰氨基酚的复方制剂,以降低对乙酰氨基酚过量的风险。虽然阿司匹林是一些儿科疾病如川崎综合征的治疗选择,但是由于该药可能会导致瑞氏综合征,所以其他情况下应避免使用阿司匹林。尽管 FDA 没有批准加巴喷丁用于儿童镇痛,但该药常常用于治疗儿童的神经病理性疼痛。5~6 岁开始,许多儿童可以适当采用自控性镇痛疗法。

常用镇痛药物的儿童用量见表 34-2。

表 34-2　常用镇痛药物的儿童用量

| 药　物 | 制　剂 | 剂　量 | 给药间隔 |
|---|---|---|---|
| 对乙酰氨基酚 | 片剂：325 mg,500 mg | 口服：10~15 mg/kg | 口服：4 h |
| | 咀嚼片：80 mg,160 mg | 直肠（单次剂量）：35~45 mg/kg | 直肠：6 h |
| | 酏剂：160 mg/5 ml | 直肠（重复剂量）：20 mg/kg | 直肠（早产儿、新生儿）：12 h |
| | 滴剂：80 mg/0.8 ml | | |
| | 栓剂：80 mg,120 mg,325 mg,650 mg | | |

| 药　物 | 制　剂 | 剂　量 | 给药间隔 |
|---|---|---|---|
| 布洛芬 | 片剂：200 mg，400 mg，600 mg，800 mg | 口服：6～10 mg/kg | 4～6 h |
|  | 咀嚼片：50 mg，100 mg |  |  |
|  | 酏剂：100 mg/5 ml |  |  |
|  | 滴剂：50 mg/1.25 ml |  |  |
| 萘普生 | 片剂：220 mg，250 mg， | 口服：5～10 mg/kg | 12 h |
|  | 酏剂：25 mg/ml |  |  |
| 酮洛酸 | 针剂：15 mg/ml，30 mg/ml | IV：0.5 mg/mg | 6 h |
| 曲马多 | 1～2 mg/kg/次 | 2～4 次/d | 最大剂量 800 mg |
| 吗啡 | 口服，速释型：婴儿和儿童 | 0.3 mg/kg | 3～4 h |
|  | 口服，缓释型：婴儿和儿童 | 0.25～0.5 mg/kg | 8～12 h |
|  | 静脉注射： |  |  |
|  | 早产儿 | 10～25 $\mu$g/kg | 2～4 h |
|  | 足月儿 | 25～50 $\mu$g/kg | 3～4 h |
|  | 婴儿和儿童 | 50～100 $\mu$g/kg | 3 h |
|  | 静脉滴注： |  |  |
|  | 早产儿 | 2～5 $\mu$g/(kg・h) |  |
|  | 足月儿 | 5～10 $\mu$g/(kg・h) |  |
|  | 婴儿和儿童 | 15～30 $\mu$g/(kg・h) |  |
| 氢化吗啡酮 | 口服：婴儿和儿童 | 40～80 $\mu$g/kg | 4 h |
|  | 静脉注射：婴儿和儿童 | 10～20 $\mu$g/kg | 3～4 h |
|  | 静脉滴注：婴儿和儿童 | 3～5 $\mu$g/(kg・h) |  |
| 芬太尼 | 口腔含片 | 10～15 $\mu$g/kg |  |
|  | 鼻内 | 1～2 $\mu$g/kg |  |
|  | 透皮贴 |  | 12.5，25，50，75，100 $\mu$g/h/片 |
|  | 静脉注射 | 0.5～1 $\mu$g/kg | 1～2 h |
|  | 静脉滴注 | 0.5 $\mu$g/(kg・h) |  |
| 可待因 | 口服 | 0.5～1 mg/kg | 4 h |
| 羟考酮 | 口服 | 0.1～0.15 mg/kg | 4 h |
| 氢可酮 | 口服 | 0.1～0.2 mg/kg | 4 h |

# 儿童慢性疼痛

## 慢性疼痛综合征

据估计,15%～30%的学龄儿童会出现慢性疼痛。最常见的慢性疼痛综合征如下表所示。由于纳入标准和抽样人群的差异,这些疾病的患病率差异非常大。King 等人在 2011 年的一篇综述里列出了最常见慢性疼痛的患病率。每种疼痛中女性的患病率均比男性高。

| | |
|---|---|
| 肌肉骨骼/四肢疼痛 | 3.9%～40% |
| 腹部疼痛 | 3.8%～53.4% |
| 背痛 | 13.5%～24% |
| 多发疼痛 | 3.6%～48.8% |
| 头痛 | 8%～82.9% |

当疼痛持续数月时,医师通常已经进行了大量的诊断评估,并且通常没有明确的病因。因此将慢性疼痛按症候特征分类,以下我们会讨论其中几种。与成人疼痛相比,儿童慢性疼痛综合征的分类不太明了,并且容易受临床医师的影响。在上面的列表中,复杂区域疼痛综合征(CRPS)在肢体疼痛中占多数,而多发疼痛包括了纤维肌痛(FMS)、疼痛放大综合征、或中枢痛敏综合征。

患儿往往会避免可能增加疼痛的体育活动。他们害怕引起疼痛的事情,并且担心疼痛可能永远存在。因此,他们变得不爱活动、格格不入、社交孤立。他们表现出更多的依赖倾向,父母的同情和帮助往往会使得患儿更加不愿外出活动。患儿不再上学,不再参加体育、社交和娱乐活动。他们有意识或无意识地利用疼痛作为逃避学校或家庭压力的手段,他们觉得舒适甚至享受患者这一角色。潜在的焦虑比较常见,可能会加重疼痛感和表现。儿童和父母往往一直专注于寻找疼痛的确切病因和减轻疼痛的疗法,这使他们无法完全接受一个注重功能恢复的治疗方案。患儿的病情也会限制家里兄弟姐妹的活动,并导致父母误工甚至辞职。因此,应该尽一切努力减轻疼痛,但同时也应该注意保持或改善儿童的功能水平。

## 慢性疼痛的治疗

### 非药物疗法

儿童最常见的慢性疼痛综合征将会在下文作简要介绍。由于它们的非药物治疗手段比较类似,在描述各类疼痛之前这里将统一讨论。

儿童慢性疼痛的治疗不仅限于试图消除疼痛,而且还要保持一个正常活跃的生活。每次门诊就诊时,包括初次机就诊的患儿,医师应注意孩子的身体状况,并鼓励孩子保持正常的生活。应尽可能采用包括身体、心理和教育干预措施的多学科疗法。2～3 周的强化治疗通常非常有效。随着不爱活动和功能障碍的持续时间增加,孩子恢复正常功能会更加困难。体育活动可以是物理或职业疗法的形式,而诸如足球、舞蹈、水上运动、瑜伽和徒步等活动可以提高他们的运动能力和耐力,同时也使他们与同龄人和家庭有更多社交互动。就学校的设施而言,应尽量避免用乘坐电梯代替走楼梯。虽然所有这些活动和物理疗法最开始可能会增加疼痛,但理论上讲,它们有助于纠正中枢神经系统对疼痛的处理,并减少疼痛感。

转移注意力和鼓励孩子,对提高孩子的功能和运动耐力非常重要。告诉孩子虽然运动可能会增加疼痛,但它对身体不会造成损害,这种告知有助于消除孩子对增加活动的恐惧。家长对孩子疼痛的反应,例如不断询问疼痛程度、提供过于优越的膳食环境、无休无止地寻找疼痛的“真正”原因或根治疗法,这些行为也需要调整,指导他们聚焦于应对策略和改善功能。患儿和父母需要明白:增加受累区域的功能活动,是治疗的基本目标,这非常重要。父母和学校应尽量鼓励患儿积极参与社会活动。告知家长和患儿虽然增加活动最初会加重疼痛,但活动并不会造成生理损害。

药物和疗法虽然不能治愈疼痛,但它们能使患者更好地接受和参与功能康复治疗,以及减少合并症。

## 药物疗法

对于复杂区域疼痛综合征、疼痛放大综合征、慢性功能性腹痛的患儿,药物治疗效果不佳。总的来说对头痛的疗效则相对较好。一般在出现慢性疼痛前就已经使用了一些最合适的药物。

值得注意的是,大多数用于成人慢性疼痛的药物没有被 FDA 批准用于治疗 18 岁以下儿科疼痛。这些药物包括加巴喷丁、普瑞巴林、度洛西汀和 A 型肉毒毒素等。托吡酯、加巴喷丁、奥卡西平和卡马西平仅被 FDA 批准用于儿童癫痫发作。缺乏 FDA 的批准,导致市场禁止向儿童销售这些药物,但并不禁止医师给患儿使用这些药物。事实上,许多用于成人慢性疼痛的药物,在患有慢性疼痛综合征的青少年中,使用非常普遍。

每次只允许进行一种用药更改(使用一种新药或进行剂量调整),以便明确该变化的影响。如果发现药物无效,应该停药,而不是简单地增加另一种药物。

阿片类药物不能用于治疗儿童的慢性良性疼痛。

一般来讲 NSAIDs 和对乙酰氨基酚对儿童慢性疼痛无效。阿片类药物有时可以缓解慢性疼痛,但不能长期使用。

一些抗焦虑/抑郁药物对成人和儿童的慢性疼痛有效。慢性疼痛的患儿常常出现焦虑和轻度抑郁。治疗这些合并症可以显著改善疼痛状况、运动能力和生活质量。选择性 5-羟色胺再摄取抑制剂(SSRIs)治疗焦虑和抑郁疗效较好。然而对于合并慢性疼痛,尤其是诸如纤维肌痛这类疼痛,选择性去甲肾上腺素能再摄取抑制剂(SNRI)可以同时治疗焦虑、抑郁和疼痛。三环类抗抑郁药(TCA)可以缓解中枢性或神经病理性疼痛和改善入睡困难。在儿童使用 TCA 之前,建议确保心电图正常。所有上述抗抑郁药都有黑框警告,可能在治疗的最初几个月或剂量改变时,增加某些儿童、青少年或青壮年的自杀想法或行为。

## 复杂区域疼痛综合征（CRPS）

第二十三章有成人 CRPS 的详细描述。患者主要是一个或多个肢体出现严重疼痛，其强度和持续时间与诱因（例如踝关节扭伤或腕关节骨折）不成比例。主要鉴别诊断包括骨折漏诊、骨髓炎、蜂窝织炎和幼年特发性关节炎。大多数临床医师对儿童使用成人诊断标准，然而二者在临床表现和治疗方面有一些差异。

儿童 CRPS 的特点（与成人 CRPS 相比）：

- 疼痛多累及下肢
- 诱因对机体创伤较小（例如扭伤、骨折）
- 容易导致其他肢体疼痛
- 无创治疗效果更佳
- 社会心理因素作用大
- 自主神经异常相对少见或者未见异常
- 症状常常完全缓解

## 治疗

### 非药物疗法

儿童 CRPS 最好由经验丰富的多学科团队进行治疗。此外，治疗的主要目标应该是恢复受累肢体的功能和回归正常的生活，解决疼痛是次要目标。事实上，增加肢体运动和调节情绪，最终将有助于改善疼痛。

因此，早期的主要治疗是物理疗法和/或职业疗法（PT/OT）以及心理干预。物理疗法包括渐进积极地活动受累肢体、增加运动范围和进行触觉脱敏。由于这些治疗与受伤后的肢体制动相反，因此早期的诊断非常重要。认知行为疗法（CBT）与 PT/OT 相结合，也有助于治疗 CRPS。心理学家可以发现和处理应激源，并教导孩子应对慢性疼痛以及日常生活、社交互动和娱乐体验的减少。此外，他们还可以协助处理焦虑和抑郁等常见合并症。

### 药物疗法

关于什么时间使用药物或介入疗法治疗儿童 CRPS 存在很大的争议。一些临床医师完全反对这些疗法。有些人将它们与 PT/OT 和 CBT 结合起来使用，或在 PT/OT 效果不佳的时候，加用以上疗法。其他医师将药物和介入疗法作为一线治疗措施，包括：

- 药物：加巴喷丁或普瑞巴林（特别适用于存在神经损伤或结构缺陷，如骨折）、SNRIs（如果存在疼痛加剧）、阿米替林或去甲替林（也有助于入睡困难的患者）、皮质类固醇（疾病早期使用）、特拉唑嗪（如果有明显的自主神经症状）、硝苯地平（肢体末梢循环不良者使用）和维生素 C。可以使用局麻药贴剂，但是贴和撕的时候会产生疼痛。
- 介入手段：交感神经节阻滞、临时性硬膜外置管或脊髓电刺激（儿童很少行永久植入）。

## 肌肉骨骼疼痛放大综合征/纤维肌痛

有许多孩子有弥漫性特发性慢性疼

痛,患儿通常对触(压痛点)、听和视觉刺激的敏感性增加,也常伴有疲劳、入睡困难、早醒。此外,许多患儿有姿势性头晕,可能被诊断为直立性心动过速综合征(POTS)。POTS 的主要诊断标准,是从平卧到站立 4 分钟后,心率增加超过 30 次/分钟并且伴有头晕。一些临床医师不敢轻易诊断儿童纤维肌痛,相反倾向于用更常见的术语,如疼痛放大综合征或中枢性疼痛敏感综合征。然而,许多儿童达到了 1990 年美国风湿病学会的诊断标准(18 个疼痛触发点有 11 个为阳性)或者 1985 年 Yunus 和 Masi 提出的儿童诊断标准(Yunis)。研究显示儿童纤维肌痛或弥漫性慢性疼痛的患病率为 1%～7.5%。

## 儿童纤维肌痛症的 Yunus 和 Masi 标准

### 主要标准

三处或更多的广泛性肌肉骨骼疼痛在,持续时间至少 3 个月

没有潜在的疾病或原因

实验室检查正常

≥5 个典型的压痛点(成人是 11 个)

### 次要标准

睡眠障碍

疲劳

慢性焦虑或紧张

慢性头痛

肠易激综合征

自觉软组织肿胀

麻木

疼痛可通过体力活动调节

疼痛可通过其他因素调节

疼痛可通过焦虑、压力调节

(目前诊断纤维肌痛的需要满足:所有主要标准和三个次要标准或者满足前三个主要标准、有 4 个压痛点以及满足 5 个次要标准)

## 非药物疗法

纤维肌痛的非药物治疗和成人相似。如上所述,多学科的生物心理社会治疗方法是最佳疗法。

水上运动特别有助于强化和调节身体,并增加身体的灵活性。建议睡眠障碍的患儿,睡觉后禁止看电视和发信息。增加液体和盐摄入量,以及锻炼,也可能减轻 POTS。

## 药物疗法

儿童纤维肌痛的药物治疗与成人相似。包括 NSAIDs、阿米替林、加巴喷丁、普瑞巴林和 SNRIs。有助于睡眠的药物包括褪黑素、曲唑酮、阿米替林和唑吡坦。

## 慢性功能性腹痛

儿童,尤其是女孩,容易出现没有明确病因的慢性或复发性腹痛。医师必须排除器质性疾病,包括克罗恩病、溃疡性结肠炎、乳糜泻、胃炎/消化性溃疡、便秘、胆囊疾病、肾病和肿瘤。慢性功能性腹痛(FAP)的诊断标准是:

· 阵发性或持续性腹痛

- 排除了其他功能性胃肠道疾病的可能

- 炎症、解剖、代谢或肿瘤原因无法解释患者症状

罗马Ⅲ标准进一步将其分为四类：功能性消化不良、肠易激综合征（IBS）、腹型偏头痛和儿童功能性腹痛。

胃肠道的强烈收缩和扩张，在疾病的发生中通常起关键作用。但是对疼痛或其他正常内脏感觉过于敏感，是 FAP 的一个关键特征，许多患儿身体的其他地方也有痛敏表现，如疼痛触发点。目前尚不清楚这种超敏反应在多大范围是中枢性或外周性的。包括当前或过去的压力焦虑和抑郁在内的心理因素，似乎对疾病的产生也有一定的作用。监护人的焦虑会加重患儿的症状。

## 治疗

### 非药物疗法

最佳治疗方法是包括 PT/OT 和心理干预的多学科疗法。具体为教育、安抚患儿和父母、应对策略和维持正常的生活（包括上学），即使在没有特定疾病的情况下，识别和消除饮食诱因也有益处。保持正常的肠蠕动，将使内脏活跃和扩张最小化。

### 药物疗法

通常可以尝试解痉药物如双环胺和抑酸药物。益生菌有效，但机制尚不清楚。薄荷油对许多 IBS 有效。

目前尚无良好的科学证据表明抗抑郁药物对青少年功能性腹痛有效。尽管如此，少量报道认为该药有效，也经常在临床上被尝试使用。TCAs 通常是 FAP 首选的抗抑郁药。SSRIs 和 SNRIs 也比较常用，取决是否有睡眠障碍和焦虑等合并症。

赛庚啶和普洛萘尔适用于腹型偏头痛。

## 头痛

儿童头痛很常见并且可能会致残。头痛分为原发性头痛（没有已知病因）和继发性头痛（由其他疾病如脑震荡或鼻窦炎导致）。原发性头痛进一步分类为偏头痛、慢性每日头痛、紧张型头痛和丛集性头痛。青少年丛集性头痛少见。临床上不仅要确定或排除头痛的病因，而且要对头痛进行正确的分类以指导治疗。

## 治疗

对于有致残性头痛的患儿，推荐采用前述的治疗方法鼓励他们恢复正常的功能。除了对家属进行头疼的宣教外，治疗主要包括饮食调整和服用药物。儿童用药基本遵循成人患者的指南和使用经验。儿童头痛的治疗很大程度上取决于分类，也比较复杂，本章不做讨论。

（蒋长青 译，边文玉 王苑 校）

## 推荐阅读

［1］Berde CB, Sethna NF. Analgesics for the

treatment ofpain in children. N Engl J Med. 2002;347: 1094 – 1103. October 3

[ 2 ] Chronic abdominal pain in children: 2012 a technicalreport of the American Academy of Pediatricsand the North American Society for PediatricGastroenterology, Hepatology and Nutrition. AAPSubcommittee and NASPGHAN Committee on Chronic Abdominal Pain.

[ 3 ] Gladstein J, Rothner AD. Chronic Daily Headache in Children and Adolescents.

[ 4 ] King S, et al. Guideline for the Management of Fibromyalgia Syndrome Pain in adults and children. American pain society, 2005 the epidemiology ofchronic pain in children andadolescents revisited: asystematic review. Pain. 2011; 152: 2729 – 2738.

[ 5 ] Slover R, Coy J, Davids HR. Advances in Pediatricsadvances in the Management of Pain in children: acute pain. Adv Pediatr. 2009;56(1): 341 – 358.

[ 6 ] Yunus MB, Masi AT. Juvenile primary fibromyalgiasyndrome. A clinical study of thirty-three patients and matched normal controls. Arthritis Rheum. 1985;28(2): 138 – 145.

# 第三十五章　老年疼痛

肯尼思·D.坎迪多

**关键理念**

· 老年患者的疼痛要想得到有效缓解经常困难重重,由于其疼痛主诉繁复、合并多种慢性疾病、沟通困难、诊断性试验和介入治疗耐受性差,伴随抑郁、失眠、焦虑和疲劳、营养不良、缺乏家庭支持系统以及包括知情同意事宜在内的伦理顾虑。

· 痛觉阈值随年龄的增长而增加,而对疼痛的耐受性则随年龄的增长而降低。

· 老年痴呆患者的疼痛行为观察通常包括评估面部表情、语言表达、身体动作、人际交往的变化、活动模式或日常活动的变化,以及精神状态的变化。

· 老年痴呆患者的疼痛评估常依赖专项测试,包括老年痴呆患者不适感评估(the Assessment of Discomfort in Dementia protocol,ADD)、非词语疼痛指标清单(the Checklist of Nonverbal Pain Indicators,CNPI)、Dolophus-2、重度老年痴呆患者疼痛评估量表(the Pain Assessment Scale for Seniors with Severe Dementia,PACSLAC)、进展期老年痴呆患者评估量表(the Pain Assessment in Advanced Dementia scale,PAINAD)和护士辅助管理工具(NOPAIN)为老年痴呆患者评估疼痛。

· 衰老过程中可能影响治疗选择的生理变化,包括肾功能下降、肝功能下降、血清蛋白水平下降、蛋白结合功能下降、心脏指数下降、全身体液和血容量下降、脂肪比重升高。

· 神经传导速度降低,影响对神经阻滞局麻药的反应。

· 维生素缺乏会导致代谢紊乱,影响老年人的治疗选择。硫胺素缺乏引起的Wernicke's脑病,可能与共济失调、意识混乱、短期记忆丧失和眼肌麻痹有关。

· 由于细胞色素功能的改变,阿片类药物的半衰期可能延长。

· 抗抑郁药作为疼痛辅助用药在老年人群中使用,常发生影响其使用的不良反应,包括嗜睡、记忆丧失和认知障碍、抗胆碱能作用、焦虑、精神疾病、精神运动性躁动、帕金森病、体位性低血压和头晕、锥体外系作用、肌张力障碍和迟发性运动障碍。

· 美国每年约有70万例新发椎体压缩性骨折患者;65岁以上的女性中,有20%至少曾发生过一次骨折。

· 带状疱疹相关疼痛的发生率,仅次于糖尿病周围神经病变,是老年人神经病理性疼痛的常见病因之一。

- 三叉神经痛多发于老年人,治疗选择包括内科、外科(微血管减压/Jannetta手术)和介入(CT扫描或X线透视引导下的神经阻滞)治疗。

## 老年疼痛

衰老是一种进行性全身机能减退,造成缺乏对应激的适应性反应(丧失生物储备),且年龄相关疾病的风险相关。65岁以上的人口比例一直在增加。到2050年,据估计世界人口的16%即14.3亿人都超过这个年龄。25%~50%的老年人可能会遭受慢性疼痛,而在疗养院中,慢性疼痛会波及多达80%的住户。这一年龄组病症复杂,常常使临床医师们感到困惑,难以从心理主诉中厘清器质性疼痛问题,尤其受限于认知和沟通障碍。可以预见,若想提供合适的疼痛治疗,又使镇痛药和有创介入治疗的不良反应最小化,困难重重。而且,由于疼痛阈值可能随年龄而增长,但疼痛耐受性有所下降,护理人员在此类患者选择及时有效的镇痛方案时,面临更多的挑战和限制。

老年患者的疼痛治疗具有明显的挑战性,影响因素包括合并症、认知功能下降、自主性和自理能力丧失、衰老的生理效应、常用镇痛药物的药效动力学改变等。本章介绍了其中的一些挑战,并描述了老年患者常见的疼痛问题,以及已被证明对这些情况有效的治疗方法。

### 问题的范围

世界人口正趋于老龄化。据估计,2050年65岁以上的老年人占总人口的比例将增加一倍,从目前的8%增至16%。这一剧增源于专家预测的世界人口到2050年将从72亿增加到96亿(图35-1)。

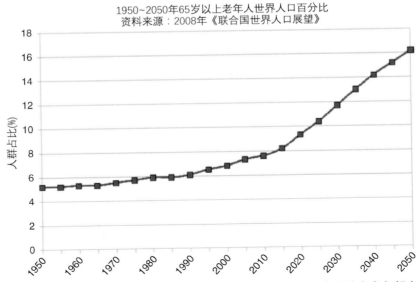

**图35-1** 世界人口65岁以上老年人所占百分比(联合国经济和社会事务部人口司[1])。

随着老龄人口的急剧增加,预期为该群体提供充分疼痛治疗的需求会随之而来。据此,疼痛医师必须充分掌握衰老相关的生理学知识,并进一步鉴别影响该特殊群体的具体病情。本章概述了许多相关难题,并描述了一些目前特别适于治疗这些病症的疼痛治疗技术。

在一项 4 093 名年龄在 75~105 岁年龄分层样本截面的前瞻性研究中发现:40.4%的老年人患有慢性疼痛[2]。预测疼痛的因素包括高龄、较低的生活质量(QOL)。并发现疼痛伴有功能受限、疲劳、睡眠问题、抑郁情绪和生活质量下降。在疗养院里,疼痛常与骨关节炎、骨质疏松症、周围神经病变、纤维肌痛和癌症有关[3]。抑郁、焦虑、恐惧和睡眠障碍是这些疼痛患者的典型特征。

## 与衰老有关的生理变化

随着年龄增长,肾功能逐渐下降,包括:肾小球数量和肾血流量下降、肾小球滤过率降低所致的肾排泄减少,肾小管吸收降低,血药浓度升高[4]。肝功能变化表现为首过代谢下降,这会影响许多镇痛药的使用。肝脏 P-450 系统的微粒体氧化减少,使得虽然按照成人标准剂量给药,但老年人的血药浓度较高。血浆蛋白水平下降,包括白蛋白(酸性结合)和 $\alpha_1$ 酸性糖蛋白(碱性结合),也可导致血清中镇痛药物浓度升高。药物的结合减少,导致通过细胞膜的药物增加,中枢神经系统(central nervous system, CNS)效应增强[5]。

30 岁以后,心脏指数每年下降约 1%。这意味着静脉给药时,循环时间延长,达到有效血清镇痛浓度的时间也随之延长。老年人的全身含水量和循环血容量减少,上述因素影响药物分布和临床疗效[6]。

众所周知,随着逐渐衰老,认知功能会下降。神经传导速度降低,轴突髓鞘脱落,轴突数量和突触减少。年轻时疼痛传导以 Aδ 纤维传入为主,而老年患者更依赖 C 纤维传入[6-9]。老年人可能存在代谢和营养缺乏,这主要源于饮食摄入必要营养不足。缺乏维生素 A 会导致夜盲症和角膜损伤。硫胺素(维生素 $B_1$)缺乏可导致脚底病或 Wernicke's 脑病,与共济失调、意识混乱、短期记忆丧失和眼肌麻痹有关。烟酸(维生素 B-3)缺乏会引起糙皮病,而叶酸缺乏会导致腹泻、体重减轻、心悸、贫血和行为障碍。未经治疗的烟酸缺乏与舌炎、光敏感、攻击行为、虚弱、共济失调和骨质疏松症有关[10],治疗可采用替代疗法。

钴胺素(维生素 $B_{12}$)缺乏可导致恶性贫血以及躁狂、精神疾病和睡眠障碍。脱髓鞘可引起感觉-运动改变。如果病情严重发生亚急性脊髓联合退变,脊髓背外侧可出现片状髓鞘丢失,临床上表现为麻木、刺痛和振动觉改变,可导致痉挛[10]。除非神经膜发生不可逆性变化,维生素替代疗法可能有用。

## 诊断注意事项

即便导致疼痛的病理生理学机制相

同或相似，老年患者的疼痛持续时间比中青年更长，对任何程度刺激的疼痛感受也更加严重。疼痛的程度和持续时间，与活动水平和功能的降低直接相关。此外，使用标准化客观测量和分析（如CT扫描或MRI）评估的病理程度，与本年龄组的疼痛和残疾水平不相关[11]。使用疼痛问卷，如McGill简明量表可有效辅助评估疼痛，是词汇疼痛评分尺的有益补充[12]。神经心理测试能有效评估认知功能水平，包括可重复成套神经心理状态测验（the Repeatable Battery for the Assessment of Neuropsychological Status，RBANS）、连线测试（trail making test，TMT）和木插板测试（the Grooved Pegboard Test）。评估躯体表现（步态速度、功能范围、升椅、转体、静态/动态举重）有助于确认这些表达障碍患者的疼痛程度[12]。社会心理学紊乱是影响老年人疼痛表达的主要因素，可以使用老年抑郁量表、健康调查简表（the Short-Form-36 Mental Health，SF - 36）、角色限制-情绪综合量表（the Role Limitations-Emotional Composite Scale)进行评估。自诉失能可以使用功能状态指数（the Functional Status Index）、SF - 36身体功能/角色-身体综合量表等来评估，在评估老年患者的疼痛程度时应该选用这些量表[12]。与非疼痛人群相比，疼痛常导致神经心理损害[12-15]。

在痴呆患者中，不能依赖标准化交互测试方法进行疼痛评估，而需要通过患者的行为表现揭示其慢性疼痛。确定治疗方式之前，常常需要仔细观察患者的面部表情、语言表达和身体动作。人际交往的变化、活动模式或日常习惯的变化，以及总体精神状态的变化，往往预示着认知功能的恶化，这妨碍有效的疼痛治疗[15-18]。用于评估痴呆的标准化工具，不依赖于患者的互动，包括痴呆患者不适感评估（the Assessment of Discomfort in Dementia protocol，ADD）、非词汇疼痛指标列表（the Checklist of Nonverbal Pain Indicators，CNPI）、Dolophus 2 疼痛评估量表、重度痴呆疼痛评估量表（the Pain Assessment Scale for Seniors with Severe Dementia，PACSLAC）、进展期老年痴呆患者评估量表（the Pain Assessment in Advanced Dementia scale，PAINAD）和护士辅-管理工具（NOPAIN）用于评估痴呆患者疼痛[14-27]。

## 治疗注意事项

养老院里的患者要获得有效治疗仍然存在障碍，包括患者因素和工作人员因素。患者因素包括：对成瘾存有不切实际的恐惧，日益恶化的依赖性，以及持续性疼痛迁延不愈[28]。居民常认为慢性疼痛已不会或不能被改变，而工作人员可能更相信病理学诊断而非疼痛主诉，因此提供的镇痛治疗并不充分[28]。有些执业助理护士会以"没时间"为由，经常忽视或低估老年人的疼痛主诉。

• 采用世界卫生组织（World Health Organization)的阶梯式疼痛管理方法，被认为是达成这些患者镇痛需求的最有效方法,同时要考虑到这个年龄段的生理局限性[3]。

· 非阿片类镇痛药应作为药物治疗的起点基础用药。

· 当轻度疼痛(数字评分量表1～3分/10分)上升至中度疼痛(4～7分/10分),可联用短效或弱阿片类药物,仅对重度疼痛(8～10/10评分)使用长效强阿片类药物。

· 谨慎使用三环类抗抑郁药,其抗胆碱能不良反应,在老年人中尤为常见。

· 预防疾病进展和恶化,是制订任何治疗计划的关键元素。

· 治疗的成败不仅仅根据评估疼痛程度,还要看客观评估活动水平以及心理社会和认知功能改善的程度[3]。

## 特殊疼痛状况及其治疗方法

老年患者特有的疼痛状况非常多,难以全部罗列齐全。骨关节炎、痛性骨质疏松椎体压缩性骨折、三叉神经痛、带状疱疹疼痛与带状疱疹后遗神经痛是其中较为常见的一些病因。本章接下来聚焦于骨质疏松症和痛性骨质疏松与椎体压缩性骨折,其他相关病症在本书其他地方讨论。有兴趣的读者可查阅本章参考资料,以便更深入了解老年疼痛人群的各种状况和问题。

## 骨质疏松症与痛性椎体压缩性骨折

骨质疏松症是一种进行性骨病,通常发生于老年人,其特点是骨量和骨密度下降,导致骨折的风险增加,尤其是髋关节和脊柱骨折[10]。骨质疏松症患者骨密度(bone mineral density, BMD)降低,骨微结构破坏,骨骼中蛋白质的数量和种类发生改变。WHO对骨质疏松症的定义为双能X线吸收法测定,低于健康人平均骨量峰值2.5以下或更低。骨质疏松症可分为原发性和继发性。原发性1型或绝经后骨质疏松症常见于绝经后妇女。原发性2型骨质疏松症,又称老年骨质疏松症,发生于75岁以后,男女比例为2：1。继发性骨质疏松症可在任何年龄发生,男女发病率相等,这类骨质疏松症是由于原有的慢性病症,或长期使用糖皮质激素等药物所致,后者被称为"类固醇或糖皮质激素诱发性骨质疏松症"。

痛性脊椎压缩性骨折(spinal vertebral compression fractures, VCFs)是由外伤或骨质疏松造成的。据估计,50岁及以上妇女的患病率为26％,其椎体高度降低＞15％[29]。回顾性分析显示,白人女性VCFs的每年临床检出率为153/100 000人。在美国,每年大约有150万例新发VCFs病例。在这些临床上检出的VCFs中,84％存在疼痛[29]。VCF可定义为以身高下降和急性疼痛为特征的临床事件。急性骨折疼痛一般持续4～6周,骨折部位疼痛剧烈。慢性疼痛也可能发生于多发压缩性骨折、身高下降、骨密度低的患者,但疼痛的原因可能是结构改变或骨关节炎[29]。多个相邻的 VCFs 可导致进行性后凸、食欲减退、进行性肺功能障碍和存活不良。在美国,据估计治疗 VCFs 相关并发症的总费用每年累计超过 7.5 亿美元。治疗 VCF 相关疼痛,可使用镇痛药物进行保守治疗,或进一步采用椎体成形术(图 35－2、图 35－3、图 35－4 和图 35－5)。

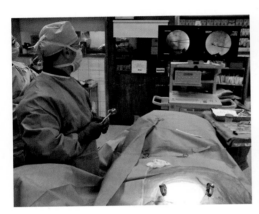

**图 35－2** 双椎弓根椎体成形术治疗骨质疏松性压缩性骨折(L2);套管针就位(图片由 Kenneth D. Candido,M. D. 提供)。

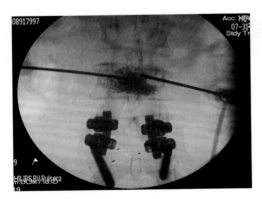

**图 35－3** 后前位透视下双椎弓根入路甲基丙烯酸甲酯钡剂注射(图片由 Kenneth D. Candido,M. D. 提供)。

椎体成形术是治疗 VCFs 疼痛较为成熟的方法,虽然稍有争议[30-32]。经皮椎体成形术(percutaneous vertebroplasty,

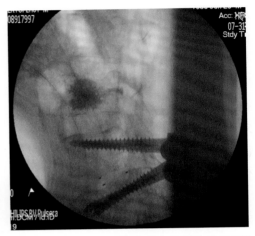

**图 35－4** 骨水泥椎体成形术的侧位透视(图片由 Kenneth D. Candido,M. D. 提供)。

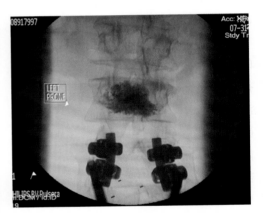

**图 35－5** 最终的后前位透视影像:椎体成形术已完成(图片由 Kenneth D. Candido,M. D. 提供)。

PVP)和球囊椎体后凸成形术(balloon kyphoplasty,BKP),是两种最常用的疼痛介入治疗方法,可以减轻疼痛,适度恢复椎体高度。PVP 或 BKP 减轻疼痛的效果相似[31]。近期一项荟萃分析对 1 787 例患者(887 例 PVP;900 例 BKP)进行研究,认为无论相邻或非相邻骨折,两组疗效无显著差异;椎间盘骨水泥渗漏到椎间盘的问题也无显著差异;然而,

PVP 组的椎旁间隙渗漏率高于 BKP 组（$P<0.01$）。这篇综述得出的结论之一是：肺功能临界的个体可能更适于做 BKP 手术，因为 PVP 术中骨水泥注射入椎体的骨小梁，导致的肺栓塞率较高。对于 PVP，单椎弓根（即单针）骨水泥渗漏的发生率，比双椎弓根入路增加了一倍（52.7% 比 28.1%）[32]。

技术：图 35-2、图 35-3、图 35-4 和图 35-5 证实，一名之前做过 $L_3 \sim L_4$ 椎体融合术的患者，跌倒后立即发生 $L_2$ 痛性椎体压缩性骨折，采用 PVP 方法治疗。

合适的病例筛选决定了椎体成形术的疗效是否满意。此类手术的禁忌证包括：患者拒绝；即使使用翻译服务仍无法理解书面或口头语言，甚至无法使用翻译服务；出血体质或使用抗凝药物不能停药，无法配合手术时机；穿刺部位局部感染；目标节段的椎体高度<相邻节段的30%。其他相对禁忌证包括存在骨碎片，可能向后破裂进入椎管，造成严重后果。关于骨折是否剧烈，仍存在争论，根据症状持续的时间，以及 MRI 扫描 STIR 序列观察到的水肿程度，限制了这些治疗方法，仅用于损伤后急性期和愈合期。

## 技术方法如下

- 获得知情同意，详细说明所有潜在的风险、益处和替代方案。尤其明确告知患者及家属，一旦骨水泥渗漏入椎管，可能导致瘫痪或死亡。

- 建立静脉通路，用于麻醉监护和围术期抗生素给药。

- 影像学引导是必需的，可以使用 X 线或 CT 扫描成像。双平面透视技术已被提倡，但作者在实践中仍依赖于标准 X 线成像。

- 确保患者体位，确保所有易损神经和骨性突起安全。

- 与任何手术操作一样，全面的外科无菌准备是必备的。

- 专用含不透明聚甲基丙烯酸甲酯的骨活检针。

- 作者采用双椎弓根入路进行椎体成形术和球囊椎体后凸成形术，如图 35-2、图 35-3、图 35-4、图 35-5 所示椎体成形手术。

- 全面透彻地回顾术前起初发现骨折的 MRI 或 CT 扫描，来确认目标椎体（ae），这是至关重要的。

- 椎弓根内侧皮质必须在手术过程中可见。

- 建议使用 C 形臂的同轴视图，尽管有些选择了直接的前-后位观，连续查看内侧和外侧椎弓根皮质。

- 考虑到 VCF 畸形可能的影响，椎体终板应尽可能重合。

- 应用斜位透视，目标椎弓根位于椎体中心。

- 进针靶点大约在椎弓根 10 点钟位置（左侧入路），右侧入路在椎弓根 2 点钟位置。

- 用小号皮下针对皮肤和皮下组织进行局部浸润麻醉。

- 使用 15 号刀片或同等大小的手术刀片在皮肤上做一个小切口。
- 椎体成形针向前推进，直到接触骨膜。在透视下，使用扭转运动或使用矫形锤，轻轻有节奏地敲打，将针推进入椎弓根。椎弓根的内侧皮质在透视下应始终可见。
- 侧位透视是必要的，确保针在椎体内，而不是在椎间盘内或穿向椎间孔。椎体成形术需要将针推进到椎体前 1/3 处，而后凸成形术则是到后 1/3 处。
- 一旦确定针到达合适位置，将骨水泥混合，并在侧位连续透视下缓慢注射，直到骨折腔被填充，而无向后方椎管和椎间盘外渗。
- 脊柱后凸成形术，使用手动钻头，从椎体的后 1/3 向前 1/3 之间制造出一个空间。未充气的球囊经导管进入腔隙，连接一个带数字压力计的锁定注射器。
- 使用碘化造影剂缓慢充填气球，然后气球放气并被移除。
- 制备聚甲基丙烯酸甲酯（polymethyl methacrylate，PMMA）。PMMA 中含有不透光的无菌硫酸钡粉。混合物制备时间为 10～20 分钟。
- 骨水泥注入量与手术成功与否无关。
- 为了完成椎体成形术的注射，必须将针芯置入针内，避免从针体向后渗漏骨水泥，导致骨水泥漏入椎间孔、椎管或椎旁肌肉。脊柱后凸成形术应在 X 线实时透视下，使用钝头套管注射 PMMA。

当腔隙被填充，注射结束，透视下更换针芯。
- 穿刺部位使用无菌敷贴。
- 对患者进行评估，排除神经功能障碍。

## 总结

照看和治疗老年疼痛患者经济是一项令人气馁的挑战。随着衰老会发生很多生理变化，这往往妨碍了药物的安全使用，疼痛介入治疗的长期疗效也存在争议。在较常见的老年疼痛病症中，我们着重介绍了痛性骨质疏松性压缩性骨折，可采取积极的介入治疗方法。目前尚未详述与衰老有关的所有疾病，这项任务是非常庞杂的。随着人口老龄化以及需要护理的老年患者比例逐渐增加，医务工作者将不可避免地面对更加繁忙的局面。全面了解衰老的生理损害及其造成的用药限制，以及可选择的介入治疗方法，将有助于改善这一特殊人群的医疗服务。

（朱慧琛　译，范颖晖　校）

## 推荐文献

[1] United Nations, Department of Economic and Social Affairs, Population Division. *World population pros-pects: the 2012 revision, key findings and advance tables*. Working paper no. ESA/P/WP. 227；2013.

[2] Jakobsson U, Klevsgard R, Westergren A, Hallberg I. Old people in pain: a comparative study. J Pain Symptom Manag. 2003;26: 625 - 636.

[3] Weiner D, Hanlon J. Pain in nursing home residents: management strategies. Drugs Aging. 2001;18: 13 - 29.

[4] Fine P. Chronic pain management in older adults: special considerations. J Pain Symptom Manag. 2009;38: S4 - 14.

[5] Onder G, Landi F, Fusco D, Corsonello A, Tosato M, Battaglia M, Mastropaolo S, Settanni S, Antocicco M, Lattanzio F. Recommendations to prescribe in complex older adults: results of the CRIteria to assess appropriate medication use among elderly complex patients (CRIME) project. Drugs Aging. 2014;31: 33 - 45.

[6] Bjoro K, Herr K. Assessment of pain in the nonverbal or cognitively impaired older adult. Iin Geriatr Med. 2008; 24: 237 - 262.

[7] Taylor R, Pergolizzi J, Raffa R, Nalamachu S, Balestrieri P. Pain and obesity in the older adult. Curr Pharm Des. 2014;20(38): 6037 - 6041.

[8] Fine P. Treatment guidelines for the pharmacological management of pain in older persons. Pain Med. 2012;13: S57 - 66.

[9] Tucker M, Andrew M, Ogle S, Davison J. Age-associated change in pain threshold measured by transcutaneous neuronal electrical stimulation. Age Ageing. 1989;18: 241 - 246.

[10] Guyton AC, Hall JE. Textbook of medical physiology. 11th ed: Elsevier Saunders, Philadelphia; 2006.

[11] Weiner D, Rudy T, Kim Y, Golla S. Do medical factors predict disability in older adults with persistent low back pain? Pain. 2004;112: 214 - 220.

[12] Weiner D, Rudy T, Morrow L, Slaboda J, Lieber S. The relationship between pain, neuropsychological performance, and physical function in community-dwelling older adults with chronic low back pain. Pain Med. 2006;7: 60 - 70.

[13] Hadjistavropoulos T, Herr K, Turk DC, Fine PG, Dworkin RH, Helme R, Jackson K, Parmelee PA, Rudy TE, Lynn Beattie B, Chibnall JT, Craig KD, Ferrell B, Ferrell B, Fillingim RB, Gagliese L, Gallagher R, Gibson SJ, Harrison EL, Katz B, Keefe FJ, Lieber SJ, Lussier D, Schmader KE, Tait RC, Weiner DK, Williams J. An interdisciplinary expert consensus statement on assessment of pain in older persons. Clin J Pain. 2007;23: S1 - 43.

[14] Karp J, Rudy T, Weiner D. Persistent pain biases item response on the geriatric depression scale (GDS): preliminary evidence for validity of the GDS PAIN. Pain Med. 2008;9: 33 - 43.

[15] Karp J, Shega J, Morone N, Weiner D. Advances in understanding the mechanisms and management of persistent pain in older adults. Br J Anaesth. 2008;101: 111 - 120.

[16] Shega J, Weiner D, Paice J, Bilir S, Rockwood K, Herr K, Ersek M, Emanuel L, Dale W. The association between noncancer pain, cognitive impairment, and functional disability: an analysis of the Canadian study of health and aging. J Gerontol A Biol Sci Med Sci. 2010;65: 880 - 886.

[17] Morone N, Abebe K, Morrow L, Weiner D. Pain and decrease cognitive function negatively impact physical functioning in older adults with knee osteoarthritis. Pain Med. 2014;15: 1481 - 1487.

[18] Karp J, Rollman B, Reynolds C 3rd, Morse J, Lotrich F, Mazumdar S, Morone N, Weiner D. Addressing both

depression and pain in late life: the methodology of the ADAPT study. Pain Med. 2012;13: 405 - 418.

[19] Stein W. Pain in the nursing home. Clin Geriatr Med. 2001;17: 575 - 594.

[20] Stewart K, Challis D, Carpenter I, Dickinson E. Assessment approaches for older people receiving social care. Int J Geriatr Psychiatry. 1999;14: 147 - 156.

[21] Horgas A, Dunn K. Pain in nursing home residents. Comparison of residents' self-report and nursing assistants' perceptions. Incongruencies exist in resident and caregiver reports of pain; therefore, pain management education is needed to prevent suffering. J Gerontol Nurs. 2001;27: 44 - 53.

[22] Wandner L, Heft M, Lok B, Hirsh A, George S, Horgas A, Atchison J, Torres C, Robinson M. The impact of patients' gender, race, and age on health care professionals' pain management decisions: an online survey using virtual human technology. Int J Nurs Stud. 2014;51: 726 - 733.

[23] Horgas A, Elliott A, Marsiske M. Pain assessment in persons with dementia: relationship between self-report and behavioral observation. J Am Geriatr Soc. 2009;57: 126 - 132.

[24] Weiner D, Peterson B, Keefe F. Chronic pain- associated behaviors in the nursing home: resident versus caregiver perceptions. Pain. 1999;80: 577 - 588.

[25] Deane G, Smith H. Overview of pain management in older persons. Clin Geriatr Med. 2008;24: 185 - 201.

[26] Bruckenthal P. Assessment of pain in the elderly adult. Clin Geriatr Med. 2008; 24: 213 - 236.

[27] Reyes-Gibby C, Aday L, Cleeland C. Impact of pain on self-rated health in the community-dwelling older adults. Pain. 2002;95: 75 - 82.

[28] Weiner D, Rudy T. Attitudinal barriers to effective treatment of persistent pain in nursing home residents. J Am Geriatr Soc. 2002;50: 2035 - 2040.

[29] Silverman S. The clinical consequences of vertebral compression fracture. Bone. 1992;13: S27 - 31.

[30] Ruiz Santiago F, Santiago Chinchilla A, Guzmán Álvarez L, Pérez Abela AL, Castellano García Mdel M, Pajares López M. Comparative review of vertebroplasty and kyphoplasty. World J Radiol. 2014; 6: 329 - 343.

[31] Xiao H, Yang J, Feng X, Chen P, Li Y, Huang C, Liang Y, Chen H. Comparing complications of vertebroplasty and kyphoplasty for treating osteoporotic vertebral compression fractures: a meta-analysis of the randomized and non-randomized controlled studies. Eur J Orthop Surg Traumatol. 2015;25 Suppl 1: S77 - 85.

[32] Zhang L, Gu X, Zhang H, Zhang Q, Cai X, Tao K. Unilateral or bilateral percutaneous vertebroplasty for acute osteoporotic vertebral fracture: a prospective study. J Spinal Disord Tech. 2015;28(2): E85 - 88.

# 第三十六章 重症患者的疼痛

*切多兹·伍德*

**核心理念**

• 重症患者普遍存在疼痛。超过70%的重症监护室患者,报告正在经受中到重度的疼痛。原因包括术前慢性疼痛、急性术后疼痛、加上由于多种 ICU 操作或监护设备导致疼痛。焦虑会使这些患者感到更加疼痛。

• 重症患者的疼痛经常被忽视、治疗不够充分,源于多个因素:医护团队缺乏相关的知识、错误地认为"疼痛没处理好也不会有什么后果"、缺乏系统性多学科团队来评估和治疗重症患者的疼痛。

• 疼痛未治疗、治疗不足或过度治疗,均会形成负面的影响,包括谵妄、呼吸抑制、嗜睡、戒断症状、拔管延迟、ICU 停留时间延长、抑郁、慢性疼痛和创伤后应激障碍等。

• 患者本人的报告,是评估 ICU 患者疼痛最可靠和最推荐的方法。对于认知功能正常的 ICU 患者,0~10 视觉数字评分量表,是最可行有效的疼痛评估工具。生理参数不宜作为疼痛指标去评估重症患者的疼痛与否或疼痛程度。

重症患者经常不能说话/交流,因此需要观察工具。重症患者疼痛观察量表（critical-care pain obser-vation tool,CPOT)对于评估不能说话的患者,优于其他心理测量工具。

• 考虑到 ICU 护理工作的复杂性,重症患者的疼痛管理目标,是在安全性前提下,尽可能减轻疼痛的程度。疼痛程度应降至患者能耐受的范围、并减少发生远期后果的风险,而且短期内疼痛也应不妨碍患者参与必要的运动,如早期活动。

• 推荐多模式疼痛管理。应提供镇痛优先于镇静的综合方案,进行疼痛控制。避免不必要的多重用药,以限制药物不良反应和交叉反应。密切监测疗效和不良反应,并基于评估按需调整方案。

• 药物的选择,仍在很大程度上围绕着阿片类药物,因其药效强、给药途径多、价格便宜,而且对血流动力学的影响相对较小。有可能的话,阿片类药物应补充以合适的辅剂,如对乙酰氨基酚、非甾体抗炎药(NSAIDs)、神经轴或区域神经阻滞,它们能节省阿片用药,有助于限制总体不良反应。

## 重症患者疼痛的流行病学

超过 70%的重症患者在 ICU 期间经历过中至重度疼痛。ICU 每年大约收治 500 万名患者，这意味着许多患者经历过非常不愉快的体验。虽然该问题普遍存在，但研究证明少数民族、女性和老人接受足够疼痛治疗的机会更少。从历史角度上讲，对重症患者的疼痛认识和治疗不足的原因，包括以下几点。

· 医护团队对重症患者疼痛的普遍性、程度和可能后果的知识和意识缺乏。

· 普遍存在的个人、文化和制度偏见。

· 错误地认为：镇静可以代替镇痛治疗、不治疗疼痛不会造成不利后果、疼痛刺激能使重症患者保持清醒和呼吸。

· 认为重症患者难以进行可靠的疼痛评估。

· 缺乏系统性的方案来评估、治疗重症患者的疼痛。

最近几十年来有大量疼痛学研究，虽然关于危重患者疼痛的研究不多，但是重症患者疼痛的评估、疼痛治疗带来的后果，已经引起了更多的关注。专科医师出版了重症患者疼痛治疗指南。事实上管理机构也已经将合理的疼痛治疗，作为评估住院患者医疗护理质量的一个指标。

尽管在对重症患者疼痛管理的了解和认识上已经取得了进步，但实际临床工作中仍然存在不小的差距。在许多 ICU 中，客观心理测量工具仍然未常规用于无法交流的重症患者。然而最近更加强调：避免在重症患者的疼痛治疗中，使用深度镇静，而导致无法早期活动，这充分强调了对这类患者适当镇痛

的重要性。

## ICU 中的疼痛来源

重症患者的 3 个主要疼痛来源包括：

· 手术或创伤导致的急性疼痛。

· ICU 操作或监护设备产生的疼痛。

· 既往的慢性疼痛病史。

术后急性疼痛是手术患者的主要疼痛原因。然而非手术患者也常经历建立血管通路、引流和各种监护仪器等多种护理相关操作造成的疼痛。同样，制动和连接多种监护仪医疗设备（如气管插管、静脉导管、吸引器、加压装置、各种管子等），也会造成严重的不适与疼痛。

重症患者多为老年人，既往的慢性疼痛是容易被忽视的主要疼痛原因，包括慢性背痛、退行性关节炎性疼痛、痛风和神经病理性疼痛。这类患者通常在住院前已经持续使用镇痛药物，因而当他们遇到额外的疼痛时，通常需要比平时更高的剂量来缓解疼痛。此外，如果停用日常镇痛药物，可能会出现戒断症状而加剧病情。

## 重症患者疼痛的影响和治疗

当重症患者的疼痛未被识别、未予治疗或处理不足时，即刻的后果是患者极度痛苦。这可能表现为：

· 啜泣，呻吟，或者大声叫喊（如果能

够的话）。

• 通过面部表情和动作表明不适，如流泪、畏缩、防卫动作、愁眉苦脸、皱眉或肌肉僵硬。

• 坐立不安、烦躁甚至拉扯导管、袭击护工等暴力行为。

• 人机对抗。

心理量表中有些体征用于评估 ICU 中的疼痛。短期内，未充分镇痛的患者可能出现偏执妄想、焦虑和谵妄。患者可能变得不配合或不能参与他们的治疗，这将导致拔管延迟、ICU 住院时间延长（LOS），甚至死亡率升高。

研究表明，系统地对重症患者的疼痛进行积极评估和治疗，可在总体上减少镇静药和镇痛药物的用量，并让两种药物的使用更加合理。避免镇静时间过长，可以减少 ICU 的住院时间和降低死亡离。从长期来看，重症患者的镇痛不足与慢性疼痛综合征、焦虑发作、抑郁，甚至与创伤后应激障碍的风险增加有关。

另一方面，重症患者的疼痛治疗也可能导致严重的不良反应。尤其是阿片类药物可能会导致过度嗜睡和呼吸抑制等危害。恶心、呕吐、肠梗阻和便秘也很常见，它们会导致术后肠道功能恢复减慢并干扰肠内营养。危重病相关的器官功能障碍会加剧这些影响。同时，镇痛药物也可能与其他药物存在协同交叉作用。其中的任何情况都有可能导致延迟拔管、ICU 住院时间延长，甚至死亡。

# ICU 有效疼痛治疗的障碍

重症患者接受充分的镇痛治疗仍存在困难，因为对疼痛治疗不足后果的错误认识和认知水平一直有差距。这需要持续努力对 ICU 医护人员进行教育和提升他们的水平。适当调整课程使得以后的医护团队能够妥善解决这一问题。此外，重症患者的充分疼痛治疗，仍存在一些其他临床的、流程的和技术性的障碍，包括：

• 危重疾病临床表现复杂，通常以危及生命的病理生理不稳定为特征表现，促使医护人员关注其他更紧要的临床表现。

• 疾病、镇静、制动或气管插管导致患者无法交流，从而不利于进行可靠的疼痛评估。

• 缺乏适合重症患者的治疗选择。

• 多重用药增加药物相互作用的风险。

• 器官系统功能障碍导致镇痛药物剂量难以量化：

—谵妄和脑病限制了阿片类药物的使用。

—肝肾功能障碍需要频繁地进行药物调整或甚至禁用对乙酰氨基酚、NSAIDs 等辅助药物。

—败血症和凝血障碍禁用椎管内神经阻滞（如硬膜外置管）或区域神经阻滞。

• 无法口服用药或肠道功能不全限制了许多镇痛药物的使用。

## ICU 患者疼痛的评估

对重症患者进行积极、频繁和规律的评估十分重要。此外,任何疼痛治疗后应该再次进行疼痛评估以判断疗效。需要注意的是,特别是对危重患者而言,生理学参数(如生命体征)对于疼痛评估是不可靠的。这些患者血流动力学紊乱十分常见,抵消了生命体征本来可以提示疼痛的存在和严重性的微小意义。

疼痛是一种主观感受,对于清醒患者,疼痛评估主要依据患者的主诉。也能对即使是谵妄患者进行疼痛评估。以下是一些评估疼痛的心理量表:

- 视觉模拟量表(水平或垂直方向)
- 语言描述量表
- 语言 0~10 数字评分量表(NRS-O)
- 视觉支持的 0~10 数字评分量表(NRS-V)

大多数量表由非 ICU 使用的量表改编而来,对于 ICU 患者来说,NRS-V 是最可行和可靠的量表。不同于 NRS-O 需要患者说出最能代表其疼痛程度的数字,NRS-V 用一张印有 0~10 大写加粗数字的卡片便于患者指出其疼痛程度,它甚至可用于插管的重症患者。

然而许多重症患者无法说话,也无法与看护人员进行有效的交流,于是发明了一些用于不能交流的重症患者的行为疼痛评分量表。

- 疼痛评估和干预符号法则(PAIN)。
- 非语言疼痛评估工具(NPAT)。
- 非语言成人疼痛评估量表(NVPS)。
- 疼痛行为量表(BPS)。
- 重症监护疼痛观察工具(CPOT)。

使用这些工具需要进行培训,但用起来并不是非常困难。这些量表需要看护人员观察患者疼痛介导的特殊行为,因而它们存在一定的限制性:

- 它们不能用于肌松状态的患者。
- 总的来说,它们的描述不太明确。
- 它们对疼痛缺乏特异性—观察到的行为可能并不代表疼痛。

对量表的信度和效度进行比较,发现 CPOT 优于其他量表。CPOT 评估了四个方面的疼痛行为:面部表情、肢体运动、上肢肌张力和拔管时人-机同步或对抗。

## ICU 疼痛治疗的原则

1. 医师、护士和药剂师合作进行多学科治疗,利用程序性的框架进行疼痛评估、药物选择和监测。镇痛治疗优先于镇静治疗,并鼓励患者积极参与。

2. 治疗目标应该将疼痛降低到可忍受的水平,最小化不良反应和药物相互作用,帮助患者自己参与护理。

3. 主动反复评估是否存在疼痛以及疼痛的原因和程度。

4. 建议采用多模式疗法:使用药物和非药物疗法(如果适合的话)。后者可采用局部镇痛技术。

5. 考虑共存的慢性疼痛以及合并急性疼痛,对镇痛需求的影响。

6. 确定剂量、继续使用慢性疼痛的镇痛药物和抗焦虑药,必要时选择合适的替代药物。

7. 通过设定镇痛药物剂量和设置适当的安全参数来优化镇痛,以降低镇静过度或呼吸抑制的风险。

8. 爆发痛和术前增加镇痛药物剂量,确保剂量说明和参数清晰明确。

9. 再次评估镇痛疗效,积极监测不良反应并按需调整治疗方案。

10. 积极预防和处理不良反应;例如,使用泻药治疗阿片类药物引起的便秘。

## ICU 疼痛的治疗

• 药物选择(阿片类和非阿片类药物):认知功能完整的患者应选择患者自控镇痛(PCA)。它的自控性特别适用于气管内插管后不能说话的患者。

• 介入性区域镇痛技术——如鞘内、硬膜外和周围神经阻滞。

• 非药物疗法——如音乐疗法、推拿和热敷或冷敷。

**阿片类药物:**这类强效镇痛剂作用于大脑和脊髓的 μ 受体。它们是危重患者镇痛治疗的基础药物,部分原因是它们价格便宜、药效强、起效快和给药途径多样化。此外,阿片类药物对血流动力学的影响最小,也不会导致或加重肝肾功能不全的发生。这使得该药对血流动力学不稳定、有进行性器官功能障碍风险的 ICU 患者,非常有利。大多数阿片类药物经肝脏代谢和肾脏排泄。因此,有必要对肝肾功能不全的患者进行剂量调整,以降低药物蓄积和不良反应的风险。

常见的不良反应包括呼吸抑制、嗜睡、镇静过度、恶心、呕吐、肠梗阻和便秘。即使是短期使用,也可能出现药物耐受和某些不良反应,这种急性耐受似乎和药效无关,但在短效阿片类药物中比较常见。增加药物剂量或换用另一种阿片类药物(因为交叉耐受不完全)可以帮助耐药的患者。此外,阿片类药物引起的痛觉过敏(OIH)也是一个问题,与耐受不同,剂量的增加只会加剧疼痛。NMDA 受体阻滞剂可以预防或减轻OIH。随着使用时间的延长,可能会出现躯体依赖,如果突然停药,患者可能会出现戒断症状。一些常用阿片类药物的特征见表 36-1。

**表 36-1　常用阿片类镇痛药物**

| 药　物 | 起效时间 | 半衰期 | 给药方法 | 静脉注射用量 | 不良反应/评价 |
|---|---|---|---|---|---|
| 吗啡(静脉注射、静脉滴注) | 5~10 min | 3~4 h | 2~4 mg iv q1~2 h | 0.04~0.2 mg/(kg·h) | 典型的阿片类药物;活性代谢产物 |

| 药　　物 | 起效时间 | 半衰期 | 给药方法 | 静脉注射用量 | 不良反应/评价 |
|---|---|---|---|---|---|
| 芬太尼（静脉注射、静脉滴注） | 1～2 min | 2～4 h | 0.25～0.5 μg/kg/q0.5～1 h | 0.7～10 μg/(kg·h) | 药效是吗啡的 50～100 倍；血流动力学影响最小；高剂量可阻滞交感神经；高度脂溶性；静输即时半衰期随输注时间延长而延长 |
| 芬太尼（透皮贴） | 4～8 h | 17 h | 25～100 μg/h，每72 h 更换药物 | N/A | 由于皮肤内药物的持续吸收，揭去皮肤贴后药效可持续 24 h 以上 |
| 氢吗啡酮（静脉注射、静脉滴注） | 5～10 min | 2～3 h | 0.2～0.6 mg iv q2～3 h | 5～50 μg/(kg·h) | 药效是吗啡的 5～7 倍 |
| 氢吗啡酮（口服、经直肠给药） | 20～30 min | 2～3 h | 2～8 mg q4～6 h | N/A | |
| 曲马多（口服） | 20 | 6～8 | 25～100 mg q4～6 h（最大剂量400 mg/d） | N/A | 弱 μ 阿片受体激动剂；代谢产物具有更强的 μ 阿片受体激动效能 |
| 美沙酮（口服） | 10～20 min | 8～59 h | 10～40 mg q6～12 h | N/A | 用于慢性疼痛及阿片依赖；与 MAOIs 和 SSRIs 合用有导致 5-HT 综合征及抗精神病药恶性综合征的风险；需要监测 QT 间期 |

续　表

| 药　　物 | 起效时间 | 半衰期 | 给药方法 | 静脉注射用量 | 不良反应/评价 |
|---|---|---|---|---|---|
| 瑞芬太尼 | 1 min | 3~10 min | N/A | 负荷剂量 0.5~1.5 $\mu g/kg$；维持剂量 0.03~0.2 $\mu g/(kg \cdot min)$ | 经血浆酯酶代谢；极短的半衰期；有急性戒断综合征的风险；相对较贵 |

**非阿片类镇痛药：**这些药物主要用作阿片类药物的辅助药以减少阿片类药物的用量，但有些作用较强，可单独用于控制轻中度疼痛。常用的非阿片类镇痛药见表 36-2。

• 非甾体抗炎药物（NSAIDs）通过抑制外周前列腺素的合成达到镇痛效果，它们在重症患者中的使用受到不良反应的影响——胃溃疡、肾功能障碍和可能出现的血小板功能障碍。酮洛酸是 ICU 患者最常用的非甾体抗炎药之一，因为它可以经肠道外途径给药。

• 对乙酰氨基酚被认为能抑制中枢神经系统中前列腺素的合成。2000 年以前，只有肠内制剂可用。由于其吸收不稳定和广泛的肝脏首过消除效应，其镇痛强度轻。静脉注射对乙酰氨基酚可迅速达到较高的血浆浓度，并提供中度的镇痛效果。由于存在肝损伤的风险，每日对乙酰氨基酚的最大剂量为 4g/天（如果已经存在肝功能障碍，则减少用量甚至不使用对乙酰氨基酚）。对乙酰氨基酚常与各种阿片类药物联合制成复方药物，必须计算其中对乙酰氨基酚的含量，以免超过每日最大剂量。

• 加巴喷丁是 γ-氨基丁酸（GABA）的结构类似物，但似乎不是通过 GABA 受体介导镇痛作用。它是一种具有中度镇痛作用的抗癫痫药，特别适用于神经病理性疼痛。该药口服用药，须缓慢调整剂量以避免出现镇静反应。

• 氯胺酮是苯环己哌啶的衍生物，集中作用于 N-甲基-D-天冬氨酸（NMDA）受体。它是一种强效麻醉剂，低剂量时，它能在不抑制呼吸和循环的情况下提供满意的镇痛效果。它对在 ICU 接受周期性操作导致的疼痛非常有效，如换药引起的疼痛。氯胺酮可预防和逆转阿片类药物引起的痛觉过敏和耐受性；因此，氯胺酮适用于长期使用或滥用阿片类药物的患者，因为这些患者术后很难获得满意的镇痛效果。

• 右美托咪定是一种中枢 $\alpha_2$ 肾上腺素受体激动剂，主要用于镇静。镇痛作用中等而无呼吸抑制作用。它是 ICU 进行操作时的有效辅助镇痛药物。使用时可能会出现严重的心动过缓和低血压,因此目前FDA批准用药持续时间最长不超过24小时。

· 利多卡因是一种由肝脏代谢的酰胺类局麻药。在ICU常于抗心律失常。

输注利多卡因可提供中度的全身镇痛,需要连续监测血流动力学和血清利多卡因浓度限制了它的使用。经皮利多卡因贴片可用于局部疼痛,如切口或胸腔引流管周围。

**表 36-2　常用非阿片类镇痛药物**

| 药　　物 | 起效时间 | 半衰期(h) | 剂　　量 | 不良反应/评价 |
|---|---|---|---|---|
| 对乙酰氨基酚(口服/纳肛) | 15~30 min | 2 | 325~650 mg q4~6 h(最大剂量 4 g/d) | 不良反应很少;超出每日最大剂量后有肝毒性;静脉注射对乙酰氨基酚相对昂贵 |
| 对乙酰氨基酚(静脉注射) | 5~10 min | 2~4 | 650 mg q4 h;1 000 mg q6 h(最大剂量 4 g/d) | |
| 酮咯酸(静脉注射/肌内注射) | 20~30 min | 2.4~8.6 | 15~30 mg q6 h(最长持续使用时间 5 d) | 缺血性心脏病患者用药需谨慎;90%经肾脏排泄;老年患者及肾病患者需减量 |
| 氯胺酮(静脉输注) | 1~2 min | 2~3 | 0.1~0.5 mg/kg(负荷剂量),维持剂量0.05~0.4 mg/(kg·h) | 可抵消阿片类药物诱导的痛觉过敏;大剂量可导致患者烦躁不安 |
| 右美托咪定(静脉输注) | 5~10 min | 2 | 1 μg/kg(负荷剂量),维持剂量 0.2~0.7 μg/(kg·h) | FDA批准使用——最多24 h;可能出现严重的心动过缓及低血压;价格相对昂贵 |
| 加巴喷丁(口服) | 2~3 h | 5~7 | 起始剂量:100 mg q8 h(最大剂量 5 mg/kg q8 h) | 用于神经病理性疼痛,可导致困倦;突然停药可诱发癫痫;完全经肾脏排泄;(不改变) |
| 利多卡因(透皮贴) | 2~3 h | 6~8 | 1~2 片 5%利多卡因皮贴用于疼痛部位(同时最多贴 3 片) | 每8~12 h更换皮贴;体内吸收小于5%;FDA批准用于疱疹后神经痛 |
| 利多卡因(静脉输注) | 10~15 min | 1.5~3.0 | 1.5 mg/kg(负荷剂量),维持剂量 1~2 mg/(kg·h) | 对神经病理性疼痛有效;仅用于有监护设备的患者;大剂量可能诱发癫痫或心搏骤停——故须每日监测血药浓度 |

**介入区域镇痛技术**：这包括单次注射或通过导管连续注射局麻药进行鞘内、硬膜外、外周神经和切口周围的神经阻滞技术。患者自控镇痛泵连接导管，可用于控制爆发痛。镇痛质量一般优于静脉镇痛药，特别适用于胸部、腹部或四肢大手术的高危患者。

因为药物直接作用于神经周围，区域镇痛的全身不良反应最小。椎管内阻滞（鞘内和常见的硬膜外置管）通常联合使用低剂量阿片类药物（如芬太尼）和低浓度局麻药（如 0.062 5% ～0.1% 布比卡因）。这有助于减少局麻药引起交感神经阻滞所导致的低血压发生。凝血障碍、局部或全身感染，以及需要麻醉医师进行阻滞定位，是限制该技术广泛使用的常见原因。

**非药物疗法**：疼痛的非药物疗法很多。比较常见的方法包括音乐疗法、局部按摩、冷热敷。它们在 ICU 疼痛治疗中的确切作用仍不明了，其疗效的支持证据也很少。有些手段如音乐疗法，似乎有助于分散患者的注意力，帮助他们应对疼痛。一般来说，它们相对便宜，如果患者认为有益，可以采用其控制疼痛。

## 患者的监护

为了安全和确保充分镇痛，需要进行充分的监护。医务人员应注意观察有无不良反应、药物毒性反应和药物相互作用。使用临床检查、镇静和谵妄量表，评估镇静水平和精神状态。应定期监测呼吸频率、外周血氧饱和度、血压和呼气末二氧化碳（插管患者）。推荐监测使用阿片类药物治疗的非插管患者的呼气末二氧化碳；然而由于现有设备的可靠性存在争议，该建议还未被广泛接受。

（蒋长青　译，边文玉　王苑　校）

## 推荐阅读

[1] Barr J, Fraser GL, Puntillo K, Ely EW, Gelinas C, Dasta JF, et al. Clinical practice guidelines for themanagement of pain, agitation, and delirium in adultpatients in the intensive care unit. Crit Care Med. 2013;41(1): 263 - 306.

[2] Chanques G, Jaber S, Barbotte E, Violet S, Sebbane M, Perrigault PF, et al. Impact of systematic evaluationof pain and agitation in an intensive care unit. Crit Care Med. 2006;34(6): 1691 - 1699.

[3] Chanques G, Viel E, Constantin JM, Jung B, de Lattre S, Carr J, et al. The measurement of pain in intensivecare unit: comparison of 5 self-report intensity scales. Pain. 2010;151(3): 711 - 721.

[4] Erstad BL, Puntillo K, Gilbert HC, Grap MJ, Li D, Medina J, et al. Pain management principles in thecritically ill. Chest. 2009;135(4): 1075 - 1086.

[5] Gelinas C, Fillion L, Puntillo KA, Viens C, Fortier M. Validation of the critical-care pain observation toolin adult patients. Am J Crit Care. 2006;15(4): 420 - 427.

[6] Haslam L, Dale C, Knechtel L, Rose L. Pain descriptorsfor critically ill patients unable to self-report. J Adv Nurs. 2012; 68(5): 1082 - 1089.

［7］ Lee M, Silverman S, Hansen H, et al. A comprehensivereview of opioid induced hyperalgesia. Pain Physician. 2011; 14: 145 - 161.

［8］ Pasero C, Puntillo K, Li D, Mularski RA, Grap MJ, Erstad BL, et al. Structured approaches to pain managementin the ICU. Chest. 2009; 135 (6): 1665 - 1672.

［9］ Puntillo K, Pasero C, Li D, Mularski RA, Grap MJ, Erstad BL, et al. Evaluation of pain in ICU patients. Chest. 2009; 135(4): 1069 - 1074.

［10］ Rose L, Smith O, Gelinas C, Haslam L, Dale C, Luk E, et al. Critical care nurses' pain assessment andmanagement practices: a survey in Canada. Am J Crit Care. 2012; 21(4): 251 - 259.

［11］ Sessler CN, Varney K. Patient-focused sedation andanalgesia in the ICU. Chest. 2008; 133(2): 552 - 565.

［12］ Skrobik Y, Ahern S, Leblanc M, et al. Protocolizedintensive care unit management of analgesia, sedation, and delirium improves analgesia and subsyndromaldelirium rates. Anesth Analg. 2010; 111(2): 451 - 463.

［13］ Stites M. Observational pain scales in critically illadults. Crit Care Nurse. 2013; 33(3): 68 - 78.